新编21世纪高等职业教育精品教材

婴幼儿托育服务与管理系列

婴幼儿卫生与保健

主　编／滕　巍　张　伟　孙　群
副主编／谢和秀　欧阳云帆　宁　蕾　马　玲　艾桃桃
参　编／伦坤梅　宁志军　石金善　张　可

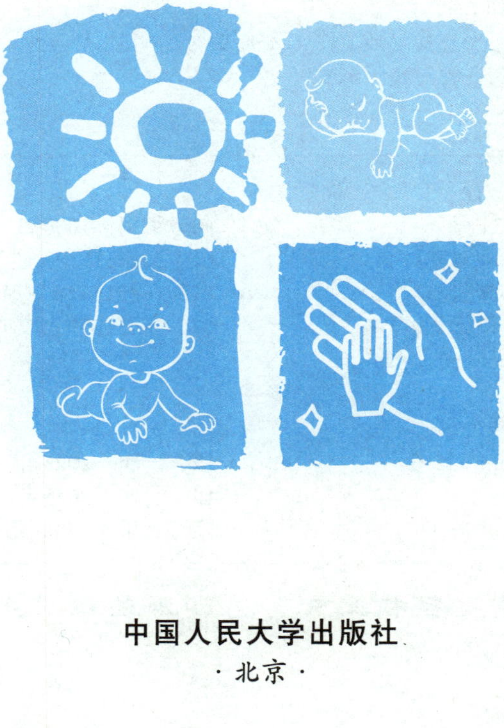

中国人民大学出版社
·北京·

图书在版编目（CIP）数据

婴幼儿卫生与保健 / 滕巍，张伟，孙群主编．-- 北京：中国人民大学出版社，2023.3

新编 21 世纪高等职业教育精品教材．婴幼儿托育服务与管理系列

ISBN 978-7-300-31467-9

Ⅰ．①婴… Ⅱ．①滕… ②张… ③孙… Ⅲ．①婴幼儿－卫生保健－高等职业教育－教材 Ⅳ．① R174

中国国家版本馆 CIP 数据核字（2023）第 032238 号

新编 21 世纪高等职业教育精品教材 • 婴幼儿托育服务与管理系列

婴幼儿卫生与保健

主　编　滕　巍　张　伟　孙　群

副主编　谢和秀　欧阳云帆　宁　蕾　马　玲　艾桃桃

参　编　伦坤梅　宁志军　石金善　张　可

Yingyou'er Weisheng yu Baojian

出版发行	中国人民大学出版社		
社　址	北京中关村大街 31 号	**邮政编码**	100080
电　话	010－62511242（总编室）		010－62511770（质管部）
	010－82501766（邮购部）		010－62514148（门市部）
	010－62515195（发行公司）		010－62515275（盗版举报）
网　址	http://www.crup.com.cn		
经　销	新华书店		
印　刷	北京密兴印刷有限公司		
开　本	787 mm × 1092 mm　1/16	**版　次**	2023 年 3 月第 1 版
印　张	15	**印　次**	2025 年 1 月第 3 次印刷
字　数	362 000	**定　价**	45.00 元

前 言

为顺应时代发展需求，积极响应《国务院办公厅关于促进3岁以下婴幼儿照护服务发展的指导意见》（国办发〔2019〕15号）文件号召，以及《健康中国行动（2019—2030年）》中提出的“做实0～6岁儿童健康管理，加强儿童早期发展服务”举措，进一步落实《国家卫生健康委关于印发〈托育机构保育指导大纲（试行）〉的通知》（国卫人口发〔2021〕2号）文件精神，我们以全面提升保育、幼教师资队伍专业素养为宗旨，编写了《婴幼儿卫生与保健》这本教材。

《婴幼儿卫生与保健》是婴幼儿托育服务与管理专业教材之一。针对各版本教材对婴幼儿相关概念的解释五花八门、千差万别的现象，本教材采纳了国家卫健委医学类规划教材中的概念，即婴幼儿期包括婴儿期（0～1岁）、幼儿期（1～3岁）、学龄前期（3～6岁）。同时，我们参考了大量医学与教育文献，将医学与婴幼儿教育知识有机融合，力图实现医学者懂教育、教育者懂医学的医教结合目标。

本教材在编写体例上注重创新。一方面，全书借鉴传统教材编写体例，采用章、节层次编写模式，共分九章，每章开头都设有学习目标、学习重难点、学习方法、教学建议与本章导学，每章末有知识拓展、本章小结、思考与练习；另一方面，为弘扬中国传统文化经典生命教育的精髓，各章的“本章导学”融入了中国古代养生保健经典著作摘录，“知识拓展”呈现了中国古代经典著作中关于育儿的阐述，促使婴幼儿教育由传授传统文化经典知识向增加生命涵养迈进，使经典学习与生命教育有机融合，充分体现了文化经典是塑造生命的基本力量。学生通过本教材的学习，不仅可以掌握基本的婴幼儿卫生与保健技能，在专业上得心应手，也可以增强其作为未来婴幼儿教育者的生命教育意识。

本教材是集体智慧的结晶。全书编写框架和体例由永州职业技术学院附属医院滕巍拟出初稿，其他编者审核、修改，具体编写分工如下：第一章、第七章由滕巍编写；第二章由中南大学湘雅二医院宁蕾编写；第三章由广西工业职业技术学院伦坤梅编写；第四章由永州职业技术学院孙群编写；第五章由永州职业技术学院欧阳云帆编写；第六章由爱尔眼科医院石金善、永州市脑科医院宁志军编写；第八章由永州职业技术学院谢和秀编写；第九章由永州职业技术学院张伟编写；图表由张可编制；修改答疑由马玲完成；本书教学资源的制作与整理由艾桃桃负责；滕巍、张伟负责统稿。

本教材在编写过程中，吸纳了大量学界专家学者的相关研究成果，虽然已在参考文献中列出了主要资料来源，但由于时间仓促，难免会有疏漏，在此向所有本教材引用过的文献资料作者深表感谢。本教材在编写过程中，得到了中国人民大学出版社的大力支持以及李剑老师的悉心指导，得到了永州职业技术学院的大力支持，收到了济南职业学院刘芳老师给予的合理化建议，在此一并表示衷心的感谢。

《婴幼儿卫生与保健》知识内容跨度大、课程综合性强，由于编者能力和水平有限，教材中难免存在缺漏、错误和不当之处，我们真诚希望使用本教材的所有院校同人和广大读者批评、指正。

编　者

目 录

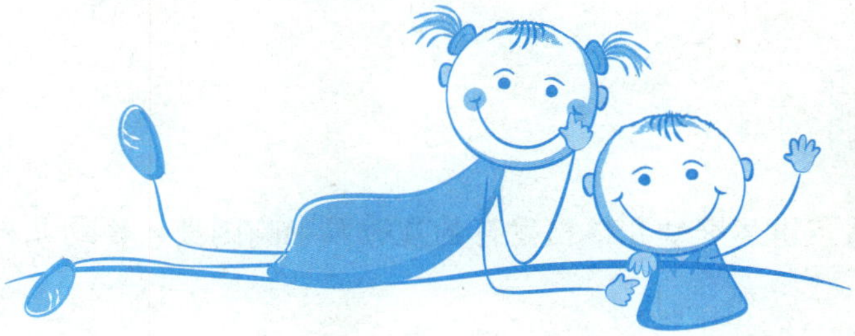

第一章　婴幼儿生长发育

学习目标

1. 掌握婴幼儿神经心理发育的规律及特征。

2. 熟悉与婴幼儿体格发育有关的其他系统的发育规律。

3. 了解婴幼儿体格发育的规律和影响因素。

学习重难点

1. 掌握婴幼儿体格发育常用指标及评价方法。

2. 能够对婴幼儿各阶段生长发育情况进行正确的评价和判断。

学习方法

1. 计划学习法：制订学习计划，养成良好的学习习惯，提高学习效率。

2. 课前预习法：初步了解教材的知识结构，带着问题学，加强对教材内容的理解和记忆。

3. 课堂专注法：集中精力，专心听课，积极思维。通过听、思、写、记，加强对重点、难点知识的快速理解和记忆。

4. 课后复习法：对所学内容进行积极回忆和总结，加深对学习内容的总体理解和掌握。

教学建议

1. 讲授法：重点讲述婴幼儿体格发育的规律及影响因素、婴幼儿神经心理发育的规律及特点等知识。

2. 直观演示法：结合现代信息技术，设计婴幼儿不同年龄段体格发育指标案例，分析讨论、科学判定婴幼儿的生长发育情况。

3. 读书指导法：阅读人体解剖学、心理学等方面的图书，全面了解婴幼儿生长发育特点。

4. 任务驱动法：（1）关注新媒体公众号，利用公众号的案例进行课堂讨论，增加学生兴趣，使其积极学习；（2）理论与实践相结合，如到妇幼保健院见习，根据所学对婴幼儿生长发育情况进行科学的评估。

本章导学

婴幼儿的生命过程就是不断生长发育的过程，熟悉婴幼儿体格发育的规律和影响因素，是掌握婴幼儿保健科学方法的基础。婴幼儿处在人生成长的最初阶段，其生理、心理都处于不断成长的过程中，如何对婴幼儿各期生长发育情况进行正确的评价和判断，是本章我们要学习的重点和难点内容。

天生烝民，有物有则。民之秉彝，好是懿德。

——《诗经·大雅·烝民》

婴幼儿生命过程最基本的特征就是处于不断生长发育的过程之中。生长发育是指从受精卵到成人的整个成熟过程。生长是指身体各器官、系统的长大和形态变化，为量变过程；发育是指细胞、组织和器官的分化完善与功能上的成熟，为质变过程，也包括情感、心理的发育成熟过程。

第一节　婴幼儿体格发育

一、体格发育的规律及影响因素

婴幼儿的生长模式不尽相同，但在总的速度上和在各器官、系统发育的顺序上，都遵循一定的规律。

（一）体格发育的规律

1. 生长的连续性、非匀速性、阶段性

生长发育在整个婴幼儿时期持续进行，但在不同年龄阶段，生长速度不同，呈非匀速性生长，形成不同的生长阶段。出生后的第一年，尤其是前3个月生长最快，是第一个生长高峰；第二年后生长速度趋于稳定，青春期生长速度又加快，出现第二个生长高峰。整个儿童期体格生长速度曲线呈“∽”形（见图1－1）。

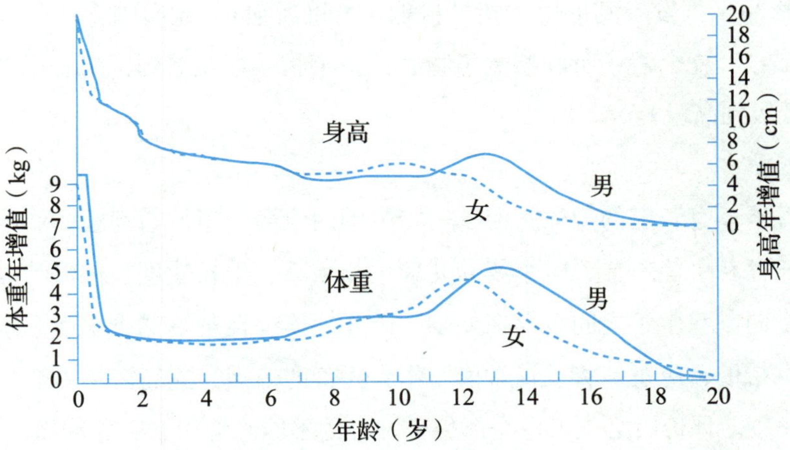

图1－1　男女身高体重生长速度曲线

2. 各系统器官发育的不平衡性和协调性

人体各系统的发育顺序遵循一定的规律，有各自的生长特点，与其在不同年龄的生理功能有关，如神经系统发育较早，生殖系统发育较晚；淋巴系统在小儿时期迅速生长，于青春期前达到高峰，以后逐渐下降到成人水平。可见，机体各系统的发育是不平衡的（见图1－2）。但各系统的发育又是协调的，譬如，淋巴系统达到发育高峰、免疫功能有所下降后，免疫系统的发育逐渐成熟。另外，任何一种环境因素都可以对多个系统同时产生影响，例如科学的营养不仅有利于运动系统的发育生长，而且有利于神经系统及其他系统的发育。

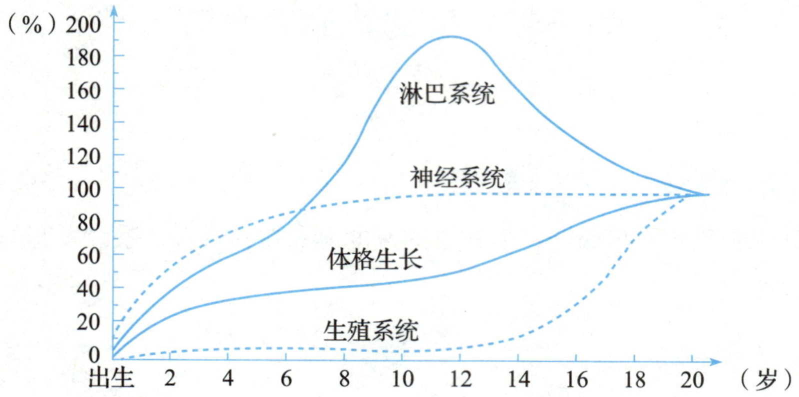

图 1－2　各系统发育的不平衡性

3. 生长发育的顺序性

生长发育通常遵循由上到下、由近到远、由粗到细、由简单到复杂、由低级到高级的顺序或规律。如出生后运动发育的规律是：先抬头，后抬胸，再到坐、立、行（由上到下）；先抬肩、伸臂，再双手握物；先会控制腿，再控制脚的活动（由近到远）；先会用手掌握持物品，再发展到能以手指端摘取（由粗到细）；先会画直线，进而能画图形（由简单到复杂）；先会看、听和感觉事物、认识事物，再发展到记忆、思考、分析、判断事物（由低级到高级）。

4. 个体差异

生长发育虽然有一定的规律，但在一定范围内也会受遗传与环境的影响，因此，婴幼儿体格生长存在个体差异，每个婴幼儿的生长水平、生长速度、体形特点等都不完全相同，即使是同卵双生子之间也存在差别。因此，连续性观察对于全面了解婴幼儿的生长状况非常有帮助，应避免将“正常值”作为评价的依据，或简单将一个婴幼儿与其他婴幼儿进行比较。评价时必须考虑个体生长发育的不同影响因素，才能做出正确判断。

（二）体格发育的影响因素

1. 遗传因素

遗传决定了婴幼儿正常生长发育的特征、潜力及趋向，是影响体格生长的重要因素，如皮肤和头发的颜色、面形特征、身材高矮、体形、性成熟的早晚等都主要受遗传的影响。性别是影响体格发育的因素之一，例如，除青春期前期外，女童的平均身高、体重均较同龄男童低，女童进入青春期的年龄较男童约早两年。遗传性疾病，如代谢缺陷病、染色体畸变，可直接严重影响婴幼儿体格发育过程。

2. 环境因素

（1）营养。婴幼儿正处于迅速成长阶段，需不断从外界摄取各种营养素以满足生长需要，营养素是婴幼儿体格发育的物质基础。宫内或出生后早期营养不良不仅会影响体格生长发育，也会影响重要器官发育，如导致脑发育不良；宫内营养不良和超重婴幼儿成年后发生胰岛素抵抗糖尿病、动脉粥样硬化、高血压、代谢综合征的概率将增加。

（2）疾病。任何引起生理功能紊乱的急、慢性疾病均可直接影响婴幼儿的体格发育，如呕吐、急性腹泻会导致婴幼儿体重下降；某些内分泌疾病可严重影响婴幼儿体格发育，如甲状腺功能减退症、生长激素缺乏症等；遗传代谢性疾病，如黏多糖病、苯丙酮尿症，不仅会导致婴幼儿行为发育异常，还会导致体格发育迟缓；遗传性骨病，如软骨发育不全，可导致身材矮小；严重的心、肝、肾脏疾病，可引起生长发育迟缓。

（3）母亲情况。母亲妊娠期身体健康、营养丰富、心情愉快、所处环境舒适，有利于胎儿的良好发育。若母亲妊娠期吸烟、饮酒、滥用药物，则可致胎儿畸形或先天性疾病。

（4）自然环境。充足的阳光、新鲜的空气、清洁的水源、丰富的植被等自然环境有益于婴幼儿健康生长。

（5）社会环境。完善的医疗保健服务、良好的教育体制等，对于促进婴幼儿生长发育有积极作用。一般情况下，经济发达地区的婴幼儿体格发育水平明显优于经济落后地区。

（6）家庭环境。健康的生活习惯、正确的教养和充足的体育锻炼等是保证婴幼儿体格发育达到最佳状态的重要因素；和睦的家庭气氛、父母稳定的婚姻关系对婴幼儿生长发育也起着不容忽视的作用。

二、与体格生长有关的其他系统的发育

（一）骨骼的发育

1. 颅骨的发育

颅骨主要由枕骨、额骨、顶骨和颞骨组成，由具有弹性的纤维组织连接。骨与骨之间的小的缝隙称为骨缝，包括额缝、冠状缝、矢状缝和人字缝；大的缝隙称为囟门，包括前囟和后囟，出生时可及骨缝（见图 1－3）。额缝常在 2 岁内骨性闭合，其余骨缝多在 20 岁左右骨性闭合。后囟是由两块顶骨和枕骨形成的三角形的间隙，出生时很小或已闭合，最迟约 6 ～ 8 周龄闭合。位于两块额骨与两块顶骨间的菱形间隙为前囟，一般在 1 ～ 1.5 岁时闭合，最迟 2 岁时闭合。骨缝和囟门可缓冲颅内压力。

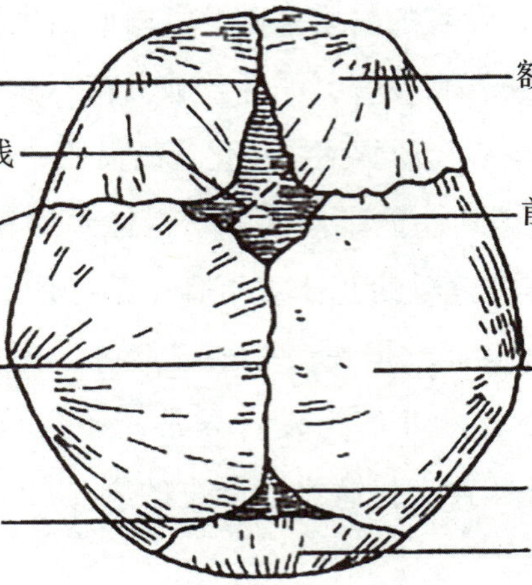

图 1－3　颅骨、骨缝和囟门

除头围外，根据囟门和骨缝的发育可间接判断颅骨和大脑的发育。分娩时婴儿头颅通过产道，故出生时骨缝稍有重叠。2～3 月龄的婴儿，颅骨重叠逐渐消失，前囟较出生时大，之后逐渐骨化缩小至闭合，出生时前囟约 1.5～2.0cm（对边中点连线的距离）。前囟是最后闭合的囟门，前囟大小与闭合年龄个体差异较大，正常婴幼儿前囟为 0.6～3.6cm。有研究报道，正常婴幼儿前囟可在 4～26 月龄闭合，平均闭合年龄为 13.8 月龄；约 1% 的婴儿 3 月龄时前囟已闭合，38% 的婴儿 12 月龄时闭合，24 月龄时 96% 的幼儿前囟均闭合，3 岁后闭合为前囟闭合延迟。

面骨、鼻骨、下颌骨等的发育稍晚。1～2 岁时随着牙齿萌出，频频出现咀嚼动作，面骨开始加速生长发育，面骨、鼻骨变长，下颌骨向前凸出，面部相对变长，整个头颅的垂直直径增加，使婴儿期颅骨较大，面部较短、圆、胖的脸形逐渐向儿童期面部增长的脸形发展。

2. 脊柱的发育

脊柱共由 33 块椎骨构成，侧面观察有 4 个生理弯曲，分别是凸向前的颈曲、腰曲和凸向后的胸曲、骶曲（见图 1－4）。

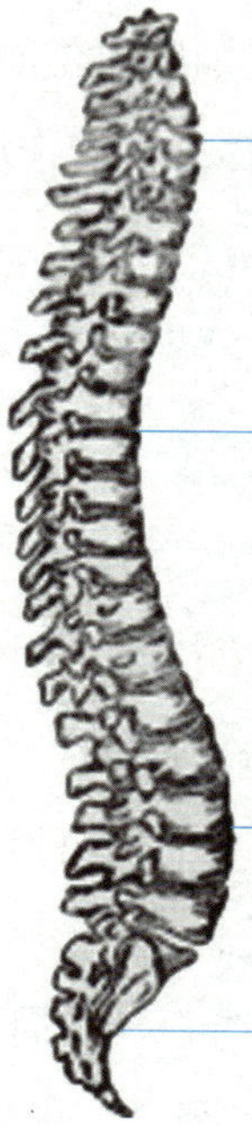

图 1－4　脊柱的四个生理弯曲

脊柱的增长能够反映脊椎骨的发育情况。婴幼儿出生后第一年脊柱的发育快于四肢，1 岁以后则落后于四肢的生长。脊柱的 4 个弯曲在胎儿时已经形成最初的结构，出生时已有扁平弓的胸曲和腰曲，以及骶骨凹和腰部、骶部之间的曲折；3 个月左右随着抬头动作的发育出现颈椎前凸；6 个月后会坐时出现胸椎后凸；1 岁左右开始行走时出现腰椎前凸；至 6 ～ 7 岁时韧带发育后，脊柱的生理弯曲被韧带所固定。生理弯曲的形成是人类的特征，与直立姿势有关。脊柱的 4 个生理弯曲既可以增强脊柱的弹性，有利于身体平衡，还可以在人体行走和跳跃时减缓对大脑和内脏器官的冲击与震荡。婴幼儿不正确的站、立、行、走姿势和骨骼疾病均可影响脊柱的正常形态。

3. 长骨的发育

长骨的生长和成熟与体格发育有密切关系。长骨的生长从胚胎早期间充质向骨原基分化开始，到成人期骨发育成熟即干骺端骨性融合后停止，约 20 年。在骨的发育过程中通过两种方式成骨：一是膜内成骨，如顶骨、额骨、部分锁骨；二是软骨内成骨，如四肢长骨、躯干骨及颅底骨。长骨干骺端的软骨逐渐骨化和骨膜下成骨作用使长骨增长、增粗。干骺端骨性融合标志着长骨生长结束。

随着年龄的增长，长骨干骺端的软骨次级骨化中心按一定的顺序和骨解剖部位有规律地出现，骨化中心出现的多少可反映长骨的生长成熟程度。通过 X 射线检查测定不同年龄婴幼儿长骨骨端骨化中心的出现时间、数目、形态变化，并将其标准化，即为骨龄。骨的成熟程度与生长发育有直接关系，骨龄反映的发育成熟程度较实际年龄更为准确。正常骨化中心出现的年龄有较大个体差异，但有一定的正常值范围，且无性别差异。骨龄在生理年龄加或减 2 个标准差的范围内都是正常的。不同年龄的平均骨龄标准差为：1 岁 ±2 个月，2 岁 ±4 个月，3 岁 ±6 个月，7 岁 ±10 个月，7 岁后 ±12 ～ 15 个月。

骨的发育受遗传基因的表达、内分泌激素作用以及营养因素的影响。骨龄的测量在临床工作中有重要意义，如患生长激素缺乏症、甲状腺功能减退症的儿童骨龄明显落后于实际年龄；患真性性早熟和先天性肾上腺皮质增生症的儿童骨龄提前，最终身高可能无法达到遗传赋予的潜力。

（二）牙齿的发育

牙齿的发育与骨骼有一定的关系，但因其胚胎来源不完全相同（骨骼来源于中胚层，牙齿来源于外胚层和中胚层），故发育速度也不完全平行。人一生中有两副牙齿，即乳牙和恒牙。

乳牙在婴儿出生时已完全矿化，只是牙胚隐藏在颌骨中，被牙龈所覆盖。多数婴儿 4 ～ 10 月龄时乳牙开始萌出。乳牙共 20 枚，约在 3 岁内出齐。萌牙顺序为下颌先于上颌、由前向后进行，即下正中切牙、上正中切牙、上侧切牙、下侧切牙、第一乳磨牙、尖牙、第二乳磨牙（见表 1－1）。乳牙萌出时间、萌出顺序和出齐时间个体差异很大，若 13 月龄后仍未萌牙称为萌牙延迟。萌牙延迟的主要原因可能是特发性的，也可能与遗传疾病及食物性状有关。

表 1－1　乳牙萌出和脱落时间

名称		萌出时间	脱落时间
上颌	中切牙	8～12 月龄	6～7 岁
	侧切牙	9～13 月龄	7～8 岁
	尖牙	16～22 月龄	10～12 岁
	第一乳磨牙	13～19 月龄	9～11 岁
	第二乳磨牙	25～33 月龄	10～12 岁
下颌	第二乳磨牙	23～31 月龄	10～12 岁
	第一乳磨牙	14～18 月龄	9～11 岁
	尖牙	17～23 月龄	9～12 岁
	侧切牙	10～16 月龄	7～8 岁
	中切牙	6～10 月龄	6～7 岁

恒牙的矿化从胎儿后期开始，出生时第一恒磨牙已矿化，其他恒牙从 3～4 月龄至 2.5 岁完成矿化，顺序同换牙顺序。6 岁左右在第二乳磨牙之后萌出第一恒磨牙，7 岁左右乳牙开始脱落而代之以恒牙，换牙顺序与乳牙萌出顺序相同；12 岁左右萌出第二恒磨牙；17～18 岁以后出现第三恒磨牙（智齿），也有终生不出智齿者（见表 1－2）。恒牙共 32 颗，一般于 20～30 岁时出齐。第一恒磨牙对颌骨的形态发育及牙齿的排列起重要作用；第二乳磨牙则起着扶持前者位置的作用，故必须注意对乳磨牙的保护。

表 1－2　恒牙萌出时间及顺序

牙	出牙年龄（岁）		牙	出牙年龄（岁）	
	上颌	下颌		上颌	下颌
第一恒磨牙	6～7	6～7	尖牙	11～12	9～11
中切牙	7～8	6～7	第二双尖牙	10～12	11～13
侧切牙	8～9	7～8	第二恒磨牙	12～13	12～13
第一双尖牙	10～12	10～11	第三恒磨牙	17～22	17～22

萌牙为正常生理现象，但可伴有低热、流涎、烦躁及睡眠不安等症状。牙齿的生长与蛋白质、钙、磷、氟、维生素 C、维生素 D 和甲状腺素等的摄入情况有关。

（三）脂肪组织与肌肉的发育

1. 脂肪组织的发育

脂肪组织主要由脂肪细胞、少量成纤维细胞和细胞间胶原物质组成，包括棕色和白色脂肪两种。人体脂肪以白色脂肪为主，主要分布于皮下和内脏，棕色脂肪随年龄增长而减少。脂肪组织的发育主要表现为脂肪细胞数目的增加和体积的增大。人体脂肪细胞数目增加主要在胎儿后期 3 个月、出生后第一年和 11 ～ 13 岁三个阶段，1 岁末达到高峰，2 ～ 15 岁时再增加 5 倍。脂肪细胞的体积从胎儿后期至出生时增大 1 倍，以后增大速度减慢，青春期时脂肪细胞体积又再增大。出生时人体脂肪组织占体重的比例为 16%，1 岁时为 22%，以后逐渐下降，5 岁时为 12% ～ 15%。青春期脂肪占体重的比例有明显的性别差异，女童平均为 24.6%，比男童高 2 倍；男童腹壁或腹腔内的脂肪沉积增加了约 5 倍，而女童增加了约 3 倍。人体脂肪的 50% 分布于皮下组织中，故测量躯干、四肢不同区域的皮下脂肪厚度不仅可以反映全身脂肪量，还可间接计算体成分、体密度，有助于判断肥胖与营养不良的程度。

2. 肌肉的发育

婴幼儿时期肌肉系统发育不成熟，其生长发育基本与体重的增加平行。出生后最初几年肌肉发育较缓慢，且因婴幼儿皮下脂肪发育旺盛，所以较难确定肌肉的发育程度。5 岁后肌肉的增长加快，青春期性成熟时肌肉发育迅速，尤其是男童肌肉发达。肌肉的发育存在明显的性别差异，男童肌肉占体重的比例明显高于女童。肌肉的发育程度与营养状况、生活方式及运动量有密切的关系。因此，为婴幼儿提供均衡营养、进行被动或主动运动等可促进其肌肉组织发育。

（四）生殖系统的发育

生殖系统的发育可分为胚胎期性分化和青春期生殖系统发育两个阶段。胚胎期性分化主要包括性决定和性分化，涉及诸多相关基因的级联调控机制，如 SRY、SOX9、DAX-1、AMH、SF-1 及 WT-1 等基因，胎儿 6 周之前性腺既可发育成睾丸，也可发育成卵巢。胎儿 8 ～ 12 周时，在位于 Y 染色体短臂的 SRY 基因的作用下，原始性腺分化为睾丸、附睾、输精管、精囊、前列腺芽胚。女性具备两条 X 染色体，无 SRY 基因，胎儿 12 周后原始未分化性腺逐渐分化为卵巢、输卵管及子宫。人类性别决定于受精卵中性染色体的组成，凡结合成 XY 型的受精卵发育成男性，XX 型的则为女性。

受下丘脑—垂体—性腺轴的调节，生殖系统迟至青春期前才开始发育。

第二节 婴幼儿神经心理发育

在婴幼儿成长过程中，神经心理的发育与体格生长具有同等重要的意义。婴幼儿神经心理的发育大部分体现在日常的行为中，故此期的发育亦称为行为发育。婴幼儿神经心理发育的基础是神经系统的发育，胎儿时期神经系统发育最早、速度最快，而脑的发育是神经系统发育的关键。

一、神经系统发育

（一）脑的发育

脑的发育包括脑形态结构及脑功能的发育，主要表现为神经细胞体积的增大和突触数量的增加。

1. 脑形态结构的发育

脑主要分为大脑、小脑及脑干。大脑的内部结构包括表层的皮质（皮层）、皮质下的白质（髓质）、白质深部的基底神经节及侧脑室。大脑皮层是高级神经活动的基础，主要由神经元胞体组成。新生儿的皮质较薄，树突较少，神经元细胞分化不成熟；3 岁时神经元细胞分化基本成熟；8 岁时神经元细胞分化水平接近成人。在大脑半球发育的过程中，联络两侧半球的纤维联合区域逐渐形成，其中胼胝体是最大的半球间纤维联合区域。

2. 脑功能的发育

（1）大脑。大脑皮层细胞高度分化，是人体各功能体系的最高中枢。皮层的各个区域均与特定的功能相关联。例如，额叶与躯体运动、语言发育及高级思维活动相关；颞叶与记忆、听觉与知觉相关；枕叶与视觉、头眼运动等相关；顶叶主要与躯体感觉、计算、语言等相关。大脑有一个重要的系统，即边缘系统。边缘系统可调节内脏与躯体的功能，与学习、记忆、辨认、睡眠、情绪、动机等密切相关。新生儿的皮层下中枢（如丘脑、苍白球）发育较为成熟，因此新生儿常出现皮下中枢占优势的表现，如兴奋与抑制易扩散、不自主动作、肌张力高等。大脑分为左右两个半球，存在大脑优势现象，即左半球擅长处理以时间顺序安排的分解刺激加工的信息，如语言、语法技巧；右半球擅长对合成刺激加工的信息的处理，如对形象思维、旋律及三维物体的感知。不同功能向一侧半球集中是婴幼儿脑发育的重要特征，左右大脑半球功能的不对称性存在个体差异。一般小婴儿右脑发育领先于左脑，与大运动及感知觉先发育有关。婴儿通常先是左利手，随着左脑优势的建立而转为右利手。大脑优势是相对的，如左半球也有非词语性认知功能，而右半球也有简单的语言活动功能。左侧大脑半球在语言活动功能上占优势与遗传有关，也与后天训练相关，如人类习惯用右手（右利手）进行劳动。

（2）小脑。胎儿期小脑发育较慢，出生后6个月达到生长的高峰，15个月时小脑的大小接近成人水平。小脑对躯体运动的调节起到重要作用，与前庭核、脑干网状结构等一起参与调节肌肉本体感觉、前庭器官等的放射活动，维持身体平衡和动作协调。2～3岁前小脑发育不成熟，随意运动和共济运动较落后，6岁左右小脑发育达到成人水平。

（3）脑干。脑干由延髓、脑桥、中脑和间脑组成，位于脑的中下部，上接大脑，下连脊髓，连接12对脑神经。延髓是呼吸循环调节中枢；脑桥参与呼吸节律及肌肉运动的控制；中脑与反射活动相关，视、听反射中枢都位于中脑；间脑包括丘脑、丘脑上部、丘脑下部、丘脑底部及丘脑后部五个部分，其中，丘脑为皮质下感觉中枢，丘脑下部是自主神经调节中枢。脑干网状结构参与意识、睡眠周期与觉醒、肌张力、心率、血压等多方面的调节。婴儿出生时脑干已发育较好，呼吸、循环等生命中枢发育已经较为成熟。

（二）脊髓的发育

足月儿出生时脊髓重2～6g，脊髓功能相对成熟。脊髓下端在胎儿期位于第2腰椎下缘，4岁时上移至第1腰椎。脊髓的髓鞘由上而下逐渐形成，约于3岁时完成髓鞘化。神经纤维髓鞘化是具有绝缘作用的髓磷脂鞘包裹神经纤维的过程，它能使神经元之间的信号传导速率显著提高，髓鞘化完成后神经传导功能才完全成熟。神经系统的不同部位髓鞘的形成时间各不相同，脑神经先于脊神经，感觉神经纤维先于运动神经纤维；出生时听神经的神经纤维髓鞘化程度高，出生后3周视神经才完全髓鞘化。婴儿出生后，环境刺激可促进脑神经发育，如早产儿的视神经发育通常早于同龄的胎儿。大多数神经纤维髓鞘化在胎儿或婴儿期就已经开始，一直持续到10岁左右才结束。支配上肢躯干及下肢肌肉运动的脊神经髓鞘化使婴幼儿运动发育呈现出从上至下、由近及远的规律，胼胝体的髓鞘化则到21岁左右完成。婴幼儿期由于皮层的神经纤维髓鞘化晚，外界刺激引发的神经冲动传入大脑的速度慢，易于泛化，不易在大脑皮层形成明显的兴奋灶。

（三）神经反射

婴幼儿正常的生理反射分为非条件反射和条件反射两大类。

1. 非条件反射

（1）吸吮反射。用洁净的橡皮奶头或手指尖放入婴儿口内，婴儿会出现吸吮动作。此反射出生后即可引出，4 ～ 7 月龄时消失。

（2）觅食反射。当用手指或母亲乳头轻触婴儿面颊时，婴儿将头转向刺激侧，唇撅起，似在“觅食”。2 ～ 3 周习惯哺乳后母亲乳头轻触婴儿面颊，婴儿可不再出现“觅食”动作，表现为直接吸吮。此反射出生后即可引出，4 ～ 7 月龄时消失。

（3）拥抱反射。让婴儿处于仰卧位，检查者拉婴儿双手使其肩部离开检查台面，保持头不离开台面，然后突然抽手，婴儿先表现为上肢伸直并外展，随后上肢再屈曲内收，呈“拥抱”姿势，有时可伴有婴儿的啼哭。此反射出生后即可引出，一般 4 ～ 5 月龄后消失。

（4）握持反射。用手指触及婴儿手心时，婴儿手指屈曲，紧紧握住不放，甚至可以使整个身体成悬挂状态。此反射出生后即可引出，2 ～ 3 月龄后消失。

（5）踏步反射。检查者用手托住婴儿腋下，使其身体直立并前倾，婴儿足部触及检查台时可出现交替伸腿动作。此反射出生后即可引出，2 ～ 3 月龄时消失。

（6）颈强直反射。颈强直反射又称颈肢反射。让婴儿处于仰卧位，检查者将婴儿的头转向一侧，则与婴儿颜面同侧的上下肢伸直，对侧上下肢屈曲。此反射出生后即可引出，3 ～ 4 月龄时消失。

2. 条件反射

条件反射建立在非条件反射的基础上，是在出生后经过反复的刺激逐渐形成的。条件反射是脑的高级神经活动的基本方式。一般最先建立的条件反射与进食相关，如婴儿出生后每次都以固定的姿势进食，这种姿势便会刺激婴儿的视觉、听觉、味觉、嗅觉、触觉、本体感觉等，到 2 周左右，婴儿便会逐渐建立与哺乳姿势相关联的条件反射。随着条件反射的建立和积累，婴幼儿可以建立良好的生活习惯，增强综合分析能力，促进智力发展。

二、感知觉发育

感知觉是通过各种感觉器官从外界环境中选择性获取信息的能力，是婴幼儿心理发育的基础。

（一）视觉发育

胎儿 32 ～ 34 周时视觉开始发育。新生儿已有视觉感应功能，瞳孔有对光反射，但由于对晶状体形状的调节功能和眼外肌反馈系统发育不成熟，可出现眼球震颤现象。安静状态下，新生儿可短暂注视物体，15 ～ 20cm 距离视物最清楚；婴儿 1 月龄时出现头眼协调，头可跟随移动的物体水平方向转动 90°；3 ～ 4 月龄时头眼协调好，头可随物体水平转动 180°，喜欢看自己的手，能辨别彩色和非彩色的物体；5 ～ 7 月龄时目光可随上下移动的物体做垂直方向的移动，并可改变体位协调动作，能看着下落的物体，喜欢红色；8 ～ 9 月龄时开始出现视深度，通过视觉估计对象的距离，能看到小的物体；18 月龄时对图画有兴趣，可以区别各种形状；2 岁时视力达到 0.5，能区别垂直线与水平线，逐渐学会辨别红、白、黄、绿等颜色；3 岁左右开始说出颜色名称，认识圆形、方形和三角形；4 ～ 5 岁时认识椭圆形、菱形、五角形等，视深度充分发育，视力达到 1.0，能阅读书本和黑板上的符号和文字；6 岁时视力发育基本完成，正常视力能达到 1.0 或以上。

（二）听觉发育

胎儿 20 周左右时听觉系统开始发育，胎儿后期听觉已比较灵敏。婴儿出生时鼓室无空气，听力差；3 ～ 7 天的新生儿听觉已相当好，声音可引起呼吸改变；1 ～ 2 月龄时能辨别不同的语音；3 ～ 4 月龄时头可转向声源（定向反应）；6 月龄时已能区别父母的声音，叫名字有应答，对发声的玩具感兴趣；7 ～ 9 月龄时能确定声源并注视它，能区别语言的意义；10 月龄时两眼可迅速地转向声源看，对声音有应答；18 月龄时开始区别不同声响；1 岁时对声响度区别较精确；3 岁时对声响的区别更精细，如能辨别“r”与“e”；4 岁时能区别“f”与“s”或“g”与“h”；学龄期儿童能对连续的言语进行信息处理，能利用情景解释听觉信号，在发音上较学龄前儿童更为准确。儿童听觉的发育持续至少年期。

（三）味觉与嗅觉发育

1. 味觉

婴儿出生时味觉发育已很完善。出生 2 小时的新生儿已能分辨出甜味、酸味、苦味和咸味；4 ～ 5 月龄婴儿对食物轻微的味道改变已很敏感，能区别不同食物的味道。

2. 嗅觉

婴儿出生时嗅觉发育也已成熟，能辨别出多种气味，具有初步的嗅觉空间定位能力；出生后 1 ～ 2 周已可识别母亲与其他人的气味；3 ～ 4 月龄婴儿能区别愉快与不愉快的气味；7～8月龄时能分辨出芳香的刺激。

（四）肤觉发育

肤觉，即皮肤感觉，包括痛觉、触觉、温度觉及深感觉。新生儿大脑皮层发育不完善，对痛、温度、触觉刺激不能定位，冷热刺激所引起的是全身性运动而不是局部的逃避反射。新生儿虽然有痛觉，但较迟钝，第2个月后逐渐改善；触觉发育较成熟，尤其是眼、前额、口周、手掌、足底等部位有高度敏感性，前臂、大腿、躯干的触觉较迟钝。婴儿出生时对冷的刺激较敏感，对热的刺激不敏感，甚至被热水袋烫伤也无反应。幼儿2～3岁时可辨别物体的属性，如软、硬，冷、热等；5～6岁时可区别体积和重量不同的物体。

（五）知觉发育

知觉是人对事物各种属性的综合反应，其发育与听、视、触等感觉的发育密切相关。出生后5～6个月时婴儿已有手眼协调动作，可通过看、摸、闻、咬、敲击等逐步了解物体各方面的属性。随着语言的发展，婴幼儿的知觉开始在语言的调节下进行。1岁末，幼儿开始有空间和时间知觉的萌芽；3岁时能辨上下；4岁开始辨认前后；5岁开始辨别以自身为中心的左右方位，但不能分辨他人身体的左右；5岁时已有时间的概念，能区别早上、晚上，今天、明天、昨天；5～6岁时能区别前天、后天、大后天和四季等概念。

三、睡眠发育

睡眠是一种复杂的生理和行为过程。睡眠由快速眼动睡眠（REM）与非快速眼动睡眠（NREM）两个时相组成。睡眠时间和节律是评价婴幼儿神经心理发育水平的重要指标。在睡眠中，大脑高级神经处于休息状态，睡眠周期为REM与NREM时相周期性更替。

新生儿的总睡眠时间最长，可达16～20小时/天。随着年龄的增长，婴幼儿总睡眠时间逐渐减少，日间睡眠时间也逐渐减少，学龄期基本无日间小睡（短时间睡眠），青少年期形成比较固定的每日8～9小时的睡眠。

四、运动发育

婴幼儿的运动可分为大运动和精细运动两大类，妊娠后期出现的胎动为小儿运动的最初形式。新生儿因大脑皮质发育尚不成熟，传导神经纤维尚未完成髓鞘化，故运动多属无意识和不协调的。此后，尤其是第一年内，随着大脑的迅速发育，婴幼儿运动功能日臻完善。

（一）平衡与大运动发育

1. 抬头

颈后肌发育先于颈前肌，故婴儿最先出现的是俯卧位抬头。新生儿俯卧位时能抬头1～2秒；婴儿3月龄时能抬头约45°，已较稳；4～6月龄时能俯卧位抬头90°，很稳并能自由转动。

2. 翻身

颈强直反射消失后翻身动作开始发育。婴儿1～2月龄时可伸展脊柱从侧卧到仰卧；5～6月龄时能从仰卧翻至俯卧或从俯卧翻至仰卧；6～8月龄时可有意伸展上肢或下肢，继而躯干、下肢或上肢分段转动，能连续从俯卧翻至仰卧，再翻至俯卧。

3. 坐

新生儿腰肌无力，至3个月扶坐时腰仍呈弧形；5个月时靠着坐腰能伸直；6个月时能双手向前撑住独坐；8个月时能坐稳并能左右转身。

4. 匍匐、爬

新生儿俯卧位时已有反射性的匍匐动作；2个月时俯卧能交替踢腿，开始匍匐；3～4个月时可用手撑起上身数分钟；7～8个月时已能用手支撑胸腹，使上身离开床面或桌面，有时能在原地转动身体；8～9个月时可用上肢向前爬；12个月左右爬时手膝并用；18个月时可爬上台阶。

5. 站、走、跳

新生儿直立时双下肢稍能负重，出现踏步反射和立足反射；5～6个月扶立时双下肢可负重，并能上下跳动；8～9个月时可扶站片刻，背、腰、臀部能伸直；10～12个月时能扶走和独站片刻；15个月时可独自走稳；18个月时已能跑及倒退走；2岁时能并足跳；2岁半时能独足跳1～2次；3岁时可双足交替走下楼梯；4岁时能沿直线走；5岁时能跳绳。

（二）精细运动发育

精细运动发育主要是指手指运动的发育。新生儿两手握拳很紧，2月龄时握拳姿势逐渐松开；3月龄时婴儿握拳反射消失，可胸前玩手，看到物体时全身乱动，并企图全手抓物；4月龄时用手掌握物；5月龄时大拇指参与握物、抓物；6～7月龄时能独自玩弄小物品，出现物品换手与捏敲等探索性动作；9月龄时能用拇、食指拾物，喜撕纸；

16月龄时能用笔乱涂，学用匙；18月龄时能叠2～3块积木，拉脱手套或袜子；2岁时可叠6～7块积木，一页一页地翻书，拿住杯子喝水，模仿画直线和圆；3～4岁时会使用一些“工具性”玩具，如用小锤子敲打小柱钉、玩泥胶、拧开瓶盖等；4～5岁时能自己穿鞋带；5～6岁时能学习用笔写字、折纸、剪复杂图形等。

五、语言发育

语言是人类特有的高级神经活动，用以表达思维、观念等心理过程，与智能关系密切。正常孩子天生具备发展语言技能的机制和潜能，但是必须提供适当的环境条件，如与周围人群进行语言交往，其语言能力才能得以发展。语言发育在听觉、发音器官和大脑功能正常的前提下，需经过发音、理解和表达3个阶段。

（一）发音阶段

新生儿已会哭叫，并且饥饿、疼痛等不同刺激所引起的哭叫声在音响度、音调上有所区别；婴儿1～2个月时开始发喉音；2个月时能发“a”“e”等元音；6个月时出现辅音；7～8个月能发“ba-ba”“ma-ma”等语音；8～9个月时喜欢模仿成人的口唇动作练习发音。

（二）理解阶段

婴幼儿在发音的过程中逐渐理解语言，一般需经过3～4个月。婴幼儿通过视觉、触觉、体位觉等与听觉的联系，逐步理解一些日常用品如奶瓶、电灯的名称，9个月左右已能听懂简单的词意，如“再见”“把手给我”等，家人对婴儿自发的“ba-ba”“ma-ma”等语言的及时应答，可促使婴儿逐渐理解这些音的特定含义；10个月左右能有意识地叫“爸爸”“妈妈”。

（三）表达阶段

婴幼儿在理解的基础上学会表达语言，一般从1岁开始会说单词，然后可组成句子；先会用名词，然后才会用代词、动词、形容词、介词等；先会说简单句，后发展为复杂句。

婴幼儿说话的早晚与父母的教育、关注是分不开的。当婴幼儿说出第1个有意义的字时，意味着他真正开始用语言与人交往了。在婴幼儿语言发育的过程中，成人须注意下列现象：

（1）乱语。乱语，又称隐语，1～2岁的幼儿，很想用语言表达自己的需求，但由于所掌握的词汇有限，因此常常说出一些成人听不懂的话语，即乱语。遇到此种情况，成人不要加以训斥，要耐心分析，否则会影响幼儿说话及表达思维的积极性。

（2）口吃。口吃，俗称结巴，是一种讲话不流畅，出现不自主的语言重复、延长，造成说话困难的现象。从生理表现上讲，口吃主要是由呼吸肌、喉肌及其他与发音有关的器官紧张及痉挛造成的，也可能是语言障碍引起心理障碍，而心理障碍又影响语言表达，言语和心理相互作用、相互影响的一种语言和心理失调症。刚刚会说话的幼儿，在表达上不是很清楚，这时不用着急，随着幼儿大脑功能的完善以及言语功能的完善，表达会逐渐好转。如果幼儿在说话成形阶段口吃，则需要及时纠正，但不要着急，也不能取笑幼儿，更不能恐吓、厌恶，甚至打骂幼儿，要鼓励幼儿把话讲出来，慢慢讲，安抚其紧张情绪，不刻意提醒，以平常心对待。

（3）自言自语。这是幼儿从出声的外部语言向不出声的内部语言转化的一种过渡形式，是幼儿语言发展过程中的必经阶段，一般 7 岁以后，幼儿不会再出现自言自语，如继续存在，则应引起注意。

六、个人—社会能力发育

个人—社会能力是指婴幼儿在生长发育过程中获得的自理能力和人际交往能力，包括自我服务、认识自己、适应环境、学会与他人交流等，又称社会适应性技能。婴幼儿个人—社会能力是神经心理发育的综合表现，与智力发育、独立生活能力和社交能力的发展有关。新生儿已有与成人交往的能力，如母亲的声音、触摸可引起其注视、听、安静、愉快的表情等反应，哭则是新生儿引起成人反应的主要方式。2～3 月龄婴儿以笑、停止啼哭、伸手等行为以及眼神和发音表示认识父母；3～4 月龄时开始出现社会反应性的大笑，对母亲的声音表示愉快；6 月龄时开始认生；9～10 月龄时喜欢照镜子、玩躲猫猫游戏，认生达到高峰；12～18 月龄时会指或说出要的东西，受挫折时会发脾气，会模仿扫地或擦桌子；18 月龄时逐渐产生自我控制能力，成人在附近时可独自玩耍；2 岁时可初步建立自我照顾能力，如自主进食、如厕，学习收拾玩具，喜欢听故事、看图画和看电视，喜欢奔跑、推拉等大运动的游戏；3 岁时逐步建立自己的生活规律，生活经验使幼儿开始懂得安全与危险，学习遵循游戏规则，发脾气减少，能和小朋友一起玩简单的游戏等；此后，随着接触面的不断扩大，幼儿对周围人和环境的反应能力更趋完善。

七、认知发育

认知是指人获得和使用知识的过程。认知发育从感知开始，发展到理解，以后又涉及思维、记忆。婴幼儿思维有直觉行动性，即思维与婴幼儿对事物的感知和自身的行动分不开，缺乏计划性和预见性。婴幼儿 8 月龄时客体永存观念初步形成（思维萌芽的标志）；12 ～ 18 月龄时学习有目的地通过调节手段来解决新问题，如尝试拖动毯子以取得玩具。想象是随着语言的发展而产生的，1.5 ～ 2 岁的幼儿出现了想象的萌芽，主要是通过动作和口语表达出来的。2 ～ 3 岁是想象发展的最初阶段，但此时的想象是没有目的的即兴发挥，比较零散，内容简单、贫乏。幼儿 2 岁左右象征性思维开始发育，即幼儿能处理简单的新问题，在心理上将几个动作联合起来以产生所期望的结果，而不再是仅仅依靠外在的行为尝试。2 ～ 4 岁为前概念或象征性思维阶段，幼儿可凭借象征性格式进行思维，如进行各种象征性游戏。幼儿语言和表象思维的发展是认知发育质的飞跃。

八、注意发育

注意是心理活动对一定对象的指向和集中，是伴随着感知觉、记忆、思维、想象等心理过程的一种共同的心理特征。注意可分为无意注意和有意注意，前者是自然发生的，不需要任何意志努力；后者为自觉的、有目的的行为。新生儿已有非条件的定向反射，如大声说话可使其停止活动。婴儿时期以无意注意为主，3 个月开始能短暂地集中注意人脸和声音，强烈的刺激如鲜艳的色彩、较大的声音或需要的物品（如奶瓶等）都能成为小儿无意注意的对象。随着年龄的增长、活动范围的扩大、生活内容的丰富、动作语言的发育，幼儿逐渐出现有意注意，但幼儿时期注意的稳定性差，易分散、转移，5 ～ 6 岁后幼儿才能较好地控制自己的注意力。

注意是一切认知过程的开始。自婴幼儿时期起即应及时培养注意力，加强注意的目的性，去除外来干扰，引起婴幼儿对外界事物的兴趣。

九、情绪、情感发育

婴儿约有 8 ～ 10 种基本情绪，如愉快、兴趣、惊奇、厌恶、痛苦、愤怒、惧怕、悲伤等。每种情绪都有不同的内部体验和外部表现，各有不同的适应功能。新生儿可表现出痛苦、厌恶和最初的自发性微笑。婴幼儿 1 ～ 6 月龄时看人脸会发出社会性微笑，并逐渐从看人脸笑发展到见熟人笑；3 ～ 4 月龄时开始有愤怒和悲伤情绪；5 ～ 7 月龄时出现惧怕情绪；6 ～ 8 月龄时见到陌生人会出现害羞或焦虑，与母亲分离时会悲伤；1 岁时见到新奇事物可表现出惊奇；1.5 岁左右可表现出不安、内疚、自豪、嫉妒等情绪；2 岁左右能清楚地表达骄傲和同情；2 ～ 3 岁开始认识到情绪与愿望满足的关系；3 ～ 4 岁时能用语言、动作等方式控制自己的情绪，如电视内容情节紧张时蒙住眼睛，或自我安慰缓解焦虑，改变行动以避免不愉快的情绪发生等，但此时幼儿易冲动或发脾气，对成人的要求常回答“不”；5～6岁时情绪的自我控制能力增强，可有意识地抑制不合要求的愿望或行动，有一定抵抗诱惑或延迟满足要求的能力，遇到挫折较少哭闹或发脾气，能理解与处理自己或他人的意愿和情绪，如可用较复杂的语言与成人协商，以达到改变成人的意见或要求的目的。

十、意志发育

意志是指自觉、主动地调节自己的行为，克服困难以达到预期目标或完成任务的心理过程。新生儿无意志，随着语言、思维的发展，当婴幼儿开始有意行动或抑制自己某些行动时即出现了意志的萌芽。随着年龄的增长，婴幼儿语言、思维不断发展，社会交往也越来越多，加上成人教育的影响，婴幼儿意志逐步形成和发展，其中积极的意志主要表现为自觉、坚持、果断和自制，消极的意志则表现为依恋、任性、执拗和易冲动等，成人可通过日常生活、游戏和学习等来培养婴幼儿积极的意志，增强其自制力、独立性和责任感。

十一、个性和性格发育

个性是指每个人处理环境关系的心理活动的综合形式，包括思想方式、情绪反应、行为风格等。每个人都有特定的生活环境和自己的心理特点，因此表现在性格、兴趣、能力、气质等方面的个性各不相同。性格是个性心理特征的重要方面，是在后天的生活环境中形成的。儿童在婴儿期由于一切生理需要均依赖成人，因此会逐渐建立对亲人的依赖性和信赖感；幼儿时期已能独立行走，说出自己的需要，自我控制大小便，故有一定的自主性，但又未脱离对亲人的依赖，常出现违拗言行与依赖行为相交替现象；学龄初期儿童基本能生活自理，主动性增强，但主动行为失败时易出现失望和内疚；学龄期儿童开始了正规的学习生活，会重视自己勤奋学习的成就，如不能发现自己的学习潜力将产生自卑感；青春期少年体格生长和性功能开始成熟，社交增多，心理适应能力加强但容易发生波动，当在感情问题、伙伴问题、职业选择、道德评价和人生观等问题上处理不当时易发生性格变化。

第三节　早产儿体格发育

一、早产儿体格发育特点

早产儿由于提早出生，各组织和器官均未发育成熟，难以适应宫外环境，生活能力低，极易发生病理状况，因此，早产儿的发育情况与足月儿显著不同。只有了解早产儿体格发育的特点，才能正确地评估其宫外的生长状况，并有针对性地指导家长，以促进早产儿的生长发育。

（一）出生时的评估

1. 胎龄评估

早产儿出生时的评估需要有较准确的胎龄估计。胎龄是指胎儿在宫内的发育时间，多以周龄表示，反映胎儿的成熟度，一般可以通过母亲末次月经时间、超声检查胎儿双顶径和股骨长等信息判断胎龄；出生后可以通过早产儿的外表特征和神经系统检查判断胎龄。早产儿胎龄不同，其外表特征和神经系统检查会存在明显差异。出生后立即进行胎龄评估，判断其宫内发育的成熟度，对早期监测早产儿各器官的功能起到重要作用。

2. 分类

早产儿按出生体重可以分为低出生体重儿（<2 500g）、极低出生体重儿（<1 500g）和超低出生体重儿（<1 000g）；按胎龄可以分为早期早产儿（<32 周）、中期早产儿（32 ～ 34 周）和晚期早产儿（34 ～ 36 周）。与足月儿一样，根据胎龄和出生体重的关系，早产儿又可分为小于胎龄早产儿、适于胎龄早产儿和大于胎龄早产儿。

3. 生长评估

根据出生体重、身长、腹围、头围以及股骨长度可以获得胎儿宫内生长信息，临床常采用重量指数（ponderal index，PI）以及身长（cm）与头围（cm）之比例来反映胎儿宫内生长发育状况。PI 表示出生体重与身长的关系，类似体质指数（BMI），其计算公式为：

$$PI = [出生体重(g)/出生身长(m)^3] \times 100$$

胎儿宫内体重、身长受影响程度的不同使 PI 值有所不同。正常宫内胎儿身长（cm）与头围（cm）之比约为 1.36。多数早产儿的宫内体格生长适宜，为适于胎龄儿。部分小于胎龄儿受母亲、胎盘和胎儿本身因素的影响而生长受限，小于胎龄儿根据 PI 指数和身长与头围之比可分为匀称型和非匀称型。其中，匀称型为体重、身长和头围受到同等程度的影响，PI>2.0（胎龄≤ 37 周），身长 / 头围 <1.36，多发生于孕早期，与遗传因素和宫内感染等有关，提示早产儿生长潜能降低，脑发育亦受限。非匀称型为身长和头围受影响不大，但低体重明显，皮下脂肪薄，PI<20（胎龄≤ 37 周），身长 / 头围 < 1.36，多发生于孕晚期，与母亲营养不良或高血压等有关，提示早产儿生长潜能受限，但脑发育尚可。

（二）出生后早期早产儿的生长

出生后，早产儿生理性体重下降，可达出生体重的 10% ～ 15%，甚至更多。胎龄越小、出生体重越低，恢复体重的时间越长，低体重早产儿需 2 ～ 3 周。早产儿出生后住院早期在病情基本稳定、肠内外营养合理的情况下，其理想的生长应达到正常胎儿在宫内的生长速率，即 15 ～ 20g/（kg·d）。但若早产儿出生后环境变化大，或受到并发症和疾病因素的影响，导致营养摄入不足，就可能偏离正常的生长轨道，造成宫外生长迟缓，即早产儿出院时或达足月（胎龄 40 周）时体重，但身长或头围仍低于同胎龄的第 10 百分位。

（三）早产儿追赶性生长

早产儿早期的生长常常偏离正常轨道，出现生长迟缓。消除不利因素后，早产儿可出现超过相应月龄的加速生长的现象，生长水平恢复到原有的轨道，这称为追赶性生长。早产儿追赶性生长的最佳时期是出生后第一年，尤其是前半年。第一年是早产儿脑发育的关键期，第一年的追赶性生长直接关系到神经系统预后。因此，追赶性生长不仅使体重达到原生长水平，身长的追赶性生长还会影响远期甚至成年期最终的身高，头围的追赶性生长则预示良好的神经系统结局。如果出院后喂养得当、有充足均衡的营养摄入、无严重疾病因素的影响，多数适于胎龄的早产儿能在 2 ～ 3 年内完成追赶性生长，但部分超低出生体重儿所需时间可能较长。

二、早产儿体格发育的影响因素

影响早产儿生长的因素中有些是暂时性的，有些则会持续终生。只有了解这些影响因素，才能创造条件去规避风险或最大限度地减少危害，促进早产儿的生长发育。

（一）胎龄与出生体重

影响早产儿生长的主要因素是胎龄和出生体重。胎龄越小，出生体重越低，宫内的营养储备越少，出生后并发症越多，对生长的影响越大。许多随访研究显示：胎龄 <28 周或出生体重 <1 500g 的早产儿是生长迟缓的高风险人群，生长迟缓往往伴长期神经系统预后不良。

（二）小于胎龄儿

受遗传、母体和胎儿本身因素的影响，部分生长受限的胎儿出生时是小于胎龄儿，出生后虽有追赶性生长，但在很大程度上仍落后于同龄儿，直至青春期。落后的程度与胎儿生长受限程度密切相关，即胎儿生长受限越明显，追赶性生长越慢。

（三）营养摄入

营养摄入是否充足和均衡始终是影响早产儿生长的重要因素。由于许多营养物质的储备是在胎儿期最后 3 个月完成的，而早产儿的宫内储备少，出生后又可能受各种因素的影响使得营养摄入不足，因此易发生生长迟缓。蛋白质和能量摄入不足，营养障碍性疾病如缺铁性贫血、维生素 D 缺乏、微量元素缺乏等均会使早产儿的生长受到不同程度的影响。

（四）疾病因素

早产儿出生早期的并发症、应用肾上腺皮质激素、反复呼吸道感染、消化不良或腹泻等均会影响早产儿的追赶性生长。

（五）母亲因素

母亲低体重、矮身材、孕期并发症、孕期营养不良及胎盘与脐带异常情况等均会使胎儿生长受限。如不良因素发生于孕前或孕早期，对胎儿的影响则更大，可能会使早产儿出生后的生长始终落后于同龄儿。

第四节　婴幼儿生长发育评价

一、体格发育评价

（一）常用指标

衡量婴幼儿体格发育情况最基本和最常用的指标是体重和身长（高）。此外，根据需要也可选择其他体格发育指标，如头围、胸围、上臂围、皮褶厚度等。

1. 体重

体重是身体各组织、器官、系统、体液的总重量，其中骨骼、内脏、体脂、体液为主要成分。体脂和体液变化较大，故体重易于波动。与其他体格发育指标相比，体重是最易获得的敏感指标，是反映婴幼儿生长与近期营养状况的重要指标。婴幼儿体重估计公式见表 1－3。

2. 身长（高）

身长（高）即头顶至足底的全身长度，是头、脊柱、下肢长度的总和。多数 1 ～ 2

岁的幼儿因站立位不稳，测量不易准确，故应仰卧位测量，称为身长；3岁后的幼儿应立位测量身高，卧位测量值与立位测量值相差约0.7～1cm。婴幼儿身长（高）估计公式见表1－3。

表1－3 婴幼儿体重、身长（高）估计公式

年龄	体重（kg）	身长（高）(cm）
出生	3.25	50
3～12月龄	［年龄（月）+9］/2	70
2～6岁	年龄（岁）×2+8	年龄（岁）×7+75

3. 头围

头围即头的最大围径（从眉弓上缘至枕骨结节绕头一周），反映脑和颅骨的发育程度。胎儿期神经系统首先发育，故新生儿出生时头围较大，平均为33cm。

4. 胸围

胸围为沿乳头下缘经肩胛骨角下绕胸一周的长度，反映胸廓、胸背部肌肉、皮下脂肪和肺的发育程度。

5. 上臂围

上臂围是指沿肩峰与尺骨鹰嘴连线中点水平绕上臂一周的长度，反映上臂肌肉、骨骼、皮下脂肪和皮肤的发育情况。

6. 皮褶厚度

皮褶厚度可以反映皮下脂肪发育情况。腹部和背部是常用的测量部位，但要用皮下脂肪测量工具测皮褶卡钳才能得出正确的数据。

（二）评价方法

1. 体重的变化

新生儿出生体重与胎龄、性别及母亲妊娠期营养状况有关。一般早产儿体重较足月儿轻，男婴出生体重大于女婴。部分新生儿在出生数天内由于摄入不足、胎粪及水分的排出，体重会出现暂时性下降，又称生理性体重下降，一般下降原有体重的3%～9%，约在出生后3～4天降至最低点，以后逐渐回升，多在第7～10天恢复出生时体重，早产儿体重恢复较迟。如新生儿体重下降超过10%或至第2周仍未恢复到出生时体重，应考虑喂养不足或病理原因所致。如果出生后及时合理喂食，可减轻甚至避免新生儿生理性体重下降的发生。

青春期前儿童体重增长速度随年龄的增加而逐渐减慢，是一个非匀速过程，如出生后3月龄时婴儿体重约为出生时的2倍（6kg），12月龄时体重约为出生时体重的3倍（9.5～10.5kg），出生后第一年是出生后体重增长最快的时期，为第一个生长高峰。2岁时体重约达出生体重的4倍（12～13kg），2岁后至青春期前儿童体重增长减慢但较为恒定，年增长值约为2kg。进入青春期后体格生长再次加快，出现第二个生长高峰。

婴幼儿体重增长是非匀速的，且存在个体差异，故评价婴幼儿体格发育时应更重视婴幼儿自身体重的变化，不可简单用公式进行评价，也不宜将人群均数（所谓“正常值”）当成“标准”进行评价。

2. 身材的增长

身材（cm）包括身长（高）、顶臀长（坐高）、指距等指标。

（1）身长（高）。身长（高）的增长规律与体重的增长相似，年龄越小增长越快，也会出现婴儿期和青春期两个生长高峰。

新生儿出生时身长平均为50cm，3月龄时身长61～63cm，增长11～13cm，1岁时身长约为出生时的1.5倍，即75～77cm。出生后第一年身长增加25～27cm，是出生后身长增长最快的时期，为第一次生长高峰。出生后第二年身长增长速度逐渐减慢，平均年增长10～12cm，即2岁时身长为85～87cm。2岁后到青春期前每年增长速度较稳定，约5～7cm。若2岁后身长（高）年增长低于5cm，为生长速度缓慢。

婴幼儿身长（高）发育主要受种族、遗传、内分泌等因素影响。身长（高）的增长为线性生长，代表遗传潜力，以身长（高）评价婴幼儿体格发育更为重要。短期的疾病或营养问题不影响身长（高）增长，长期的疾病、严重的营养问题可影响婴幼儿身长（高）增长。

（2）顶臀长（坐高）。顶臀长（坐高）指头顶到坐骨结节的长度，可反映脊柱和头部的生长情况。与身长（高）测量体位一致，3岁以下婴幼儿应卧位测量顶臀长，年长儿则坐位测量坐高。

（3）指距。指距为两上肢左右平伸时两中指间的距离，可反映上肢长骨的生长情况。正常儿童指距小于身长（高）1～2cm。

3. 头围的增长

头围与体重、身长（高）增长规律相似，婴儿出生时头围约为33cm，3月龄时头围较出生时增长6～7cm，约等于后9个月增长的总和，即1岁时的头围约为45～47cm；第二年头围增长约2cm，2岁时头围约为47～49cm；5岁时头围约50～51cm；15岁时接近成人水平，约 53 ～ 54cm，故头围的测量在 2 岁前最有价值。较小的头围常提示脑发育不良；头围增长超常可能提示脑积水。

4. 胸围的增长

婴儿出生时胸围较头围略小 1 ～ 2cm，约 31 ～ 32cm；1 岁时胸围约等于头围，即出现头、胸围生长曲线交叉；1 岁后胸围发育开始超过头围；1 岁至青春期前胸围应大于头围（约为头围 + 年龄 -1cm）。头围、胸围生长曲线交叉年龄与婴幼儿营养状况、胸廓发育情况有关。

婴儿胸短，胸廓呈桶状，即冠状径与矢状径比例为 1.07∶1；随着身体的站立，肋骨下降使胸廓伸长、横径增大，胸廓冠状径与矢状径比例逐渐达到成人的 14∶1。6 月龄至 2 岁婴幼儿胸廓发育迅速，2 ～ 10 岁发育缓慢，青春期又迅速发育且出现性别差异。

5. 上臂围的增长

婴儿期上臂围增长迅速，1 ～ 5 岁幼儿上臂围增长速度减慢。世界卫生组织（WHO）建议在无条件测量体重和身长的情况下，可用上臂围值筛查 5 岁以下婴幼儿的营养状况，如上臂围值 >13.5cm 为营养良好；12.5 ～ 13.5cm 为营养中等；<12.5cm 则为营养不良。

6. 身体比例与匀称性

在人的生长过程中，身体的比例与匀称性的变化有一定的规律。

（1）头与身长的比例。在宫内与婴幼儿期，头领先生长，而躯干、下肢生长则较晚，生长时间也较长，因此，头、躯干、下肢长度的比例在生长进程中会发生变化。头长占身长（高）的比例在新生儿期为 1/4，到成人后为 1/8。

（2）体形匀称度。体形匀称度表示体形（形态）生长的比例关系，反映体形（形态）发育状态，如身高别体重（W/H）；胸围 / 身高（身高胸围指数）；[体重（kg）/ 身高（cm）] × 1 000（Quetelet 指数）；[体重（kg）/ 身高（cm）^{2}] × 10^4（Kaup 指数）；年龄的体质指数（BMI/Age）等。

（3）身材匀称度。身材匀称度是坐高（顶臀长）与身高的比例，反映下肢的生长情况。坐高（顶臀长）占身高的比例由出生时的 0.67 下降到 14 岁时的 0.53。一些影响下肢生长的疾病，可导致坐高（顶臀长）与身高的比例停留在幼年状态，如甲状腺功能低下与软骨营养不良。

7. 指距与身高

正常情况下，指距略小于身高（长）。如指距大于身高 1 ～ 2cm，对诊断长骨的异常生长有参考价值，如蜘蛛样指（趾）(马方综合征)。

（三）生长曲线图的应用

生长曲线图（见图 1－5）是儿童保健中使用最为广泛的体格生长评价工具。生长曲线图是将表格测量数值按离差法或百分位数法的等级绘成不同年龄、不同体格指标测量数值的曲线，较之表格更为方便、直观，不仅可以评出生长水平，还可以看出生长趋势，并能算出生长速度，便于与家长交流。

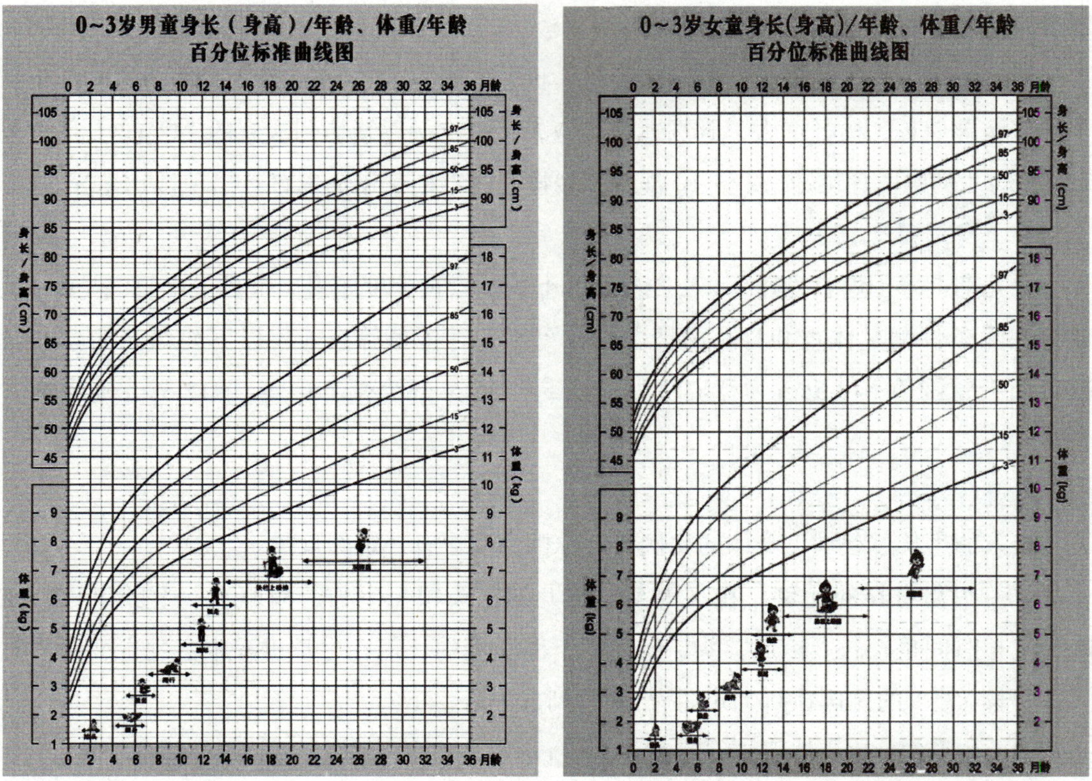

图 1－5　生长曲线图

在使用生长曲线图时需注意以下几点：

（1）生长监测：定期、连续测量比一次数据更重要。

（2）生长的个体差异：均值或 P_{50} 不是婴幼儿的生长目标，体格生长受遗传及环境条件影响而存在个体差异，多数婴幼儿的体重和身长（高）会稳定地沿着自己的轨道发育，在 P_3 和 P_{97} 之间均属正常。

（3）喂养方式：纯母乳喂养儿在初期生长可能会略低于配方奶喂养儿，故评价纯母乳喂养儿的生长时应考虑喂养方式的影响，避免不必要的检查、过度使用配方奶补充及过早添加固体食物等。

（4）"回归"均值趋势：约2/3的婴幼儿出生体重和身长在2～3岁前可出现百分位值趋向 P_{50} 的现象。

（5）生长波动：持续生长监测中出现生长曲线偏离原稳定生长轨道超过1条主百分位线者（P_{97}、P_{75}、P_{50}、P_{25}、P_{3} 为主百分位线），需要适当提高生长监测频率并查明原因，必要时给予喂养指导。

（6）生长异常：当婴幼儿生长水平或体形匀称度 $<P_3$ 或 $>P_{97}$，或系列测量过程中出现生长曲线偏离原稳定的生长轨道超过2条百分位线时，需及时寻找原因，必要时应该进一步诊治。

二、神经心理发育评价

婴幼儿神经心理发育水平表现在感知、运动、语言及心理过程等各种能力及性格方面，对这些能力及性格特点的检查统称为心理测验，婴幼儿期心理测验常称为发育测验或发育评估，常用的评价方法包括：智能、智商和发育商测验，筛查性测验以及诊断性测验等。

（一）智能、智商和发育商测验

（1）智能（intelligence）。美国医学心理学家韦克斯勒（Wechsler）认为智能是认识世界和应付环境变化的能力，即个体对客观事物进行合理分析、判断，有目的地采取行动和有效地处理周围事物的综合能力，以及个体从受教育中获得的能力。多数学者认可韦克斯勒关于智能的定义。智能偏重于认知方面的能力，如感知、注意（观察）、记忆、思维（分析、理解、推理、判断、概括等）、想象（创造）、语言、操作技能等，思维（抽象）是智能的核心；动机、意志、气质、性格是非智力因素。

（2）智商（intelligence quotient，IQ）。智商是智能的量化单位，由智龄（mental age，MA）发展而来。法国心理学家比奈（Binet）首先提出智龄的概念，即儿童智力发育达到某个年龄水平；心理测验结果显示的儿童智龄可高于或低于实际年龄（chronological age，CA），智龄不能直接反映实际年龄的不同智能水平。1916年，美国心理学家特尔曼（Terman）提出以MA与CA的比值来表示智商（IQ），即 $IQ=(MA/CA)\times 100$，例如：当 $MA=10$，$CA=8$ 时，$IQ=125$。

但在实际应用中发现，IQ分布标准差不稳定，不同年龄的IQ无法比较；不同年龄儿童IQ相同时，意义可能不同。1960年，韦克斯勒提出用一种标准记分法表示IQ，即离差IQ，设该年龄组得分均值为100，标准差为15（斯坦福－比奈量表为16），得公式如下：

$$IQ = 100+15\times[(\text{得分}-\text{均值})/\text{得分标准差}]$$

IQ 只表示智能发育水平，不是评估心理发育水平的唯一指标。心理测验所得 IQ 值在 12～14 岁以前直线上升，以后上升速度减慢，17 岁左右达到顶峰。

（3）发育商（developmental quotient，DQ）。婴幼儿中枢神经系统和感知、运动、语言发展迅速，且日趋成熟，因此可用发育测验评价其神经心理的发展，了解被测儿童神经心理的发展所达到的程度，即发育商。其计算方法是发育年龄（development age，DA）与实际年龄（CA）的比值，即 DQ =（DA/CA）× 100，例如：当 DA=12，CA=10 时，DQ=120。

（二）筛查性测验

（1）丹佛发育筛查测验（Denver development screening test，DDST）。1967 年，美国儿科医师弗兰肯伯格（W.K.Frankenberg）和心理学家道茨（J.B.Dodds）在美国丹佛市制定了 DDST，1975 年又进行了修改。该测验项目由易到难、从左下到右上呈梯形排列，易于理解和操作。丹佛发育筛查测验适用于 2 月龄～ 6 岁（实际应用于 <4.5 岁）的婴幼儿，用于儿童发育筛查及高危儿的发育监测。

（2）绘人试验（human figure drawings，HFD）。1926 年，美国心理学家古迪纳夫（Goodenough）以绘人法作为儿童智力筛查方法，并进行了标准化；1979 年，上海医科大学对该方法进行了修订，并根据我国实际情况进行了标准化。绘人试验适用于 5 ～ 9.5 岁的孩子，用于筛查儿童的认知水平。HFD 方法操作简单，儿童容易接受。儿童绘人能力取决于神经系统的成熟程度，较少取决于画人的技巧。

（3）皮博迪图片词汇测验（Peabody picture vocabulary test，PPVT）。该测验由 150 张图片组成，每张印有 4 幅不同的图画，每组图按照所表达的词义由易到难排列，主试者读其中一个词，要求被试者指出其中的一幅图（见图 1－6）。根据我国文化特点，上海市将其修改为 120 张图片。

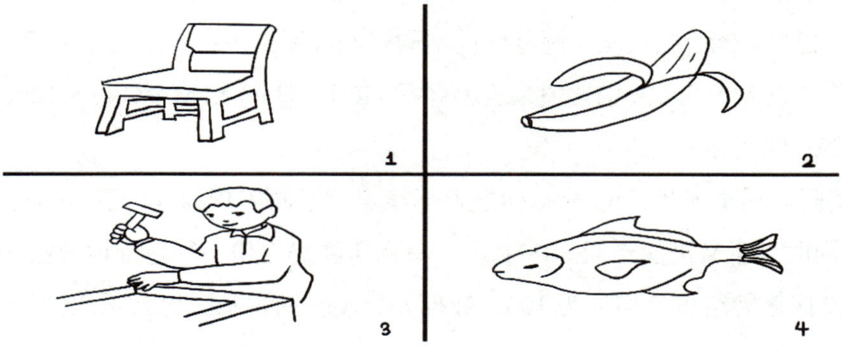

图 1－6　图片词汇测验

图片词汇测验适用于3.5～9岁的孩子，用于测试儿童听觉、视觉、知识、推理能力、综合分析能力、注意力和记忆力等的发展水平，属于一般智力筛查，15分钟即可完成。该测验不用操作和言语，故适用于某些特殊情况儿童，如有语言障碍、注意力分散或胆小的儿童，但测试结果并不能全面反映儿童的智力水平。

（4）学前儿童能力筛查（简称“50项”）。该方法是美国儿科学会（AAP）第九医院制定的“入学准备试验”，我国智能迟缓与智能测试协助组已对其进行修订和标准化。它适用于4～7岁儿童，用于了解儿童一般智力发育水平，可供儿童入学进行参考。

（5）其他。瑞文测验（combined Raven's test，CRT）是一种非文字的智力筛查方法，由英国心理学家瑞文（J.C.Raven）于1938年创制，我国于20世纪80年代引进并进行了全国常模修订，适用于测试5～75岁人员的观察力及思维清晰度。

（三）诊断性测验

诊断性测验均需专业人员进行测试。所用量表通常有贝利婴儿发展量表、格塞尔发育诊断量表、韦氏学龄前及初小儿童智力测验量表及斯坦福－比奈量表等。

三、适应性行为评价

适应性行为是指人适应赖以生存的外界环境的能力，即个人处理日常生活和承担社会责任达到他的年龄和所处社会文化条件所期望的程度的能力。常用量表有以下几种：

（1）新生儿行为评定量表。此表适用于评定0～28日龄的新生儿行为发育水平（早产儿需矫正胎龄），结果异常者提示脑损伤，需进一步检查与监测。

（2）婴儿—初中学生社会生活能力量表。该表适用于评定6月龄～15岁儿童的社会生活能力，协助精神发育迟滞的诊断。

（3）其他。阿肯巴克（Achenbach）儿童行为量表适用于评定4～16岁儿童的社会能力和行为问题；康氏（Conners）儿童行为量表主要用于评估3～17岁儿童的行为问题，特别是儿童注意缺陷与多动障碍（ADHD）的诊断。

知识拓展

论曰：夫生民之道，莫不以养小为大，若无于小，卒不成大。故《易》称积小以成大。

《诗》有厥初生民，《传》曰声子生隐公，此之一义，即是从微至着，自少及长，人情共见，不待经史，故今斯方先妇人小儿，而后丈夫耆老者，则是崇本之义也。然小儿气势微弱，医士欲留心救疗，立功瘥难，今之学人，多不存意，良由婴儿在于襁褓之内，乳气腥臊，医者操行英雄，讵肯瞻视，静言思之，可为太息者矣。《短剧方》云：凡人年六岁以上为小，十六岁以上为少，三十以上为壮，五十以上为老。其六岁以下，经所不载，所以乳下婴儿有病难治者皆为无所承据也。中古有巫妨者，立小儿《颅囟经》，以占夭寿，判疾病死生，世相传授，始有小儿方。逮于晋宋，江左推诸苏家，传习有验，流于人间。齐有徐王者，也有《小儿方》三卷，故今之学人，颇得传授。然徐氏位望隆重，何暇留心于少小，详其方意，不甚深细，少有可采，未为至秘。今博采诸家及自经用有效者，以为此篇，凡百居家，皆宜达兹。

——唐·孙思邈《千金要方·上少小婴孺方上·序例第一》

本章小结

婴幼儿的生长发育在总的速度上和各器官、系统的发育顺序上都遵循一定的规律。了解婴幼儿各器官、系统的发育，并有针对性地进行卫生与保健，可为其一生奠定重要基础。婴幼儿神经心理的发育主要表现在感知觉、运动、语言、认知、注意、情绪和个性等方面，心理行为发展及发育分阶段进行，循序而有序。婴幼儿每一个阶段的发育既是前一阶段发育的结果，也是后一阶段发育的前提和基础，各阶段既相互联系又相对独立，既相对恒定又是可变的过程。总之，掌握婴幼儿生长发育规律，有助于对婴幼儿生长发育情况进行科学的评价和指导。

思考与练习

1. 婴幼儿运动系统的发育有什么规律？

2. 萌萌 24 个月大，下图是她的生长发育曲线图。

完成以下任务：

（1）请你列出萌萌的体重监测数据。

（2）对萌萌的体重监测数据情况进行讨论分析。

萌萌的生长发育曲线图

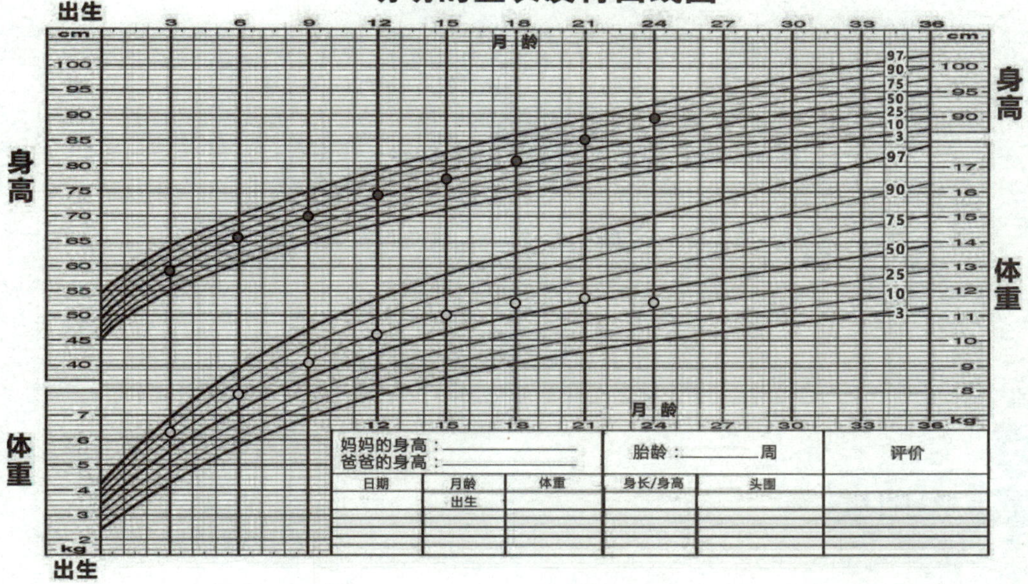

3. 婴幼儿神经心理发育包括哪些内容?

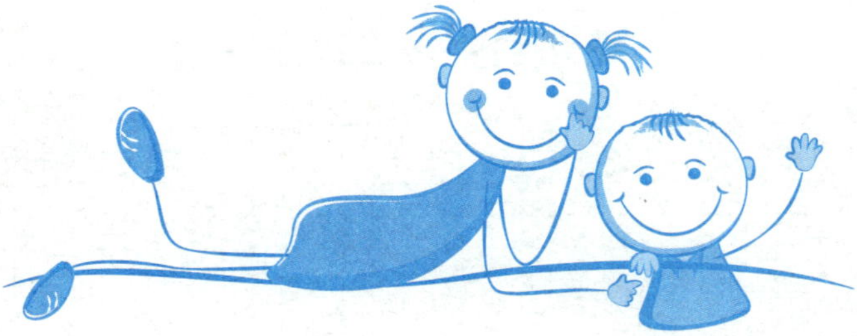

第二章　婴幼儿生长发育偏离

学习目标

1. 了解婴幼儿体格生长偏离的类型以及各类型的定义、表现、特征和病因。

2. 掌握婴幼儿心理行为发育障碍的类型以及各类型的定义、表现、特征、病因及干预方法。

学习重难点

在熟悉婴幼儿心理行为问题表现的基础上进行判断，并提出合理的干预方法。

学习方法

1. 任务驱动法：结合学习目标及课后思考与练习的问题预习课本，提高学习效率。

2. 拓展资料法：利用信息化手段，结合影视作品，查询相关文献及心理学书籍，对本章内容有更深层次和更全面的认识。

3. 习题强化训练法：完成学习任务，并在顶岗实习中仔细观察婴幼儿行为，对婴幼儿心理进行科学的评估和判断，做到理论与实践相结合。

教学建议

1. 讲授法：呈现典型案例并设计问题，讲授婴幼儿心理行为发育障碍的主要表现、病因及干预方法。

2. 角色转换法：采用情景模拟、角色扮演等形式，设身处地进行换位思考，有效帮助婴幼儿融入集体。

3. 电影赏析法：推荐观看与婴幼儿心理行为发育障碍有关的电影，对婴幼儿心理行为问题有更深刻的了解。

本章导学

在婴幼儿成长过程中，家长最关心的就是婴幼儿的营养和生长发育情况，那么要怎样判断婴幼儿的营养状况是否合理、生长发育是否正常呢？仅仅依靠直观的身高、体重是不能简单评定的。本章学习的主要内容就是如何正确判断和评估婴幼儿的生长发育偏离状况。

预养以培其元，胎养以保其真，蓐养以防其变，鞠养以慎其疾。

——明·万全《育婴秘诀》

第一节　婴幼儿体格生长偏离

一、头围发育偏离

（一）头围过小

头围过小是指头围小于同年龄、同性别婴幼儿头围正常参照值的均值减两个标准差（<−2SD）或位于第 3 百分位以下。头围过小与颅脑疾病和遗传性疾病（染色体或基因异常）有关。

1. 颅脑疾病

颅脑疾病引起的头围过小常表现为尖颅、前额低平、颅缝窄、前囟小，婴儿早期前囟即闭合，伴有不同程度的认知发育异常、运动发育落后或姿势异常、社会适应能力差、视听觉障碍、癫痫发作等，头部 CT 或 MRI 检查可有脑组织形态异常，TORCH 病毒检查可呈阳性。

2. 染色体异常

染色体异常引起的头围过小可通过特殊面容来判断。此类患儿常伴有低出生体重、生长迟缓和精神发育迟滞，如 Wolf-Hirschhorn 综合征（46，XX，4p）表现为出生体重低、头小而长、前额突、颅面发育不良（下颌小而后缩）、生长迟缓、严重精神发育迟滞；常染色体部分三体综合征［如（47，XX/XY），+del（14）（q22）］表现为小头、耳位低、小下颌、精神发育迟滞、隐睾；环状染色体综合征［如 46，XY，r（10）］表现为出生体重低、小头、颅面发育不良、耳位低、眼发育异常、生长迟缓、中度精神发育迟滞，可伴隐睾。

3. 基因异常

基因异常引起的头围过小表现为出生时头围就小，头形多为圆形，如德朗热（Cornelia de Lange）综合征表现为小头、一字眉（连眉）、弓形眉、眉毛浓、小耳位低、生长迟缓、精神发育迟滞、外生殖器发育不良、隐睾等。

（二）头围过大或巨头症

头围过大是指头围大于同年龄、同性别婴儿头围正常参照值的均值加两个标准差（>+2SD）或位于第 97 百分位以上。头围过大可见于脑积水、颅内肿瘤、严重佝偻病、某些遗传病和家族性头大。

1. 脑积水

脑积水婴儿出生时头围正常，2～3 月龄后头围迅速增大，前囟饱满、颅缝大而宽，严重时双眼呈“落日征”，头部 B 超和 CT 可明确诊断。

2. 颅内肿瘤

颅内肿瘤也会引起婴幼儿头围过大。但在婴儿早期由于前囟未闭合，故颅内压增高表现如呕吐、抽搐、视力下降等症状不明显。

3. 其他

遗传性疾病如软骨发育不全综合征和黏多糖病也可表现为头大；正常的家族性头大与双亲或双亲之一头围大有关。

二、身高发育偏离

（一）身材矮小

身材矮小是指身高（长）小于同年龄、同性别婴幼儿身高（长）正常均值减 2 个标准差（<−2SD）或位于第 3 百分位以下。身材矮小发生的原因有特发性矮小、内分泌疾病、小于胎龄儿、严重营养不良、染色体异常（如唐氏综合征、Prader-Willi 综合征）、基因异常（如 Laron 综合征）、遗传代谢病（如黏多糖病、糖原累积病）、骨骼发育异常、精神心理因素及心肝肾等慢性疾病等。此处主要介绍特发性矮小和内分泌疾病。

1. 特发性矮小

特发性矮小病因不明，主要包括家族性矮小和体质性发育延迟，是婴幼儿身材矮小最常见的原因。

家族性矮小婴幼儿出生时身长、体重正常，身高增长速度接近正常儿童或稍缓，常在第 3 百分位左右。家族中父母身高均矮或有一人矮（父亲身高≤ 156cm；母亲身高≤ 146cm），骨龄与年龄相称，智力和性发育正常。

体质性发育延迟是正常生长发育的变异，伴或不伴青春期发育延迟，多有家族性，男童多见。出生时身高与体重正常，出生后生长发育速度为正常的低限，骨龄落后 1～2 年，第二性征发育与身高发育一致，可出现延迟，最终身高仍在正常范围内。

2. 内分泌疾病

引起身材矮小的内分泌疾病主要是生长激素缺乏症和甲状腺功能减退症。

生长激素缺乏症以男性多见，是由垂体或下丘脑结构或功能障碍所致的部分或完全性生长激素缺乏。婴儿出生时身高体重均正常，大多在 1 岁以后生长速度减慢，出现面容幼稚、脸圆胖、匀称性矮小，骨龄发育明显延迟，多数伴有青春期发育延迟，智力发育正常。

甲状腺功能减退症可导致生长缓慢，出现身体比例异常（四肢短、躯干长）、黏液性水肿面容、眼距宽、鼻梁宽平、舌大而宽、表情淡漠、皮肤粗糙，骨龄发育严重延迟，智力低下。

（二）身材过高

身材过高是指身高（长）大于同年龄、同性别婴幼儿正常均值加 2 个标准差（>+2SD）或位于第 97 百分位以上，常见于性早熟、基因异常、染色体异常和家族性高身材。

三、体重发育偏离

（一）低体重

低体重是指体重低于同年龄、同性别婴幼儿体重正常参照值均值减两个标准差

（<-2SD）或位于第 3 百分位以下。低体重常见于家族性矮小、营养不良、严重心肾疾病、慢性消耗性疾病如结核病、反复呼吸道感染、肠寄生虫病、慢性消化不良和慢性肝炎等；精神因素的影响，如不良的生存环境、长期的神经心理压抑、受虐待等可使婴幼儿的精神长期处于紧张状态、负担过重或受到压抑而影响食欲，从而导致低体重；婴幼儿缺乏母爱和适当的刺激也会导致体重不增或下降。

（二）体重过重

体重过重是指体重大于同年龄、同性别儿童正常参照值均值加两个标准差（>+2SD）或位于第 97 百分位以上。体重过重的常见原因有：摄入能量过多使身体有过多脂肪，导致体重发育速度超过身高发育速度；病理性体重增加，如严重心肾疾病所致水肿；继发性肥胖，如库欣氏综合征，丘脑、垂体和性腺等疾病带来的肥胖；某些综合征如 Prader-Willi 综合征、Laurence-Moon-Biedl 综合征和 Alstrom 综合征等所致的肥胖。

第二节　婴幼儿心理行为发育障碍

婴幼儿心理行为发育障碍或异常主要是遗传与生物学因素、家庭因素和社会环境因素交互作用的结果（见表 2－1），常见的表现形式大致可分为：情绪问题、学习问题、品行问题、不良习性行为、心身疾病、孤独症谱系障碍，以及儿童虐待、忽视与非意外创伤等。

表 2－1　婴幼儿心理行为障碍高危因素

遗传与生物学因素	家庭因素	社会环境因素
1. 高危出生史	1. 家境贫困	1. 教育和卫生条件差
2. 早产、低出生体重	2. 养育者更迭（如丧亲、父母离异、父母再婚）	2. 在贫困区和贫民区成长
3. 营养不良	3. 家庭成员重病症	3. 环境污染
4. 出生缺陷	4. 虐待、忽视和遗弃	4. 都市化速度过快
5. 遗传疾病	5. 单亲家庭	5. 竞争和学习压力过大
6. 原因未明的先天易感体质	6. 育儿环境恶劣	6. 校园暴力与欺侮
7. 发育迟缓	7. 养育者缺乏科学育儿知识、迷信	7. 社会不良风气
8. 出生后疾病影响	8. 母子早期分离	8. 战争、动乱、灾害

续表

遗传与生物学因素	家庭因素	社会环境因素
9. 慢性疾病	9. 领养和寄养	9. 种族与文化冲突
10. 体弱儿童	10. 缺乏同胞竞争	10. 电视、网络传媒影响
11. “难养”气质类型		11. 移民或迁徙（包括流动人口）

一、吮手指

吮手指是指反复自主或不自主地吸吮自己手指的行为。正常 0 ～ 4 月龄婴儿会吸吮触碰到唇周的任何物件，这是一种正常生理反射，7 月龄时增强，8 月龄时达高峰状态，2 岁后逐渐消退。4 岁后的吮手指是行为偏异。

（一）原因

吮手指多在婴幼儿孤独、疲倦、沮丧、思睡、饥饿时发生，分离焦虑、患疾病时次数增加，若强行制止，易起到负性强化作用。对婴儿吸吮手指不必强行制止，对较大儿童则宜采取适当忽视、分散注意力或不吮指时给予表扬和鼓励等方式，以逐渐消除其吮指行为。儿童长期孤独缺乏关爱时会将吮手指作为一种自慰的方式，可逐渐发展为行为偏异的吮手指，甚至是啃咬指甲。4 岁后儿童吮手指可影响下颌发育，导致牙列异常，甚至是错颌畸形而影响咀嚼、吞咽或发音，应进行行为治疗。

如果一个婴幼儿从小被科学养育，口腔和手的探索欲望得到充分满足，生活在充满爱和自由的健康成长环境，这个孩子就不需要通过吸吮手指来安慰和愉悦自己、缓解自己的紧张和焦虑。

（二）干预方法

1. 与家长、教师沟通，改变成长环境

婴幼儿吸吮手指往往是由于教师和家长疏于教育、喂养不当，婴幼儿感到孤独、无聊或者紧张、害怕等，便习惯用吸吮手指的方式来缓解内心的压力。教师和家长要认真观察、了解婴幼儿成长环境中存在的不利因素，为婴幼儿创设良好的成长环境，帮助婴幼儿养成良好的行为习惯。

2. 正确对待婴幼儿吸吮手指的行为

若婴幼儿有了吸吮手指的行为，教师和家长不要一味地打骂、指责他们，不要武断地制止，首先要调查清楚他们吸吮手指的原因，然后根据实际情况给予他们安慰、理

解、关怀，消除他们的不良情绪，引导他们意识到这个习惯不好，愿意自己改变这个习惯，并愿意积极参与治疗方案。

3. 选择恰当的治疗方法进行矫正

（1）行为强化法。根据症状情况，设置一系列可能实现的目标，例如，睡觉之前不吸吮手指，或者半天不吸吮手指等，每次达成目标便予以表扬和奖励，促使婴幼儿改掉吸吮手指的习惯。

（2）注意力转移法。首先通过观察，了解婴幼儿一般在什么情况下容易出现吸吮手指行为，然后在情况出现之前，通过游戏、画画、做手工等方式，转移其注意力，培养婴幼儿新的兴趣和爱好。注意对婴幼儿进行心理训练，让婴幼儿内心强大起来。

（3）厌恶疗法。在婴幼儿手指上涂上辣椒油、胡椒粉、黄连等让人反感的刺激物，或者缠上绷带或者“护指”（一种可以调节的塑料圆柱体，能包住手指），这是最后的办法，一般不推荐。

二、咬指甲

婴幼儿咬指甲行为一般是指婴幼儿不能自制地用牙齿将自己长出的手指甲咬去，严重者可将自己的手指甲咬得很短，甚至咬得甲床出血，常伴有多动、睡眠不安、吸吮手指、挖鼻孔等多种问题行为。

（一）原因

婴幼儿的咬指甲行为常发生在因有心理压力、焦虑、受窘、无聊或疲倦等而发展出来的许多紧张和习惯性动作中，跟吸吮手指原因类似。

（二）干预方法

婴幼儿咬指甲的干预方法除了参考前文吸吮手指的干预方法以外，还要注意在生活中培养婴幼儿良好的卫生习惯，如可以为婴幼儿配备一把大而可爱的指甲锉刀和一把精致的小指甲刀，教导他如何每天早上锉下指甲上所有粗糙尖锐的边缘，去除多余的死皮，完成每个步骤后擦上保湿的乳液，让婴幼儿学习如何照顾好自己的指甲，经过一段时间，婴幼儿就能够用主动的照顾指甲的行为代替无意识地咬指甲的习惯了。当然，使用这个方法时要注意安全。

三、习惯性交叉擦腿

习惯性交叉擦腿是指婴幼儿反复用手或其他物件摩擦自己外生殖器的行为。其主要表现是擦腿动作：婴幼儿会把两腿骑放于椅背、椅坐边缘或其他物体上反复摩擦。女孩常常两腿内收交叉进行摩擦。6个月的婴儿即可出现，但多发生在2岁后。大多数婴幼儿在其生长发育过程中都会出现或轻或重的这类行为，上学后逐渐消失。

（一）原因

习惯性交叉擦腿的初始原因可能是外阴局部刺激引起的瘙痒，如外阴部炎症、湿疹、包皮过长、包茎、蛲虫感染等，继而发展成习惯性动作。有的婴幼儿因无聊而玩弄外生殖器，或大人逗玩小儿生殖器，也会使婴幼儿逐渐养成习惯动作，这种情况多见于男孩。另外，不良的生活环境、婴幼儿情绪紧张和焦虑等也可引发或加剧这种行为，他们会将此作为缓解焦虑和自慰的一种手段。

（二）干预方法

1. 提高认识，正确看待此行为

受中国传统文化道德观念影响，大多数中国家长都是“谈性色变”，很少会对孩子进行正确的性教育，所以很多家长认为这样的动作是不道德的，甚至会感到恐慌和焦虑，多以打骂、羞辱等方式粗暴地制止孩子，有的甚至恐吓孩子，这对孩子的心理行为发展是非常不利的。实际上，婴幼儿的习惯性交叉擦腿行为是生长发育过程中的正常现象，而非病态，不要训斥或吓唬孩子。一方面，避免孩子错误地认为此行为可吸引父母的关注，从而得到不恰当的强化；另一方面，避免增加孩子的焦虑，防止其对性产生恐惧和排斥心理，影响以后性心理的健康发展。对于较大孩童的手淫行为，家长可咨询专业人员采用一些行为疗法，并通过早期性教育来正确引导孩子。家长应维护孩子的自尊心，为孩子保守秘密，不能在众人面前谈论，更不可讥笑孩子。

2. 培养良好的生活卫生和作息习惯

对于婴幼儿偶然出现的不良行为，家长可采取忽视态度，用分散婴幼儿注意力的方法来避免和纠正。同时，要积极治疗或消除阴部刺激原因，培养婴幼儿良好的生活卫生习惯，经常帮婴幼儿清洗生殖器，保持其清洁、干爽，去除不良刺激，并给婴幼儿穿宽松的内裤。晚上尽量使婴幼儿上床后尽快入睡，可采用安抚、讲故事等方法引导入睡；早上醒来后让婴幼儿尽快起床穿衣裤，减少婴幼儿醒后独自待在床上的时间，养成上床即睡、睡醒即起的睡眠习惯。一旦发现婴幼儿双腿交叉时，可将其双腿轻轻分开，用玩具或其他方式转移其注意力。

四、屏气发作

屏气发作是转换障碍的一种表现形式，又称儿童愤怒惊厥，表现为婴幼儿在发脾气或者需求未得到满足而剧烈哭闹时突然出现呼吸暂停的现象。屏气发作是婴幼儿时期的一种神经症性发作。6 个月前及 6 岁后屏气发作少见，最多见于 2 ～ 3 岁。婴幼儿在受到物理因素（如疼痛）刺激或强烈的情绪刺激后会高声哭叫而过度换气，接着就屏气、呼吸暂停、口唇发紫、四肢强直，严重者会出现短时期意识丧失（昏厥）及四肢肌肉的阵挛性抽动，全过程持续一分钟左右。然后全身肌肉放松，出现呼吸，大部分婴幼儿神志恢复或短暂发呆，亦有立即入睡的。

（一）原因

屏气发作除与情绪因素有关外，还与机体缺铁有关，发病的婴幼儿中有相当一部分病例同时存在缺铁性贫血。发作次数不定，严重者可以一天数次（只要有刺激因素即可诱发），随着年龄的增长发作次数逐渐减少，常于 5 ～ 6 岁发作停止，约 30% 有家族史。

（二）干预方法

1. 正确认识，理性对待

本病一般不需要药物治疗，患儿屏气发作可自行恢复，因此家长不要惊慌失措。若患儿屏气发作时间过长，会造成脑部缺氧，可以掐人中、印堂、合谷等穴位，使其尽快恢复。对频繁发作的患儿，可在医生指导下，用阿托品治疗。

2. 科学教养，矫枉纠偏

矫治的关键在于正确的教养，家长要坚持无条件爱孩子的原则，让孩子感受到家庭的温暖，同时在涉及规则时要做到温柔而坚持，培养孩子自律的品格。如果家长因为担心发作而无原则地满足孩子的欲望，久而久之，可造成孩子性格上的异常。相反，若家长经常提出过分严格的要求，则容易造成婴幼儿屏气发作频繁，对健康不利。若婴幼儿有缺铁性贫血，则应及时补充铁剂。

五、攻击性行为

攻击性行为是婴幼儿常见的一种问题行为，主要表现为婴幼儿在受挫时显得焦躁不安，采取打人、咬人、抓人、踢人、冲撞他人、夺取他人东西、砸东西等行为方式来解决问题。一般以躯体攻击为主，言语攻击为辅。攻击性行为可分为两种：一种是敌意性的攻击性行为，指以伤害他人，使别人痛苦为目的的侵犯行为，如嘲笑、殴打等；另一种是工具性的攻击性行为，指为了实现某种目标而以攻击行为作为手段，如从其他小朋友手中抢夺一个可爱的玩具。

（一）原因

1. 环境因素

对于婴幼儿来说，攻击性行为的产生很多都是源于模仿。在成长环境中，如果家长教育方法不对，常常打骂孩子，就会让孩子觉得打人、暴力是可取的行为，从而模仿家长采取暴力行为来解决问题。还有一些影视作品、游戏中有一些暴力情节，如果婴幼儿长期暴露在这样的环境中，就会潜移默化地受到影响。当婴幼儿最初出现攻击性行为时，家长如果没有及时给予正确的引导，就等于纵容和强化了该行为。此外，如果所处的环境拥挤、嘈杂、混乱，也容易导致婴幼儿产生攻击性行为。

2. 心理因素

错误的教育方式会导致某些婴幼儿以自我为中心，不能理解和体谅他人，缺乏人际交往的方法和技巧，情绪冲动、自制力差等人格缺陷也很容易导致攻击性行为。

（二）干预方法

1. 创设良好的成长环境，杜绝无意识模仿刺激

家长和老师要寻找婴幼儿攻击性行为形成的原因，努力为孩子营造健康的成长环境，让孩子学习正确的行为方式，为孩子选择以温暖有爱为主题的积极向上的动画影视作品，限制婴幼儿观看有暴力倾向的节目，当发现婴幼儿模仿暴力行为时，家长和老师要及时给予正确的引导，使婴幼儿明白虚拟和现实生活的差别。

2. 及时制止，正确引导，运用多种方式进行矫正

当发现婴幼儿有攻击性行为时，要及时制止，了解事情发生的来龙去脉以后，正确地引导婴幼儿看到自己的攻击性行为产生的原因和带来的后果，使其意识到攻击性行为是不对的。同时，教导婴幼儿如何用正确的方式代替攻击性行为处理问题。如果婴幼儿情绪很激动，可以用冷却法、转移注意力法等方法，待其情绪平静下来以后，耐心加以引导，切不可以暴制暴。此外，还可以通过角色扮演等方式让婴幼儿学会用正当的行为代替攻击性行为，帮助婴幼儿建立良好的行为习惯。

六、屏幕儿童

屏幕儿童是指在电视、电脑等各类屏幕前长大，生活中一刻也离不开屏幕，一醒来就开始看电视或上网，吃饭时、放学回家后也都在看电视或上网的儿童。他们在跟家人交流时也因为屏幕的存在而显得心不在焉。电视、移动设备和网络游戏等科技产品给孩

子提供了娱乐项目、文化和教育资源，成为孩子日常生活中非常重要的一部分。然而过度接触这些电子设备和网络游戏，很容易使孩子成为“屏幕儿童”。

（一）原因

1. 环境因素

很多家长缺乏必要的媒体知识，认为把婴幼儿交给电视或电脑、手机等电子设备，他们不仅可以安静、听话，还可以跟着屏幕学到很多知识。现在家长工作压力大，关注婴幼儿的时间少，也很少学习如何科学地做父母的课程，缺少有效的亲子沟通，且婴幼儿成长环境中普遍缺少玩伴，兄弟姐妹比较少，邻里之间也很少有交流互动，于是家长就把婴幼儿交给屏幕。随着媒体的迅速发展，现在很多家长利用媒体搜索资讯、学习进修、自我消遣、娱乐等，在媒体上花费了大量时间，很多成人都很难做到自控甚至会上瘾，婴幼儿也在潜移默化中受到影响。

2. 社会因素

随着经济竞争的日趋激烈，很多企业为了追求经济效益不惜牺牲孩子的健康，如多集动画片大连播，不给孩子休息的时间；各种各样的游戏打着教育和学习的幌子，父母缺少选择和监管，孩子缺少辨别和自控的能力，以致深陷其中，不能自拔。

（二）干预方法

1. 正确认识，以身作则，做好榜样

父母要正确认识媒体，学习必要的媒体知识和科学育儿方法，严格控制家里的屏幕使用时间，推迟婴幼儿开始使用各种电子设备的年龄。父母还要以身作则，严格控制自己的屏幕使用时间，以健康的自我意识来教育子女，做出不依赖媒体，而是在必要的情况下才使用媒体的示范，从而培养婴幼儿自我管理、自我控制的能力。

2. 增加亲子互动，创设有意义的活动替代媒体影响

父母要想办法增加亲子交流时间，可以给孩子讲绘本，和孩子一起做游戏、做家务等；为孩子创设一些有意义的学习机会，可以邀请一些小朋友到家里玩，或一起在社区结伴玩等，以免孩子孤单而在心理上产生对屏幕的依赖；多增加户外运动，让孩子亲近大自然；可以自行旅游或参加亲子派对，带着孩子参加一些有益身心发展的培训或者沙龙等。

七、喂养障碍

婴幼儿喂养障碍是指婴幼儿持续进食不当，造成体重不增或下降。婴幼儿期的生长

发育非常迅速，对营养的需求非常大，如果出现喂养不当、营养失调，引起生长发育障碍、身心健康受损的可能性就很大。喂养障碍表现为患儿对各种食物均不感兴趣，没有食欲或偏食，婴儿不吃奶或吃奶很少，多数幼儿存在只吃一两种食物的偏食现象，但也进食不多，有的甚至抗拒进食，有时将送入口中的食物吐出；患儿形体消瘦、面色苍白、体重增长缓慢或下降，往往合并营养不良，体检除消瘦外，无其他器质性疾病情况存在。

（一）原因

1. 生理因素

婴幼儿发育迟缓、患慢性疾病、神经肌肉或颌面部功能失调、胃食管反流、食物过敏等都可导致喂养障碍。

2. 心理因素

父母经验不足、喂养方法不当，会造成婴幼儿对进食的恐惧和对食物的厌倦。

（二）干预方法

首先需要把喂养不当造成的消化功能紊乱和某些原发性器质性疾病引起的喂养障碍区别开，在医师的指导下进行一些必要的身体检查，排除生理因素造成的影响。

1. 建立良好的进餐环境

引导患儿在心理上建立信任关系，尊重患儿的需求和选择，鼓励他们主动参与进食活动；避免强迫患儿进食，可以让患儿跟同伴一起用餐，给予少量相同食物，确保餐桌上有患儿所喜爱的食物，满足其感觉和生理上的需求；可以带着患儿一起制作美食，一起布置进餐的环境，用餐前及用餐过程中播放一些轻音乐，创设温馨愉快的进餐环境。

2. 激发食欲

喂养成功的关键在于激发婴幼儿的食欲，如果婴幼儿对食物表现出拒绝，不应采取强迫进食的手段，而应寻找合适的机会，让婴幼儿以愉快的心情去尝试食物，从拒绝到接受，这样多数婴幼儿都会自然进食；在食物准备上，做到营养均衡，注意饭菜色香味俱全，有时候也可以制作一些卡通造型的食物吸引婴幼儿；适当增加婴幼儿的运动量，通过运动促进新陈代谢，加快对食物的消化吸收，使婴幼儿有饥饿感，产生食欲；也可以根据婴幼儿的实际情况适当补充锌剂及吃健脾胃药物。

3. 用游戏的方式进行进食感官训练

组织一些感官游戏活动，增强婴幼儿的口腔感觉及分辨功能，培养其主动进行口腔探索、主动品尝各种味道食物的意愿及信心，减轻感觉防御，发展其分辨食物味道和质地的能力。例如，引导幼儿用杯子饮水和用吸管吸水，锻炼唇部控制能力；伴着音乐有节奏地玩发声游戏、进行口腔按摩；引导幼儿练习正念饮食方式。

八、异食癖

异食癖是指婴幼儿嗜食非食物性物质如头发、石头等的现象。在日常生活中，偶尔能看到某些婴幼儿爱吃墙皮、土块、纸张、毛发、蜡笔等“怪”东西，医学上将这种现象称为“异食癖”或“嗜异症”。对较小的东西，他们会直接吃下去，对较大的东西就用舌头舔，不听人劝阻，躲在一边悄悄吞食。其危险不在于行为本身，而在于婴幼儿吃下这些异物以后对身体的危害。异食癖婴幼儿常会出现食欲减退、腹痛、呕吐、便秘、营养不良等。

（一）原因

过去人们一直以为，异食癖主要是由婴幼儿体内缺乏锌、铁等微量元素引起的。但现在越来越多的医生认为，异食癖主要是由心理因素引起的，往往与家庭忽视和环境中不正常的现象有关，初期可因无人照顾，擅自拿取异物，日久成为习惯，变成不易消除的条件反射。目前，学界对于其真正成因和治疗方法的研究尚没有任何实质性进展。

（二）干预方法

1. 正确看待异食癖症状，学习正确的养育方式

当发现婴幼儿有异食癖的症状时，家长应该给孩子多一些关心，切忌简单粗暴，不可责罚孩子和捆缚孩子的手足，这样不但不能消除嗜异习惯，反而会使行为得到强化，甚至会使孩子出现逆反心理，导致症状加剧。家长必须调查清楚婴幼儿异食癖产生的原因，如果是心理原因，一定要反思自己的教育方式，是教养方式不当还是疏于照顾，及时学习并改善。

2. 引导婴幼儿合理膳食，适当补充微量元素

老师和家长多给孩子讲授一些科学知识，让孩子养成良好的饮食习惯，不偏食、挑食，注意个人卫生，饭前便后必须洗手，不咬指甲，不吃脏东西和不能吃的非食物性物品。在给婴幼儿添加辅食和给年长儿安排食谱时一定要注意含锌食物的选择，含锌量高的食物有瘦肉、猪肝、鱼类、蛋黄等，也可以适当地给婴幼儿补充锌剂。

九、反刍障碍

反刍障碍是一种少见的进食行为障碍。其特征是反复出现食物反流及再咀嚼部分已

消化的食物导致体重减轻或体重不增，而不伴恶心、干呕或相关的胃肠道疾病，如胃食管反流，亦不伴有全身性疾病，如裂孔疝。

本病的特征是反复出现食物反流和再咀嚼部分已消化的食物，然后再咽下或吐掉，头部不停地移动，体重下降或体重不增。典型的反刍常发生在进餐后几分钟内，可持续几小时，几乎每日餐后均可发生。反流常常是毫不费力的，极少伴有强有力的腹部收缩或干呕。有的患儿可出现口臭、消化不良、嘴唇慢性流血和皲裂，有时在患儿的下颌、颈部和衣服上部可发现呕吐物。

（一）原因

在不正常的家庭关系下，婴幼儿缺乏刺激、被忽视，会导致婴幼儿在刺激不足的环境下去寻求内部的满足，或在一个刺激过多的环境中将反刍作为一种逃避的手段。反刍的发作和维持也常常与无聊、缺乏消遣、慢性的家庭关系不和谐和母亲的病理心理有关。由反刍产生的愉快感觉或者在反刍后得到其他人的注意增多会使该行为得到阳性强化，可导致反刍行为增加；反刍也可以由于阴性强化如反刍时一件令人讨厌的事情（如焦虑）被解决而维持下来。此外，一些生理因素也可导致反刍，如胃食管反流、食管或胃末端扩张、消化道上部括约肌过度活动、贲门痉挛、幽门痉挛、胃酸过多、咀嚼不足、病理性反流、吸吮手指等。

（二）干预方法

1. 加强养育指导、家庭治疗和环境控制

通过教育和培训，帮助父母使用正确的方法喂养患儿，改变患儿的社会及生理环境。必须对患儿与主要照顾者的相互关系和患儿的家庭环境进行深入、动态的评估。在咨询中还应注意探究隐藏在家庭内部的冲突。

2. 结合行为矫正，积极治疗

对患儿正确的进食行为进行阳性强化，而对反刍和不适当的进食行为则给予轻微的惩罚。因伴有胃食管反流而反复吸入消化液，导致气管炎或肺炎、反流性喉痉挛、支气管痉挛和哮喘反复发作时，必须进行胃食管反流的治疗。

十、语言发育障碍

语言发育障碍是指婴幼儿在发展过程中对语言的符号和规则在理解与表达上出现的异常现象。婴幼儿语言发育障碍主要表现为构音障碍、语言发育迟缓、语言流畅性异常等。

（一）原因

造成语言发育障碍的原因有很多，包括遗传等先天因素，如自闭症、智力障碍等，以及一些生理原因，如与语言功能有关的脑组织部位发育不完善或有损伤、神经系统发育缓慢。除此之外，还要考虑养育环境以及电子产品的影响。尽管遗传提供了婴幼儿语言发展的可能性，但如果不生活在社会语言环境里，这种可能性也不会变成现实，典型例子如印度狼孩。同时，研究表明，将婴幼儿教育托付给老人或保姆，放任婴幼儿玩耍，或者让婴幼儿长时间接触电子产品，家中缺乏语言交流或语言混杂也是婴幼儿语言发育障碍的重要原因。

（二）干预方法

婴幼儿阶段是语言发育的关键时期，只有有效地改善婴幼儿原有的语言发育条件，为其创造良好的语言学习环境，才能避免或减轻婴幼儿语言发育障碍。有研究表明，存在语言发育障碍的婴幼儿在 5 岁前若无有效介入，很可能发展为永久性语言损伤。

1. 为婴幼儿提供良好的语言发展环境

老师和家长要为婴幼儿创设宽松愉快的说话氛围，组织丰富多样的活动，使婴幼儿在活动中扩大眼界，丰富知识，积累词汇量。成人要有意识地和他们交谈，鼓励他们大胆说话，为他们提供更多的语言实践机会，使婴幼儿在交往中学习正确地使用语言。成人还要发挥榜样作用，在与婴幼儿交流时坚持说普通话，尽量做到吐字清晰、正确，潜移默化地影响婴幼儿语言的发育。

2. 正确对待婴幼儿语言发展过程中存在的各种问题

当婴幼儿出现各种语言发育问题时，家长要正确看待，既不要过分关注，也不要加以批评，更不能嘲笑、讽刺、责备等，要接纳婴幼儿在成长过程中的各种状况，有针对性地采用合适的方法进行干预。家长宜用平静、从容、缓慢、轻柔的语气、语调和婴幼儿说话，来缓解他们的焦虑，使他们在学说话时不着急，呼吸平稳、放松，不要总是注意自己的问题，建立说话的自信心。多让婴幼儿练习朗诵、唱歌，不要强迫婴幼儿当众说话。

十一、精神发育迟滞

精神发育迟滞是指个体在发育阶段（通常指 18 岁以前）精神发育迟缓或受阻，表现为认知、语言、情感意志和社会化等方面的缺陷、不足，在成熟和功能水平上显著落后于同龄婴幼儿。

精神发育迟滞患儿不能运用已获得的知识，感知不精确，注意和记忆困难，不善于推理及判断，缺乏创造能力，情绪不稳、喜怒无常，意志薄弱、缺乏自控能力，适应能力较差。

（一）原因

1. 遗传因素

如果婴幼儿父母智力低下或者家族中有精神发育迟滞史，可以考虑遗传因素影响。染色体异常如先天愚型等占智力低下儿童的 5% ～ 10%。基因突变如先天性代谢异常也可导致婴幼儿智力低下。

2. 器质性因素

产前损害，包括宫内感染、缺氧、理化因素（如有害毒物、药物、放射线、汞、铅）、吸烟、饮酒、吸毒、孕妇严重营养不良或孕妇患病；分娩时产伤，包括窒息、颅内出血、早产儿、低血糖、核黄疸、败血症；出生后患病，包括脑膜炎、脑炎、颅外伤、脑血管意外、中毒性脑病、内分泌障碍（如甲状腺功能低下）、癫痫等。

3. 环境因素

婴幼儿出生后成人没有提供适合其智力发育的教育环境，使婴幼儿错过了智力发育的关键期，比如狼孩、猪孩等案例。

（二）干预方法

婴幼儿若有明显的智力低下，大多数在婴儿期就能识别出来，然而轻度精神发育迟滞往往在儿童进入小学之后学习困难时才发现。婴幼儿阶段是智力发展的关键期，越早干预，效果越好。

1. 病因治疗

有些先天性代谢异常病，例如苯丙酮尿症、同型胱氨酸尿症、先天性甲状腺功能低下症（克汀病）等，若能在新生儿期做出诊断并及时治疗，可使多数患儿智力免受损害。如果是器质性因素造成的或受疾病影响，需要在医生的指导下进行药物治疗。

2. 教育培训

教育培训主要包括特殊教育训练以及其他康复措施，无论是何种类型、何种程度或何种年龄的患者均可采用。当然重点应是婴幼儿，并且年龄越小、开始训练越早，效果越好。教育培训的内容包括劳动技能和社会适应能力两大方面。一般采用一对一的特殊教育方案进行，把精神发育迟滞婴幼儿的学习目标分解成一连串的小目标，让他循序渐进地学习每个小步骤，慢慢完成目标任务的学习，在这个过程中对婴幼儿的进步要及时予以表扬和肯定；到了学龄期，最好让幼儿进入专门开设的特殊学校学习，进行有针对性的训练。

十二、学习障碍

世界卫生组织（WHO）将学习障碍定义为：从发育的早期阶段起，儿童获得学习技能的正常方式受损。这种损害不是单纯缺乏学习机会的结果，不是智力发育迟缓的结果，也不是后天的脑外伤或疾病的结果，而是来源于认识处理过程的异常，由一组障碍构成。

学习障碍（LD）主要表现为在阅读、拼写、计算和运动功能方面有特殊和明显的损害。LD 通常包括发育性的 LD 与学业性的 LD，前者如注意力缺陷、知觉缺陷、视－动协调能力缺陷和记忆力缺陷等，后者如阅读能力障碍、书写能力障碍和数学障碍等。

（一）原因

学习障碍的确切原因到目前尚不清楚，相关研究仍处于探索阶段，但普遍认为它是多种因素综合作用的结果。

1. 生理因素

某些疾病、损伤造成婴幼儿轻度脑损伤或轻度脑功能障碍。

2. 遗传因素

有些学习技能障碍具有遗传性。

3. 营养失衡

婴幼儿某些微量元素不足或膳食不合理、营养不均衡可影响智力发育，造成感觉统合失调或运动协调功能差。

4. 环境因素

（1）不良的家庭环境使婴幼儿未得到良好教养。在婴幼儿早年生长发育的关键期，没有提供丰富的环境刺激和教育。

（2）不适当的学习内容和教育方法使婴幼儿产生厌学情绪。这主要表现为学习动机水平低，学习动力不足，学习兴趣差，情绪易波动，出现意志障碍、认知障碍，自我意识水平低等。

（二）干预方法

1. 心理干预

首先与婴幼儿建立良好的、平等的朋友关系，通过心理咨询使婴幼儿摆脱心理冲突，激发其学习的动力，使其对学习产生兴趣；对婴幼儿在学习中遇到的一些障碍及困难，要及时发现并提供合适的解决方案，引导婴幼儿逐步克服困难，建立自我效能感，感受学习的快乐。

2. 教育干预

婴幼儿阶段的思维以具体形象思维为主，老师和家长要遵循婴幼儿身心发展特点和规律，对婴幼儿实施涵盖德、智、体、美等方面的全方位教育，促进婴幼儿身心和谐发展。利用游戏的方式，让婴幼儿在轻松愉快的环境中学习。发展婴幼儿智力，培养其正确运用感官和语言交往的基本能力，增进对环境的认识，培养有益的兴趣和求知欲望，培养初步的动手探究能力。切不可婴幼儿教育小学化，过分强调知识的灌输，使婴幼儿对学习产生害怕、厌倦情绪。

3. 感觉统合训练

感觉统合训练是基于婴幼儿的神经需要，引导婴幼儿对感觉刺激做适当反应的训练。它提供了前庭（重力与运动）、本体感觉（肌肉与感觉）及触觉等刺激的全身运动训练，其目的不在于增强运动技能，而是改善脑处理感觉资讯与组织并构成感觉资讯的方法。感觉统合训练的关键是同时给予婴幼儿前庭、肌肉、关节、皮肤触摸、视、听、嗅等多种刺激，并将这些刺激与运动相结合。感觉统合训练涉及心理、大脑和躯体三者之间的相互关系，婴幼儿在训练过程中能够获得熟练的感觉，增强自信心和自我控制能力，并在指导下感觉到自己对躯体的控制，由原来的焦虑情绪变为愉快情绪，在积极积累经验的基础上，敢于对意志想象进行挑战。感觉统合训练就是要用耐心培养婴幼儿的兴趣，建立婴幼儿的自信心，并让婴幼儿在游戏中感受到快乐，从而促进其学习能力的提升。

十三、焦虑障碍

焦虑障碍又称焦虑症，是指因为微小的事情或在无明显原因的情况下发生的发作性紧张、莫名恐惧、担心害怕、烦躁不安，常伴有头昏、头痛、口干、多汗等自主神经系统功能异常的表现。婴幼儿焦虑症的发病率相对来说比较高，而且种类也比较多，主要包括分离性焦虑、过度焦虑反应、期待性焦虑、社交性焦虑和境遇性焦虑、素质性焦虑以及环境性焦虑等。婴幼儿焦虑症主要有以下表现：

（1）生理上：胸闷、心慌、呼吸短促、肌肉紧绷、手脚冰冷、出虚汗、肠胃不舒服等。

（2）行为上：逃避、害羞、黏人、犹豫不决或企图控制周围世界、咬手指、尿床、扯头发、坐立不安等。

（3）情绪上：过度警惕、忧虑、恐慌、害怕、紧张、失控。

（4）思维上：有各种焦虑的想法，如“万一地震了怎么办”“我总是做不好”。

（一）原因

婴幼儿焦虑症与先天因素和后天因素都有密切的关系。

1. 先天因素

焦虑症父母所生子女患焦虑症比例较正常家庭子女高，家族中有焦虑症病史，也会对后代产生一定的影响。这类孩子往往有内向、敏感、自信心不足的性格特点，容易紧张、多虑。

2. 后天因素

父母不恰当的教养方式是婴幼儿产生焦虑的重要因素。有的家长对孩子要求过高，经常用批评、惩罚的方式教育孩子，使孩子整天处于紧张状态，久而久之，就会导致过度焦虑反应；有的家长对孩子过于宠爱、千依百顺，使孩子缺少自理能力，当孩子走出家庭，脱离了父母的保护伞，遇到挫折、困难无法解决时，也容易患上焦虑症；有的家长则把孩子当作宣泄的“垃圾桶”，向孩子倾诉生活中的烦恼，把成人的生活压力转移给孩子，孩子无法理解，也容易产生焦虑。

有些幼儿园教师本身职业素养不合格，没有建立正确的儿童观、教育观，教学方法不对，出现幼儿园小学化倾向，采用填鸭式的教学方法，使婴幼儿学习任务过重、娱乐及睡眠时间少，压抑了婴幼儿好玩的天性，久而久之就会导致婴幼儿患上焦虑症。

（二）干预方法

1. 成人改变不当的教养方式，为婴幼儿创设健康的成长环境

了解并消除引起焦虑症的原因，改善家庭与学校环境，创造有利于婴幼儿健康成长的环境，以正确的教养方式对待婴幼儿，减轻婴幼儿心理压力，建立自信心。对于有焦虑倾向的家长，要帮助他们认识到自身的个性弱点对婴幼儿成长不利，家长必须同时接受治疗。

2. 运用游戏力、正念放松等方式来治疗婴幼儿焦虑

游戏力就是父母以游戏的方式来处理婴幼儿的情绪、自主性等方面的问题，游戏具有疗愈价值，能够让婴幼儿从困顿状态中恢复过来。游戏力概念出自美国心理学家科恩所著《游戏力》(*Playful Parenting*）一书，书中主张父母要具备游戏精神，但不必掌握更为专业的游戏治疗技术，父母要放下大人的架子，去和孩子共情，和他们联结，和他们玩游戏。

正念是对注意和觉察能力的培养，是一种对身体健康和心理健康都能产生深远影响的重要生活技能。正念放松练习可以帮助婴幼儿更好地进行情绪管理、自我调节、注意力提升等。

十四、恐怖障碍

恐怖障碍又称恐惧症，是指婴幼儿对于明知对自身没有伤害的对象不由自主、无法控制地产生强烈、持久的恐惧，并且出现回避和退缩行为，伴有心跳加快、心慌、出汗、脸色发白、尿频，甚至瞳孔散大等自主神经症状。

(一) 原因

1. 先天因素

有研究表明，如果父母亲患有恐惧症或者家族中有恐惧症病史，婴幼儿患恐惧症的概率会更高；如果成人对某物有恐惧感，婴幼儿很容易受其影响；如果婴幼儿属于抑郁质气质类型，敏感、内向、胆小，就更容易患恐惧症。

2. 后天因素

过分严厉和教条化的教养方式，会让婴幼儿从小缺乏安全感，容易形成内向、敏感、多疑的性格特点；婴幼儿年龄小，知识经验有限，所以比成人有更多的来自本能的害怕，如恐惧黑暗、巨大的声响、陌生的场景等；婴幼儿的一些挫折经验如果处理不当则很容易发展成恐惧症，如被狗咬过的孩子会怕狗，有些婴幼儿在入园时有一些挫折体验，因此害怕上幼儿园。

(二) 干预方法

1. 成人要以身作则，做好榜样

父母和老师要做好孩子的榜样。一方面，不要用恐吓类的话语刺激婴幼儿，如用鬼神、妖怪来吓唬婴幼儿，这样虽然能奏效一时，但会在婴幼儿的心灵上播下恐惧的种子，是得不偿失的；另一方面，父母要加强婴幼儿内在心理力量的培养，鼓励他们尝试去做一些有挑战性的事情，培养他们勇于探索的精神，建立自信心，从而帮助婴幼儿克服恐惧心理。

2. 用适合婴幼儿的方式，帮助婴幼儿理解恐惧的对象

我们很容易对未知的事物产生恐惧，但如果认识和了解了它们，恐惧自然就消失了。如有些婴幼儿害怕影子，成人可以给他们讲解光学原理，让他们知道影子是怎样产生的，从而消除他们对影子的恐惧，也可以跟婴幼儿玩一些踩影子的游戏，引导婴幼儿

放下恐惧，和影子“交朋友”。

3. 鼓励婴幼儿说出内心的恐惧，并用行为疗法帮助其克服

当婴幼儿能够把害怕的事情说出来，并且被理解、被接纳时，内心的恐惧情绪自然就会减轻甚至消失了。这就是系统脱敏法，即让婴幼儿有保护地逐步接触恐惧对象，逐渐消除恐惧心理。例如，婴幼儿害怕狗，我们可以选择一些非常可爱的小狗，先从远处观察，然后自己做示范去拥抱小狗，让婴幼儿看到我们是安全的，然后陪伴鼓励婴幼儿逐步接近小狗，放下恐惧。婴幼儿恐惧心理的矫正实际上就是对婴幼儿勇敢精神的训练，在训练中可辅助以阳性强化法，当婴幼儿表现得勇敢、不恐惧时就立即予以奖励和表扬。

十五、抑郁障碍

抑郁障碍又称抑郁症，是由各种原因引起的一组以抑郁心境自我体验为中心的临床症状群或状态。0 ～ 6 岁婴幼儿正处于生长发育时期，所处年龄阶段不同，其抑郁表现也不尽相同。因此，根据 0 ～ 6 岁婴幼儿发育的不同阶段，可将婴幼儿抑郁分为婴儿期抑郁与学龄前儿童抑郁。

婴儿期抑郁主要是婴儿在与照看者分离（主要是母子分离）时产生的情绪和行为症状，一般发生在出生 6 个月以后，可表现为没有精神、哭泣、退缩、易激惹、进食差、体重下降、营养不良、睡眠障碍、抵抗力下降等。如果经过几个月与母亲重聚，这种抑郁症状可以消失，所以有人称这种抑郁为婴儿依附性抑郁。

学龄前儿童的语言和认知能力尚未发育完善，所以对抑郁的体验和表达能力有限，人们主要通过其外在的表现来观察。这个时期的抑郁主要表现为不快乐、哭泣、兴趣下降甚至丧失、对以往感兴趣的游戏或活动都不感兴趣、不与小朋友玩耍、退缩、活动减少、食欲下降、体重增加缓慢、睡眠障碍等。

（一）原因

1. 遗传因素

在有抑郁症病史的家族内，婴幼儿发生抑郁症的概率约为正常人口的 8 ～ 20 倍，且血缘越近，发病概率越高。有调查发现，抑郁症患儿中约 71% 有精神病或行为失调家族史。抑郁症儿童、青少年的一级亲属终生患该症比率在 20% ～ 46%。

2. 生物因素

有研究证明，抑郁症患儿血浆皮质醇含量增高，提示可能有下丘脑—垂体—肾上腺素轴（HPA 轴）功能障碍。对抑郁症患儿进行地塞米松抑制试验（DST），结果为阳性，

即患儿服用地塞米松后未见抑制皮质醇现象。住院儿童、少年抑郁症 DST 较门诊病例更为敏感，年龄越低越明显。药理研究表明，中枢去甲肾上腺素（NE）和 / 或 5- 羟色胺（5-HT）及受体功能低下，是患抑郁症的原因。抗抑郁药的作用主要是提高或调节中枢单胺类神经递质及受体的功能。因此，抑郁症的胺代谢障碍假说已逐步形成了受体过敏学说，用来解释抑郁症的发病机制。

3. 心理因素

有研究发现，抑郁情绪习惯向外攻击的婴幼儿多为个性倔强、违拗的胆汁质、多血质气质类型，而抑郁情绪习惯向内攻击的婴幼儿多为个性敏感、内向、依赖的抑郁质、黏液质气质类型。

4. 社会因素

幼年母子情感剥夺、丧失父母、与父母分离、早年亲子关系不良均可增加发生情感性障碍的危险。婴幼儿在早年生活里若缺少安全感，常年受挫，被忽视、被压抑、被控制、被虐待，过多的受挫经验很容易造成习得性无助感、消极的自我评价和悲观的非理性思维，久而久之可导致婴幼儿产生绝望感及患抑郁症。

（二）干预方法

1. 高度重视，改善婴幼儿成长环境

家长和老师要学习正确的养育方法，正确地对待婴幼儿，积极努力地创设有利于婴幼儿身心健康成长的环境，注重婴幼儿健康人格的培养。作为婴幼儿最亲近的人，父母最容易发现婴幼儿的情绪变化，如果发现以下信号，父母就要提高警惕：婴幼儿的情绪变得十分暴躁，易激惹甚至控制不住打父母；对以前感兴趣的事物和活动失去兴趣，感觉疲惫无力；总是独来独往，悲观失望，郁郁寡欢；胃口不好，失眠，身体频频不适。父母发现婴幼儿出现异常情况时，不要轻易下结论，要倾听婴幼儿的想法，帮助他一起分析，弄清楚事情的真相后再决定如何处理。需要提醒父母的是，如果自己无法调节婴幼儿的抑郁情绪，则需请教心理咨询师或者心理医生加以解决。

2. 提供有针对性的心理治疗和药物治疗

了解婴幼儿抑郁的成因，及时给予婴幼儿心理辅导和治疗，并在医生的指导下辅以药物治疗，可以帮助婴幼儿尽快恢复到正常状态。儿童一般 10 岁以上方可使用抑郁症药物。对学龄前儿童一般推荐用抗焦虑药，对减轻焦虑、紧张、恐惧等症状有良好的效果，同时还有较好的镇静、催眠作用。抗焦虑药副作用较轻，但需要经常、反复使用者最好不要长期单一用药。心理治疗在儿童抑郁症治疗中能起到重要作用，常用的心理治

疗方法有支持治疗、儿童精神分析、认知行为治疗和家庭治疗。此外，还有适合婴幼儿年龄特点的游戏治疗、绘画治疗、音乐治疗等。

十六、孤独症谱系障碍

孤独症谱系障碍又称孤独症，是一组以社交障碍、语言交流障碍、兴趣或活动范围狭窄以及重复刻板行为为主要特征的神经心理发育障碍。孤独症一般起病于婴幼儿时期，绝大多数患儿在 2.5 ～ 3 岁内起病。1/3 ～ 1/2 的家长在患儿 1 岁之内未注意到任何异常；到 18 个月时，大多数父母能发现患儿有明显的语言和社交问题，主要是表达性语言延迟或偏离正常、目光注视差、缺乏交流兴趣等。

（一）原因

孤独症谱系障碍确切的病因目前尚不清楚，推测与遗传、认知心理和神经发育水平有关，可能是多种特殊原因共同作用的结果。

1. 遗传因素

家中有孤独症患者的，婴幼儿患孤独症的概率较一般家庭婴幼儿要高，孤独症患儿的同胞及双亲往往存在类似的认知功能缺陷和特定的人格特征，这些都表明孤独症的发病存在遗传学基础。

2. 围生期因素

围生期因素主要是指孕期和围生期不良刺激对胎儿造成的脑损伤，包括早产、难产、产伤、窒息、先天性风疹等。

3. 感染及免疫系统异常

婴幼儿患孤独症可能与病毒感染有关，主要是与 T 淋巴细胞减少有关。

4. 神经内分泌和神经递质功能失调

婴幼儿患孤独症可能与多种神经内分泌和神经递质功能失调有关。最新研究表明，孤独症患儿脑内阿片肽含量过多与患者的孤独、情感麻木及难以建立情感联系有关，血浆阿片肽的水平与刻板行为的严重程度有关。

（二）干预方法

目前，孤独症主要的干预方法均以促进社会交往为核心，做到早发现、早诊断、早进行康复训练和教育以及行为、药物治疗。

1. 康复训练和教育

目前，国内外公认康复训练是改善婴幼儿孤独症核心症状、提高患儿生活质量的最有效方法。其目标是促进患儿的语言发育，提高其社会交往能力，让患儿掌握基本生活技能和学习技能。患儿可在康复机构或特殊教育学校接受康复治疗师或特殊教育教师等提供的康复训练与特殊教育。目前，主要的康复训练和特殊教育方法有应用行为分析法、具有结构化教育特点的孤独症以及相关障碍患儿治疗和教育课程、人际关系发展干预法。

2. 行为治疗

行为治疗主要是强化已形成的良好行为，对影响到接受教育和训练、社会交往或危害自身的异常行为，如刻板行为、攻击行为、自伤或自残行为等予以矫正。行为治疗适用于智力损害不严重的较年长的患儿，目的是帮助患儿认识自己与同龄人的差异和自身存在的问题，激发其自身的潜力，发展有效的社会技能。这种治疗方法应与家庭相配合，使患儿的父母了解患儿存在的问题，与治疗人员相互支持和协作，全力参与治疗。

3. 药物治疗

目前还缺乏能够改变孤独症的病程、改善孤独症核心症状的药物。如果患儿出现自伤行为、攻击和破坏行为以及幻觉、妄想等精神病性症状，5 岁以上者可以考虑使用相应药物。

知识拓展

《大有经》曰：或疑者云，始同起于无外，终受气于阴阳，载形魄于天地，资生长于食息，而有愚有智，有强有弱，有寿有夭，天耶，人耶？解者曰：夫形生愚智，天也。强弱寿夭，人也。天道自然，人道自己。始而胎气充实，生而乳食有余，长而滋味不足，壮而声色有节者，强而寿。始而胎气虚耗，生而乳食不足，长而滋味有余，壮而声色自放者，弱而夭。生长全足，加之导养，年未可量。《道机》曰：人生而命有长短者，非自然也，皆由将身不谨，饮食过差，淫泆无度，忤逆阴阳，魂神不守，精竭命衰，百病萌生，故不终其寿。

——南朝梁·陶弘景《养性延命录·教诫篇第一》

本章小结

本章主要介绍了婴幼儿体格生长偏离和婴幼儿心理行为发育障碍的相关内容，重点阐述了婴幼儿常见的心理行为发育障碍的类型以及各类型的定义、表现、特征、病因及干预方法。婴幼儿的健康问题已经明确纳入托育机构的相关行政法规和纲领性文件，托育机构要保教并重，托育机构教师要树立正确的健康理念，在重视婴幼儿身体健康的同时，也要高度重视婴幼儿的心理健康。婴幼儿生理发育不成熟，心理脆弱，极易受到不良因素的影响，所以，做好婴幼儿心理卫生与保健工作，使婴幼儿养成良好的行为习惯，对婴幼儿的全面、健康发展意义重大。

思考与练习

1. 简述精神发育迟滞的定义及干预措施。

2. 简述孤独症谱系障碍的定义及干预措施。

3. 简述婴幼儿焦虑症的定义、表现及干预措施。

4. 一名幼儿今年五岁半了，他在四岁时曾被邻居家的狗咬伤臀部，所以从那以后每当看见小狗时，他就会表现出惊恐、退缩，有时还会哭喊，伴心跳加快、脸色发白、大汗淋漓。请问该幼儿可能患有哪种心理障碍？应采用哪些干预方法对其进行矫正？

5. 作为未来的托育工作者，请你针对婴幼儿常见的某一行为问题提出矫正方案。要求：

（1）了解身边的问题婴幼儿，讲述其问题及主要表现。

（2）针对上述问题婴幼儿设计具体的矫正方案。

（3）小组集体讨论，拟订方案，小组代表发言，班级交流。

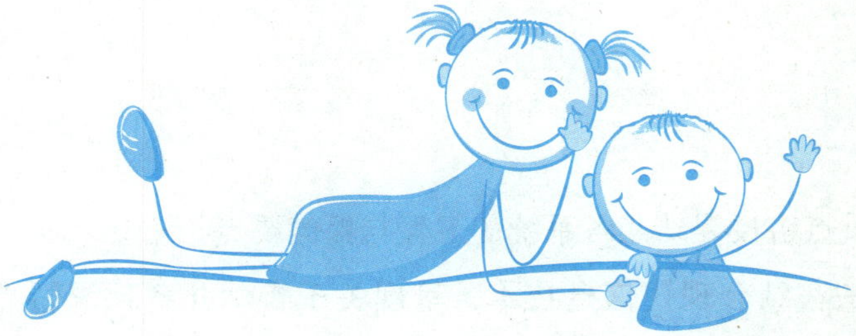

第三章　婴幼儿各系统特点与保健

学习目标

1. 掌握婴幼儿各系统的卫生与保健要点，能够为婴幼儿采取科学、合理、有效的卫生与保健措施。

2. 了解婴幼儿各系统的特点，能够做好婴幼儿的生活管理。

3．教育和指导婴幼儿养成健康的生活习惯。

学习重难点

1. 全面了解婴幼儿各系统的特点，重视托育机构生活管理。

2. 对婴幼儿进行科学、合理的卫生与保健指导，帮助婴幼儿养成健康的生活习惯。

学习方法

1. 读书笔记法：提前预习，理清本章内容的知识结构，并利用互联网查找婴幼儿各系统的保健知识，课后根据所学做出思维导图。

2. 练习法：熟悉托育机构婴幼儿的生活管理，为婴幼儿采取科学、合理、有效的卫生与保健措施，做到理论与实践相结合。

教学建议

1. 讲授法：重点讲授婴幼儿各系统的卫生与保健要点。

2. 直观演示法：结合现代信息技术，呈现关于婴幼儿各系统特点的案例，分析讨论、科学判定婴幼儿的发展情况，探讨其卫生与保健措施。

3. 读书指导法：阅读人体解剖学、幼儿园管理等方面的图书，全面了解婴幼儿各系统的特点及托育机构生活管理。

4. 任务驱动法：关注新媒体公众号，利用公众号的案例进行课堂讨论，增加学生兴趣，使其积极学习。

本章导学

婴幼儿从出生到慢慢长大，在解剖生理方面会发生很多明显的变化。众所周知，人出生伊始，就已经具有人体的基本结构和生理功能。但经过客观科学地审视，婴幼儿并不完全就是缩小版的“成人”，他们有着自己的生理特征。本章主要介绍婴幼儿各系统的特点和相应的科学卫生与保健知识。

惟天地，万物父母；惟人，万物之灵。

——《尚书·周书·泰誓》

第一节　婴幼儿呼吸系统特点与保健

一、呼吸系统的结构

呼吸是指机体与外界环境之间进行气体交换的过程。呼吸系统由肺外呼吸道和肺组成。肺外呼吸道包括鼻、咽、喉、气管和支气管，是气体进出肺的通道；肺是气体交换的场所。如图 3 - 1 所示。

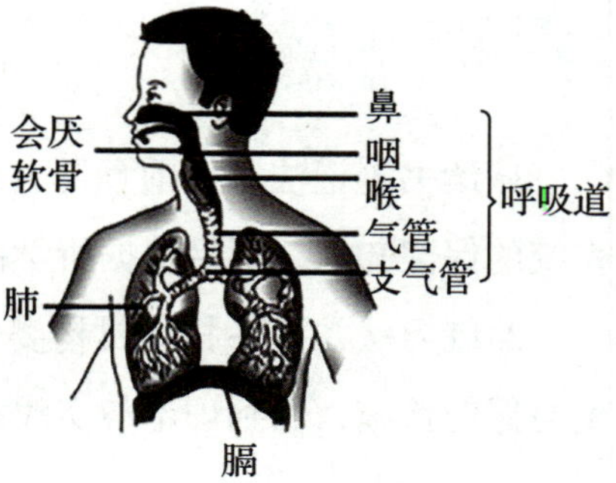

图 3 - 1　呼吸系统的结构

(一) 肺外呼吸道

1. 鼻

鼻是肺外呼吸道的起始部分，也是嗅觉器官，分为外鼻、鼻腔、鼻旁窦三部分。外鼻由骨、软骨、少量骨骼肌及皮肤构成。鼻腔被鼻中隔分为左右两腔，一对鼻后孔通向咽腔鼻部；外鼻孔里面衬以皮肤，生有鼻毛，它能阻挡吸入空气中的灰尘。鼻腔内表面衬以黏膜；鼻腔与鼻中隔上部的黏膜有嗅细胞，为嗅觉感受器，该处黏膜称为嗅黏膜；其余大部分鼻黏膜有丰富的血管和腺体，可以增加吸入空气的温度和湿度，使其和肺泡气的温度、湿度相近，有利于保持肺泡的健康，因此，要避免张口呼吸。鼻旁窦又称副鼻窦，是位于鼻腔周围的颅骨内的含气的空腔，共四对，即上颌窦、额窦、蝶窦和筛窦。副鼻窦参与对吸入空气的湿润和加温作用，并对发音起共鸣作用。副鼻窦与鼻腔相通，里面的黏膜与鼻腔黏膜相连，故鼻腔黏膜发炎如不及时治疗，炎症可蔓延到副鼻窦，引起副鼻窦炎。

2. 咽

咽是一个前后略扁的漏斗形肌性管道，是呼吸和消化系统的共同通道，分别与鼻腔、口腔和喉腔相通，形如三岔口，具有呼吸和吞咽的功能。会厌软骨在吞咽时盖住气管入口，以防止食物滑入气管。婴幼儿会厌软骨反应不灵敏，因此异物容易进入气管导致疾病，应特别注意其饮食。咽腔鼻部的两侧有一对咽鼓管的开口，经咽鼓管与中耳的鼓室相通，此管可以调节鼓室与外耳道压力的平衡。

3. 喉

喉位于颈前正中部，是由一组软骨、韧带、喉肌及黏膜构成的管状器官，是呼吸道最狭窄的部位，空气经咽、喉进入气管。喉既是呼吸通道，也是发音器官。声带位于喉腔中部，从气管和肺中冲出的气流不断冲击声带，引起声带振动而发声。会厌软骨属于喉软骨的一部分，鼻子吸入的空气和经咀嚼的食物都会经过此处。当我们吸气时，会厌软骨静止不动，让空气进入气管；当我们吞咽时，会厌软骨像门一样，向下盖住喉的入口，让食物顺利进入食道，避免误入气管。

4. 气管和支气管

气管位于食道前方，呈后面略扁的圆筒形，上与喉相接，下入胸腔，分为左右支气管，左支气管细长，右支气管短粗、较陡直，容易发生气管异物堵塞。气管和支气管黏膜的上皮细胞具有纤毛，能分泌黏液。灰尘、微生物被黏液黏裹，经纤毛的运动，被扫到咽部，吐出来就是痰。痰是呼吸道的垃圾，不能咽痰，也不能随地吐痰。

（二）肺

肺是血液和空气进行交换的场所，是呼吸系统最主要的器官，位于胸腔内，左右各一。肺质地柔软而富有弹性，表面覆盖一层光滑的浆膜。肺尖向上，肺底在下面，左肺分上、下两叶，右肺分上、中、下三叶。支气管入肺后逐级分支，越分越细，最后形成肺泡管，附有很多肺泡。肺泡壁很薄，外面缠绕着毛细血管网和弹性纤维。弹性纤维使肺泡富有弹性。毛细血管与肺泡紧贴在一起，有利于气体交换。

（三）呼吸运动

胸廓有节律地扩大和缩小称为呼吸运动，包括肋骨和胸肌的运动。呼吸运动受中枢神经的调节。呼吸频率随年龄、性别的不同而有所不同。先尽力吸气再尽力呼出的气体量，称为肺活量。测量肺活量，可判断一个人呼吸机能的强弱。

二、婴幼儿呼吸系统的特点

各年龄阶段婴幼儿的呼吸系统具有不同的解剖生理特点，而这些特点与呼吸道疾病的发生、预后及防治有着密切的关系。临床以环状软骨下缘为界，将呼吸系统分为上、下呼吸道两部分。上呼吸道包括鼻、咽、咽鼓管、会厌及喉；下呼吸道包括气管、支气管、毛细支气管、肺泡管及肺泡。

（一）呼吸系统解剖特点

1. 上呼吸道

（1）鼻腔。婴幼儿鼻腔相对短小，鼻道狭窄。婴幼儿鼻黏膜柔嫩且血管丰富，感染时黏膜肿胀，易造成堵塞，导致呼吸困难或张口呼吸。

（2）鼻泪管和咽鼓管。婴幼儿鼻泪管短，开口接近于内眦部，且瓣膜发育不全，因此鼻腔感染易侵入结膜引起炎症。婴幼儿咽鼓管较短、宽、直且呈水平位，故发生鼻咽炎时易导致中耳炎。

（3）鼻窦。新生儿上颌窦和筛窦极小，2 岁以后迅速增大，至 12 岁才充分发育。婴幼儿的额窦在 2 ～ 3 岁开始出现，12 ～ 13 岁时才发育。婴幼儿的蝶窦在 3 岁时才与鼻腔相通，6 岁时迅速生长。由于鼻窦黏膜与鼻腔黏膜相连续，鼻窦口相对较大，故急性鼻炎常累及鼻窦，易发生鼻窦炎。

（4）扁桃体。扁桃体包括咽扁桃体及腭扁桃体。咽扁桃体又称腺样体，位于鼻咽顶部与后壁交界处，6 个月开始发育，严重的腺样体肥大是小儿阻塞性睡眠呼吸暂停综合征的重要原因。婴幼儿的腭扁桃体在 1 岁末才逐渐增大，4 ～ 10 岁发育达高峰，

14～15 岁则逐渐退化，故扁桃体炎常见于年长儿，婴儿则少见。

（5）喉部。婴幼儿喉部呈漏斗状，喉腔狭窄，声带短而薄、不够坚韧，所以声调比成人高而尖；由于婴幼儿声带不够坚韧，声门肌肉娇嫩，容易疲劳，因此易发生肿胀充血，造成声音嘶哑。另外，婴幼儿的会厌软骨发育不健全，反应不灵敏，当婴幼儿哭闹或说话时，容易将口含物吸入气管内，引起气管阻塞，出现呼吸困难甚至窒息。

2. 下呼吸道

（1）气管、支气管。婴幼儿气管、支气管较成人短且狭窄，黏膜柔嫩且血管丰富；缺乏弹力组织，支撑作用弱；因黏液腺分泌不足，气道较干燥；纤毛运动差，不能有效地清除吸入的微生物，因此婴幼儿易发生呼吸道感染，感染时黏膜容易发生充血、水肿而引起呼吸不畅。左支气管细长，由气管侧方伸出，而右支气管粗短，为气管的直接延伸，故异物易坠入右支气管。毛细支气管平滑肌在婴儿出生后 5 个月以前薄而少，3 岁以后才明显发育，故小婴儿呼吸道梗阻主要是黏膜肿胀和分泌物堵塞引起的。

（2）肺。婴幼儿肺泡数量少且面积小，肺组织的弹力纤维发育差，间质发育旺盛，血管丰富，造成肺的含气量少而含血量多，故容易发生肺部感染，感染时易导致黏液阻塞，引起间质性肺炎、局灶性肺气肿或肺不张。成人肺泡间存在交通孔（Kohn 孔），婴幼儿 2 岁以后才出现，故新生儿及婴儿无侧支通气。

3. 胸廓

（1）胸廓。婴幼儿肋骨呈水平位，胸廓短，呈桶状，膈肌位置较高，使心脏呈横位，呼吸肌不发达，主要靠膈呼吸。这些特点使得婴幼儿胸廓较小而肺脏相对较大，胸廓活动范围小，呼吸时肺不能充分扩张，一旦发生某些病理情况，就容易发生肺通气、换气功能障碍，出现缺氧和二氧化碳潴留。

（2）纵隔。婴幼儿纵隔的体积相对较大，纵隔周围组织松软、富有弹性，故而在气胸或胸腔积液时，容易发生纵隔移位。

（二）呼吸道免疫特点

婴幼儿呼吸道非特异性和特异性免疫功能均较差。婴幼儿的咳嗽反射和气道平滑肌收缩功能差，纤毛运动功能亦差，呼吸道黏膜腺体分泌不足，肺泡的巨噬细胞功能不足，难以有效地清除吸入的尘埃及异物颗粒。婴幼儿的 SIgA（分泌型 IgA）、IgA、IgG 含量均低，尤其 SIgA 是黏膜局部抗感染的重要免疫球蛋白，它在婴幼儿时期水平较低，亦是婴幼儿易患呼吸道疾病的重要原因之一。此外，由于支气管的高反应性，部分婴幼儿会因呼吸道感染等因素而诱发呼吸道变态反应性疾病。

（三）呼吸运动的特点

婴幼儿新陈代谢旺盛，机体需氧量相对比成人多，因此只有加快呼吸频率才能满足需要。婴幼儿年龄越小，呼吸频率越快。新生儿每分钟呼吸 40 ～ 44 次，1 岁以内约 30 次，1 ～ 3 岁为 25 ～ 30 次，4 ～ 7 岁约 22 次（见表 3－1）。新生儿及小婴儿因调节呼吸运动的神经中枢发育尚未完善，呼吸节律常不稳定，故可出现呼吸不齐、间歇和暂停现象。因呼吸肌较弱，所以婴幼儿以腹式呼吸为主，3 岁以后为胸腹式呼吸，7 岁以后以混合性呼吸为主。

表 3－1　不同年龄阶段婴幼儿的呼吸频率

年龄	新生儿	0 ～ 1 岁	1 ～ 3 岁	4 ～ 7 岁
呼吸频率（次 / 分）	40 ～ 44	30	25 ～ 30	22 左右

三、婴幼儿呼吸系统的卫生与保健

（一）培养婴幼儿良好的卫生习惯

（1）教育婴幼儿养成用鼻呼吸的习惯，警惕张口呼吸的出现。

（2）教育婴幼儿不挖鼻孔，学会擤鼻涕的正确方法。

（3）教育婴幼儿咳嗽、打喷嚏时不要面对他人，应用手帕捂住口鼻，咳嗽、打喷嚏后要及时洗手。

（4）不要让婴幼儿蒙头睡眠，以保证吸入新鲜空气。

（二）保持室内空气新鲜

新鲜空气里病菌少并有充足的氧气，能促进人体的新陈代谢，还可以增强婴幼儿对外界气候变化的适应能力。因此，室内应经常开窗通风换气。此外，尽量少带婴幼儿到人多的公共场所。

（三）科学组织体育锻炼和户外活动

经常参加体育锻炼和户外活动，可以加强呼吸肌的力量，促进肺的正常发育，增加肺活量。另外，户外活动还能提高呼吸系统对疾病的抵抗力，预防呼吸道感染。组织婴幼儿进行体育游戏、练体操、跑步时，应教育婴幼儿自然而正确地加深呼吸，使肺部充分吸进氧气，排出二氧化碳。

（四）严防呼吸道异物

培养婴幼儿安静进餐的好习惯，避免给婴幼儿吃花生、瓜子等坚果类小食物；教育婴幼儿不要把弹珠等小玩具放入口中；当婴幼儿进食时，不要引逗他们哭笑、说话或者惊吓他们，也不要在婴幼儿哭闹时往他们口中强塞食物，以免误将食物吸入气管，导致气管异物堵塞。

（五）保护婴幼儿声带

选择适合婴幼儿音域特点的歌曲或朗读材料练习，每句不要太长。每次练习时发声时间最多在 4 ～ 5 分钟，鼓励婴幼儿用自然、优美的声音唱歌、说话，避免高声喊叫；练习发声的地点要保持空气流通，温度、湿度适宜，冬季不要在室外练声。当咽部有炎症时，应减少发声直至完全恢复。

（六）教会幼儿擤鼻涕的正确方法

（1）要选择柔软、无刺激的手帕或纸巾。

（2）家长拿着准备好的手帕或纸巾置于幼儿的鼻翼上，先用一指压住一侧鼻翼，使该侧的鼻腔阻塞，让幼儿闭上嘴，用力将另一侧鼻腔的鼻涕擤出；然后用拇指、食指从鼻孔下方的两侧往中间对齐，将鼻涕擦净。两侧交替进行。

（3）家长示范几次后，可以让幼儿自己拿着手帕或纸巾，在家长的帮助下进行练习。经过反复多次训练，接近 2 岁的幼儿不仅可以学会擤鼻涕，而且还能学会擦去擤出的鼻涕。如果幼儿的方法不正确，家长不要去责骂幼儿，应该和他讲明原因，让他从小养成讲卫生的好习惯。

第二节　婴幼儿消化系统特点与保健

一、消化系统的结构

消化系统由消化道和消化腺组成。消化道主要包括口腔、咽、食道、胃、十二指肠、小肠、大肠（盲肠、阑尾）和肛门。消化腺主要有唾液腺、胃腺、肠腺、胰腺和肝脏。如图 3－2 所示。消化腺能分泌消化液，消化液中含有水、无机盐和多种消化酶，能消化、分解不同的营养物质。

（一）口腔

口腔是消化道的起始部分，包括牙齿、舌，还有三对唾液腺的开口。

1. 牙齿

牙齿长在上、下颌骨的牙槽里，是人类最坚硬的器官。牙齿由牙冠、牙颈和牙根组成，其中长在牙槽骨中的叫牙根，露在口腔中的叫牙冠，牙根与牙冠之间的部分叫牙颈。牙颈表面覆盖着黏膜，叫牙龈。从外往里看，牙齿上面最坚硬的是牙釉质，下面是牙骨质，里面是牙本质，最里面的是牙髓，牙髓腔有丰富的血管和神经。若因患龋齿使牙髓暴露，则会引起疼痛。牙齿具有咬切、撕裂、磨碎食物的功能，还可以辅助发音。

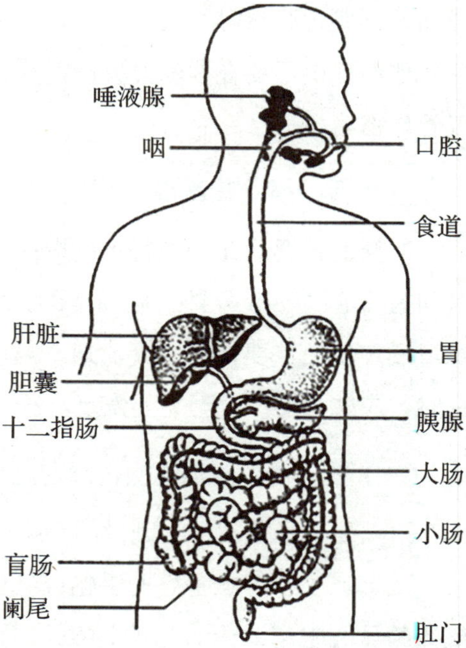

图 3－2　消化系统的结构

人的一生有两副牙：乳牙 20 颗，具有体小、数少、咀嚼功能低下的特点；恒牙 28 或 32 颗，具有体大、数多、咀嚼功能强大的特点。根据形态和功能，牙可分为切牙、尖牙、前磨牙和磨牙。

2. 舌

舌面上有味蕾，能辨别味道；舌能帮助搅拌和吞咽食物，并能辅助发音。

3. 唾液腺

唾液腺包括腮腺、颌下腺和舌下腺各一对，能分泌唾液，唾液中含有水分、淀粉酶、溶菌酶等。

（二）胃

胃位于腹腔左上方，是消化道中最膨大的部分。胃的上端与食道相通处叫贲门，下端与十二指肠相通处叫幽门。胃壁内表面为黏膜层，可分泌胃液。胃能暂时储存食物，并初步消化食物，胃蛋白酶能初步分解蛋白质。胃酸是浓度很低的盐酸，能刺激胃蛋白酶的活性，帮助溶解食物，促进铁的吸收，并能杀菌和抑菌。胃排空时间与食物的物理性质和化学成分有关，流质食物比固体食物排空快，碳水化合物排空约需 2 小时，蛋白质排空较慢，约需 2 ～ 3 小时，脂肪需 4 ～ 6 小时才能排空，一般混合性食物的排空需 4 ～ 5 小时。胃排空后不久即出现空胃运动，产生饥饿感。

（三）小肠

小肠是消化道中最长的部分。小肠与胃相接的部分叫十二指肠，这里有胰腺导管和胆总管的开口，胰液和胆汁由此进入小肠。小肠内壁有肠腺，可分泌肠液。小肠内的消化液主要包括肠液、胃液、胰液和胆汁，含有各种消化酶。食糜进入小肠后可停留 3 ～ 8 小时，在肠内与消化液充分混合，因此，小肠是人体内消化和吸收的重要场所。

（四）大肠

食物经小肠消化分解、吸收后剩下的残渣进入大肠。大肠能暂时储存食物残渣，吸收其中的水分、无机盐和部分维生素，并能利用肠内某些物质合成维生素 K；食物残渣最后形成粪便，经大肠蠕动推送到直肠、肛门排出体外。

（五）肝脏

肝脏位于腹腔的右上部，是人体最大的消化腺。肝脏分泌胆汁，暂时储存于胆；进食含脂肪类食物时，胆汁即流入小肠，帮助消化脂肪。肝脏把血液中多余的葡萄糖转化为糖原，暂时储存起来，机体需要时再释放出来。肝脏能清除血液中的杂质，并对药物、酒等有解毒作用。

（六）胰腺

胰腺分泌胰液进入小肠，能中和胃酸，保护肠黏膜。胰液中的多种消化酶，能帮助小肠内的消化顺利进行。胰腺内还有特殊的细胞群，称为“胰岛”，是内分泌组织，能分泌胰岛素，直接进入血液循环，调节血糖浓度，保持血糖相对稳定。

二、婴幼儿消化系统的特点

（一）口腔

婴幼儿口腔容量小，齿槽突发育较差，口腔浅，硬腭穹隆较平，舌短宽而厚，唇肌及咀嚼肌发育良好，且牙床宽大，颊部有坚厚的脂肪垫，这些特点为吸吮提供了良好条件，但先天性唇裂和腭裂者会出现吮吸困难。婴儿出生时已具备吸吮和吞咽反射，出生几小时后即可吃奶。婴幼儿口腔黏膜非常细嫩，血管丰富，易于受伤，因此，为其清洁口腔时应谨慎擦洗。如果婴幼儿舌系带短，则会造成吐字不清。

1. 牙齿

婴幼儿的乳牙于出生后 4 ～ 7 个月开始萌出，3 岁左右乳牙出齐。婴幼儿乳牙牙釉质薄，牙本质较松脆，容易被腐蚀形成龋齿。一旦发生龋齿，短时间就可穿透牙髓腔，引起疼痛。6 岁左右换牙期开始，乳牙按顺序脱落，12 ～ 13 岁乳牙依次被恒牙替换完毕。

2. 唾液腺

新生儿及小婴儿由于唾液腺未发育成熟，分泌唾液较少，因此口腔较干燥。婴儿出生后 3 ～ 4 个月，唾液腺逐渐发育，唾液分泌增多，常流出口外，称为“生理性流涎”，此种现象随着生长可逐渐消失。

（二）食管

婴幼儿的食管呈漏斗状，黏膜纤弱，腺体缺乏，食管下段括约肌发育不成熟，控制能力差，常发生胃食管反流。婴儿吸奶时常吞咽过多空气，易发生溢奶。

（三）胃

新生儿胃容量为 30 ～ 60ml，3 个月时为 90 ～ 150ml，1 岁时为 250 ～ 300ml，5 岁时为 700 ～ 850ml，成人约为 2 000ml。婴幼儿胃壁肌肉薄，伸展性较差，胃的容量小，且消化能力较弱。给婴幼儿提供的食物以及每餐的间隔时间，应考虑到年龄特点。婴幼儿的胃呈水平位，当开始会走时，其位置逐渐变为垂直。胃排空时间随食物种类不同而异，稠厚含凝乳块的乳汁排空慢，水的排空时间为 1.5 ～ 2 小时，母乳为 2 ～ 3 小时，牛乳为 3 ～ 4 小时。婴幼儿胃平滑肌发育尚未完善，在充满液体食物后易使胃扩张。婴幼儿吸吮时常吸入空气，称为生理性吞气症。胃贲门部肌肉较松弛，易使婴幼儿发生呕吐或溢乳。

（四）小肠

婴幼儿小肠相对较长，新生儿小肠的长度约为身长的 8 倍，婴幼儿超过 6 倍，而成人仅为身长的 4 倍。小肠黏膜有丰富的毛细血管和淋巴管，小肠的绒毛发育良好，吸收能力较强，但自主神经的调节能力差，容易发生肠道功能紊乱，引起腹泻或便秘。婴幼儿肠道正常菌群脆弱，易受许多内外界因素影响而失调，导致消化功能紊乱。婴幼儿肠肌层发育差，肠系膜柔软而长，黏膜下组织松弛，易发生肠套叠及肠扭转。婴幼儿肠壁较薄，其屏障功能较弱，肠内毒素及消化不全的产物易经肠壁进入血液，引起中毒。

（五）肝脏

新生儿肝脏相对较大，可在肋缘下摸到肝脏下缘，到 10 个月时为出生时重量的 2 倍，3 岁时则增至 3 倍。婴幼儿肝脏富有血管，结缔组织较少，肝细胞小，再生能力强，不易发生肝硬化，但易受各种不利因素的影响，如缺氧、感染、药物中毒等均可使肝细胞发生肿胀、脂肪浸润、变性、坏死、纤维增生而肿大，影响其正常功能。婴儿时期胆汁分泌较少，故对脂肪的消化、吸收功能较差。由于新生儿肝功能不完善，可能会出现生理性黄疸。婴幼儿肝脏储存糖原较少，容易因饥饿发生低血糖，肝脏解毒能力也较差。

（六）胰腺

婴幼儿时期胰腺对淀粉类和脂肪类食物的消化能力较弱，主要依靠小肠液的消化。婴儿出生后 5 个月以内，淀粉酶分泌少且活性低，故不宜过早添加淀粉类食物。随着年龄的增长，胰腺功能日趋完善。

三、婴幼儿消化系统的卫生与保健

（一）保护牙齿

（1）定期对牙齿进行检查。通常每半年要检查一次牙齿，以便能及时发现问题，进行相应处理。适龄儿童要及时做窝沟封闭，降低龋齿的发生率。

（2）培养婴幼儿早晚刷牙的习惯。让婴幼儿及早学会刷牙，保持口腔和牙齿的清洁，能预防龋齿；同时，要为婴幼儿选择适合其年龄特点的牙刷和牙膏，中华口腔医学会推荐选用儿童专用软毛牙刷和含氟牙膏。

（3）纠正不利于牙齿发育的习惯。纠正如托腮、咬唇、咬指甲、吮手指、啃咬铅笔及玩具等不良习惯，防止牙齿歪斜或釉质脱落，影响牙齿的正常生长和发育。

（4）补充钙剂。适当食用含钙质较高的食品，以保证牙齿良好的钙化，增强牙齿的抗龋能力。

（二）养成良好的进餐习惯

（1）讲究清洁卫生。饭前洗手，饭后漱口，发生食物嵌塞后要及时使用牙线进行清理，做好牙缝清洁工作，保持口腔清洁，预防病从口入。

（2）充分咀嚼食物。进餐时细嚼慢咽，有利于食物充分磨碎，可以使食物中混有较多的消化液，促进机体对营养物质的消化和吸收，同时可预防消化不良等疾病。

（三）饭前饭后禁止剧烈运动

剧烈运动会使血液大量供往肌肉，导致消化系统供血不足，消化液分泌减少，进食后不利于营养物质的消化和吸收，久而久之会出现胃肠功能衰退，引起消化不良。

另外，饭后剧烈运动还可能引起胃下垂和肠扭转等疾病，严重影响机体健康。

（四）培养婴幼儿定时排便的习惯

定时排便、适量饮水、适当运动、多吃蔬菜水果等含粗纤维较多的食物等都可以促进肠道蠕动，预防便秘，及时排出机体内的有毒物质和食物残渣。

第三节　婴幼儿心血管系统特点与保健

一、心血管系统的结构

心血管系统由心脏和血管组成，血管包括动脉、静脉和毛细血管。血液循环是血液从心脏流向全身，再从全身回到心脏的过程。心血管系统的结构如图 3-3 所示。

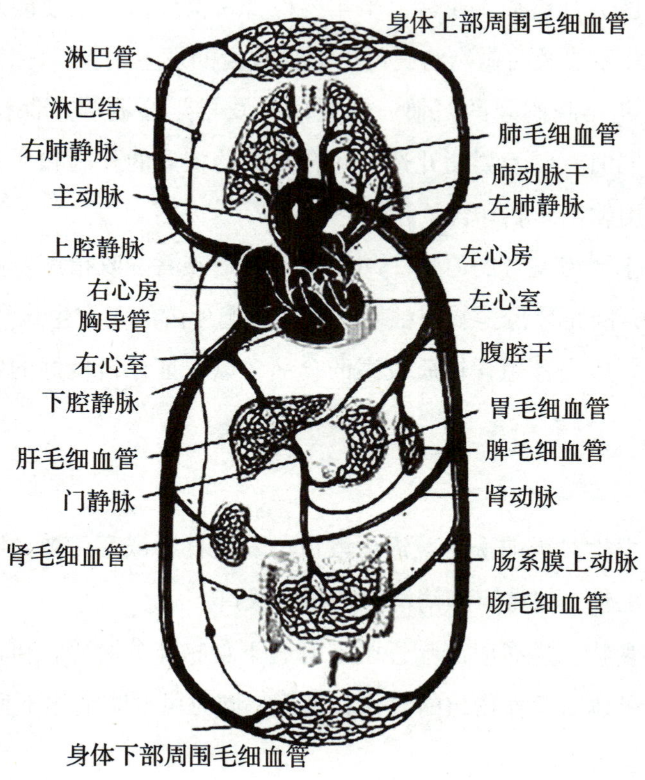

图 3-3　心血管系统的结构

（一）心脏

心脏位于胸腔内，两肺之间，膈肌上方；形状似桃，大小相当于自己的拳头。心底部连接着主动脉，心尖游离向左下方。心脏内部有四个腔，上面两个叫左右心房，下面两个叫左右心室。房室之间有瓣膜，为单向的阀门，保证血液从心房流向心室而不会倒流。心脏左右两半互不相通。

（二）血管

血管是血液循环的通道，分为动脉、静脉和毛细血管。动脉是血液从心脏流向全身的管道。连接左心室的是主动脉，管壁很厚、富有弹性，管径较粗大。由于心室收缩的推动力及血管壁的弹性，主动脉内血流速度很快。从主动脉分出颈动脉、腹主动脉、冠状动脉等，再逐级分支，越分越细，管壁也越来越薄，血液流速逐渐减慢。静脉是血液流回心脏的管道，由毛细血管静脉端逐渐汇集而成，与动脉相反，它是越来越粗的，最粗大的是连接右心房的上、下腔静脉。经过物质交换后的血液由静脉进入右心房，再进入肺进行气体交换。血液在血管内流动时对血管壁产生的侧压力，称为血压，一般指动脉压。心室收缩时产生的压力称收缩压，心室舒张时产生的压力称舒张压。毛细血管由动脉逐级分支后形成，管径极小，管壁极薄。血液流经毛细血管时，速度极慢，使血液中的氧及养料能透出毛细血管壁输送给细胞，同时，细胞代谢的废物又透过管壁进入毛细血管再进入静脉。

（三）血液

血液存在于心脏和血管中，由血浆和血细胞组成。血浆是血液的液体部分，含有大量的水分、无机盐和蛋白质等。血细胞可分为红细胞、白细胞和血小板。正常成年人的血液总量约占体重的 8%。血液具有多方面的功能，机体所需要的氧和养料的供应，以及在代谢过程中所产生的二氧化碳和各种代谢产物的排出，都要通过血液的运输来实现。内分泌腺所分泌的激素也要由血液运送到该激素的靶器官，才能对其产生调节作用。同时，血液不断地流动，对保持体温及各种理化因素的平衡也起着重要作用。此外，白细胞的吞噬作用、血液的凝固作用，以及血液中含有的抗体等免疫物质，均对细菌、病毒的侵害有防御机能，对身体健康具有保护作用。血液充满于心血管系统中，在心脏的推动下不断循环流动。如果体内任何器官的血流量不足，均可能造成该器官严重的组织损坏，因此，若人体大量失血或血液循环发生严重障碍，将会导致生命危险。

血浆为淡黄色、透明的液体，是血细胞生存的环境，并起着运送血细胞、养料和代谢废物等作用，血浆中的纤维蛋白原和钙有帮助伤口止血的作用。

成熟的红细胞没有细胞核，呈双面凹陷的圆盘状，体积较小，数目很多，成年人约为（3.5 ～ 5.0）$\times 10^{12}$/L。新生儿的红细胞数较多，为（6.0 ～ 7.0）$\times 10^{12}$/L。随后，由于体重增长速度超过红细胞生成速度，在儿童期，红细胞数一直保持在较低水平，到青春期才逐渐接近成人水平。红细胞能把氧气输送到身体各部位，并把二氧化碳运送到肺。上述功能与红细胞内的血红蛋白有关。血红蛋白又叫血色素，是一种含铁的蛋白质，使血液呈红色。血红蛋白能与氧结合，将氧输送到组织中去，再与二氧化碳结合，把它输送到肺，完成吐故纳新全过程。

白细胞体积较大、数目较少，成人为（4.0 ～ 10.0）$\times 10^9$/L，能吞噬病菌。当白细胞数量少于正常值时，机体抵抗力降低，容易感染疾病。若白细胞数目明显增多，则反映机体已有病菌感染。

血小板很小，能止血和凝血。皮肤上伤口出血时，血小板与血浆中的纤维蛋白原和钙共同作用，凝成血块堵住伤口。伤口较大时，血小板可使血管收缩，减少出血。

（四）血液循环

血液循环可分为体循环和肺循环。

1. 体循环

体循环的路径是：左心室收缩，血液进入主动脉、各级动脉、全身毛细血管（进行物质和气体交换），再进入各级静脉、上下腔静脉，回流到右心房。主动脉及各级动脉中的血液为动脉血，富含氧气，颜色鲜红；静脉血为暗红色，含有较多废物和二氧化碳。

2. 肺循环

肺循环的路径是：右心室收缩，血液进入肺动脉，肺动脉内的血液为静脉血，静脉血经肺动脉到达肺毛细血管，在肺毛细血管中同肺泡内的气体进行气体交换，排出二氧化碳，吸进氧气，血液变成鲜红色的动脉血，经肺静脉流回左心房。

3. 心脏和血管活动的调节

心脏和血管的活动，受自主神经支配。当交感神经兴奋时，心跳加快、血压上升；副交感神经兴奋时，心跳减慢、血压降低。

二、婴幼儿心血管系统的特点

（一）心脏重量

新生儿心脏重量为 20 ～ 25g，占体重的 0.8%，而成人只占 0.5%；1 ～ 2 岁达 60g，相当于新生儿的 2 ～ 3 倍；5 岁时为 4 倍，9 岁时为 6 倍，青春期后期增至 12 ～ 14 倍，达到成人水平。除青春期早期外，各年龄段男孩的心脏均比女孩重。

（二）房室增长速度

左、右心房和心室的增长不平衡。出生后第 1 年心房增长速度比心室快，第 2 年两者增长速度接近，10 岁之后心室生长超过心房。胎儿期右室负荷大，左室负荷小而右心占优势；新生儿期左、右室壁厚度为 1∶1，约为 5mm。随着年龄的增长，体循环的量日趋扩大，左室负荷明显增加，左室壁厚度较右侧增长快，6 岁时，左室壁厚达 10mm，右室壁则为 6mm，即 1.6∶1（成人为 2.6∶1）；15 岁时左室壁厚度增长到初生时的 2.5 倍，但右室仅增长原来厚度的 1/3。

婴儿刚出生时心腔容积为 20 ～ 22ml；7 岁时约为 100 ～ 120ml，是初生时的 5 倍。

（三）心率

婴幼儿因新陈代谢旺盛，需要更多的血液供给，但心脏每次搏出量有限，只能增加搏动次数来补偿不足，故年龄愈小，心率愈快（见表 3－2）。另外，婴幼儿迷走神经未发育完全，中枢紧张度较低，对心脏收缩频率和强度的抑制作用较弱，而交感神经占优势，故容易出现心率加速。

表 3－2　不同年龄阶段婴幼儿的心率

年龄	新生儿	1 ～ 2 岁	3 ～ 4 岁	5 ～ 6 岁	7 ～ 10 岁	成人
平均心率（次 / 分）	140	110	105	95	85 ～ 90	75

（四）血管

新生儿的动、静脉内径之比为 1∶1（成人为 1∶2），冠状动脉相比成人的要粗，故心肌供血充分；10 ～ 12 岁前肺动脉比主动脉粗，之后则相反。婴儿期肺、肾、肠及皮肤的微血管口径均较成人的粗大，故重要脏器的血液供应非常充足。

（五）血液

婴幼儿血液总量（指全部循环系统中所有血液的总量）占体重的 8% ～ 10%，血液量随着年龄的增长而快速增加，新生儿血液量约 300ml，1 岁幼儿的血液量约 600ml，10 岁的儿童血液量约 2 000ml。婴幼儿生长发育快，血液循环量增加很快，因此膳食结构不合理或严重挑食、偏食者容易发生贫血。婴幼儿的造血器官易受伤害，某些药物及放射性污染对造血器官危害极大。婴幼儿血液中的血小板数目与成人相近，但血浆中的凝血物质（纤维蛋白原、钙等）较少，因此一旦伤口出血，凝血较慢。婴幼儿白细胞吞噬病菌能力较差，发生感染后容易扩散。

三、婴幼儿心血管系统的卫生与保健

（一）组织适当的体育锻炼，增强体质

组织婴幼儿进行适合其年龄特点的体育锻炼，可以促进血液循环，增强造血机能，

提高心脏的工作能力，增加每搏输出量。锻炼时应注意，不同年龄、不同体质的婴幼儿活动内容和时间要有所区别，不要做太长时间的剧烈活动。运动前做好准备活动，结束时做好整理活动，尤其在比较剧烈的运动后不宜立即停止。因为运动时，心脏向骨骼肌输送大量血液，如果立即停止运动，血液仍留存在肌肉中，静脉回流减少，使心排血量减少，血压降低，可造成脑暂时缺血，引起恶心、呕吐、面色苍白、心慌甚至晕倒等后果。剧烈运动后不宜马上喝大量开水；若运动时出汗过多，可喝少量淡盐水。

（二）合理营养，预防贫血、高血压和动脉硬化

预防动脉硬化应从幼年开始，形成有利于健康的饮食习惯。婴幼儿应控制胆固醇和饱和脂肪酸的摄入量，同时，口味要“淡”，宜少盐。增加蛋白质、铁及维生素的摄入，纠正挑食和偏食。

（三）合理安排一日活动

托育机构要合理安排每日活动，婴幼儿的一日生活安排要遵循保教结合、稳变统一、动静搭配、师幼平衡的原则。

第四节　婴幼儿泌尿系统特点与保健

一、泌尿系统的结构

泌尿系统由肾脏、输尿管、膀胱和尿道组成，主要功能是将新陈代谢过程中产生的二氧化碳、尿素、尿酸等溶于水的代谢产物以尿的形式排出体外，维持机体内环境的稳定。泌尿系统（男性）的结构如图 3－4 所示。

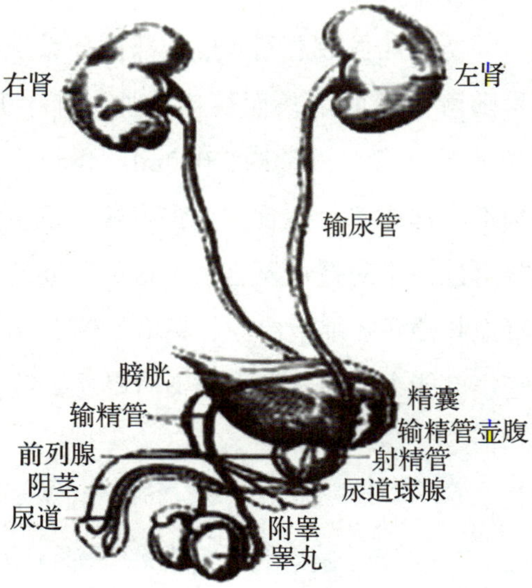

图 3－4　泌尿系统（男性）的结构

（一）肾脏

肾脏位于腹腔后部腰椎两侧，左右各一个，外形像蚕豆，它是生成尿液的实质性器官，由肾实质和肾盂组成。血液流经肾脏，大部分的水、所有的葡萄糖及部分

无机盐被重新吸收入血液，剩余少量水、无机盐和所有的废物。肾脏每天对人体血液进行反复“清洗”，将废物排出体外。

（二）输尿管

输尿管是一条细长的肌性管道，长 20 ～ 30cm，起于肾盂末端，终于膀胱，主要功能就是将尿液从肾盂向下送入膀胱。

（三）膀胱

膀胱位于盆腔内，底部有通向尿道的开口。尿道开口处是环形括约肌，可控制尿道口，使尿液不外漏。当膀胱内储满尿液后，膀胱内壁的神经末梢将刺激传到大脑，使人产生尿意，同时刺激传入位于脊髓的排尿中枢使膀胱平滑肌收缩，尿道口括约肌舒张，尿液由尿道排出。当大脑判断不宜排尿时，就抑制排尿中枢，使尿道括约肌收缩，关闭尿道口，防止尿液从膀胱漏出。

（四）尿道

尿道是从膀胱通向体外的管道，起于膀胱，止于尿道口。男性尿道细而长，长约 20cm；女性尿道短，长 3 ～ 5cm。

二、婴幼儿泌尿系统的特点

（一）肾脏

婴幼儿肾脏的重量相对大于成人。在 1 岁和 12 ～ 15 岁两个阶段，肾脏的发育最快。婴幼儿时期，肾皮质发育不全，肾功能较差，年龄越小，肾小管越短，肾小球过滤率、肾小管排泄及再吸收功能均较差，对尿的浓缩和稀释功能也较弱。在增加肾负荷的情况下，婴幼儿与成人相比，将从尿中损失更多的葡萄糖、氨基酸等有用物质，也较容易发生脱水或浮肿。就整体而言，婴幼儿肾脏发育不完善，浓缩尿及排泄毒物的功能较差。

（二）肾盂和输尿管

婴幼儿肾盂和输尿管相对成人宽，管壁肌肉和弹力组织发育不全，紧张度较低，弯曲度大，因此容易出现尿流不畅，引起尿路感染。

（三）膀胱

婴幼儿的新陈代谢旺盛，尿总量较多，而膀胱容量小，黏膜柔嫩，肌肉层及弹性组织不发达，储尿功能差，所以年龄越小，每天排尿次数越多。出生后 1 周的婴儿每天排尿 20～25 次，1 岁时每天排尿 15～16 次，2～3 岁每天排尿 10 次左右，4～7 岁每天排尿 6～7 次。半岁以内，每次尿量约 30ml，1 岁时约 60ml，7～8 岁时约 150ml。由于婴幼儿神经系统发育不健全，对排尿的调节能力差，故在 3 岁以前主动控制排尿能力较差，年龄越小，表现得越突出，时常出现遗尿的现象。

（四）尿道

婴幼儿尿道比成人短。新生男婴尿道长 5～6cm，生长速度缓慢，直至青春期才显著增长；女婴尿道更短，刚出生时尿道仅长 1～3cm，15～16 岁时增长至 3～5cm。婴幼儿尿道黏膜柔嫩，弹性组织发育也不完全，尿道黏膜容易损伤和脱落。而且，女孩的尿道开口接近肛门，不注意保持外阴部的清洁就容易发生尿路感染而引起炎症。感染后，细菌可以经尿道上行到膀胱、输尿管、肾脏，引起膀胱炎、肾盂肾炎等。

三、婴幼儿泌尿系统的卫生与保健

（一）供给充足的水分

每天让婴幼儿饮适量的开水，使体内的代谢产物及时随尿排出体外；充足的尿液对尿道有清洗作用，可以减少感染。

（二）养成及时排尿的习惯

成人应注意培养婴幼儿及时排尿的习惯，不要让婴幼儿因贪玩或紧张等长时间憋尿。如果经常憋尿，不仅难以及时清除废物，还容易发生尿路感染。成人可在活动及睡眠之前提醒婴幼儿排尿，养成习惯；但不要频繁地提醒婴幼儿排尿，以免影响膀胱的正常储尿机能，形成尿频。6 个月左右的婴儿，可在成人帮助下训练坐盆，1 岁时即可主动坐盆排尿。但不要让婴幼儿长时间坐便盆，以免影响正常的排尿反射。

（三）保持会阴部卫生，预防尿路感染

（1）养成良好的清洗习惯。让婴幼儿养成每晚睡前清洗外阴的习惯。要用专用毛巾和盆，不要用洗脚水洗外阴，毛巾要经常消毒。

（2）保护会阴部。1 岁以后活动自如的幼儿就可穿封裆裤。教育婴幼儿不要随意坐地。

（3）正确擦拭大便。教会婴幼儿大便后擦屁股要从前往后擦，以免粪便中的细菌污染尿道。

（4）注意环境卫生。家庭、托儿所、幼儿园的厕所、便盆应每天消毒，保持清洁。

（四）保护肾脏，预防药物伤害

婴幼儿肾脏发育尚不成熟，对药物特别敏感。滥用药物、不科学的治疗手段会使婴幼儿的肾脏不堪重负。家长要对危害肾脏的药物有基本的认识，常见的危害肾脏的药物有庆大霉素、链霉素、卡那霉素、造影药物等。在为婴幼儿用药之前，要认真阅读说明书，对于可能损害肾脏的药物，尽量寻找相同药效的其他药物代替。必须用药时，要遵照医嘱，科学使用。

第五节　婴幼儿运动系统特点与保健

一、运动系统的结构

运动系统由骨、骨骼肌和骨连接三部分组成。骨与不同形式（不活动、半活动或活动）的骨连接在一起，构成骨骼，形成了人体体形的基础，并为肌肉提供了丰富的附着点。肌肉是运动系统的主动动力装置，在神经支配下，肌肉通过收缩牵拉其所附着的骨，以可活动的骨连接为枢纽，产生杠杆运动。运动系统对人体起着维持体形、支持体重、保护内脏器官、完成运动的重要作用。

（一）骨

正常人体有206块骨，分为头颅骨、躯干骨、上肢骨、下肢骨四个部分，全身骨骼以脊柱为中心，支撑着身体（见图3－5）。从侧面看，脊柱有四道生理性弯曲，这些弯曲可以减轻运动时对脑的冲击力，保护脑组织，还能够平衡身体。婴幼儿骨骼的数量比成人多，如婴幼儿骶骨有5块，长大成人后才融合成1块。

1. 骨的分类

人体的骨按其形状可分为长骨、短骨、扁骨和不规则骨。

（1）长骨。长骨可分为骨干和骺。骨干呈管状，内有髓腔容纳骨髓。骨干和骺之间在幼年时隔以骺软骨，成年后骺软骨完全骨化，与骨干融为一体。长骨主要分布于四肢，在肌肉牵引下进行大幅度运动。

（2）短骨。短骨近似立方体，多分布在承受压力较大而运动又较复杂的部位，以稳固连接，如腕骨和跗骨等。

（3）扁骨。扁骨多呈板状，薄而略弯曲，组成容纳重要器官的腔壁，起保护作用，如颅骨保护脑。有的扁骨供肌肉附着，如肩胛骨。

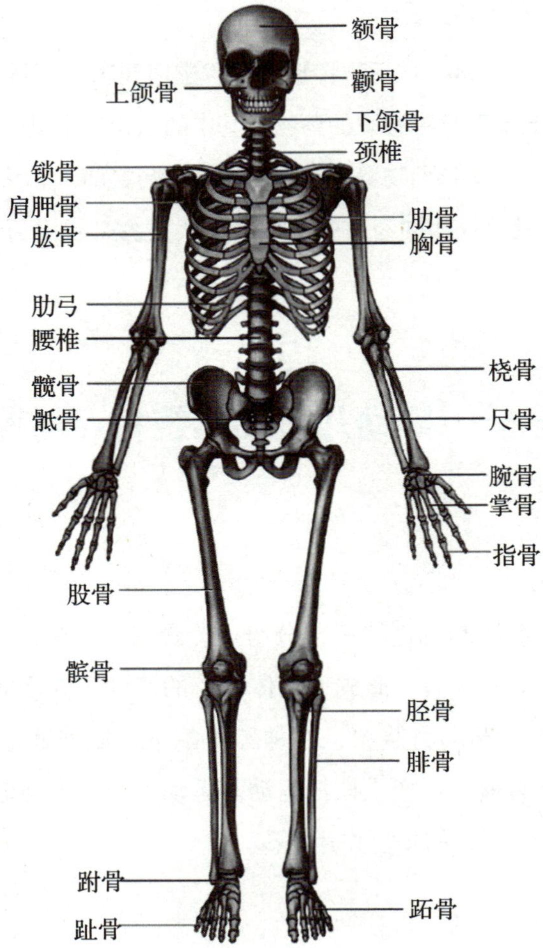

图 3－5　全身骨骼（前面观）

（4）不规则骨。不规则骨的形状不规则，如椎骨。有的不规则骨内有含空气的空腔，称为含气骨，发音时能起共鸣作用，并可减轻骨的重量，如上颌骨。

2. 骨的构成

骨主要由骨质、骨髓和骨膜三部分构成，里面容有丰富的血管和神经组织。长骨的两端是呈蜂窝状的骨松质，中部是致密坚硬的骨密质，骨中央是骨髓腔，骨髓腔及骨松质的缝隙里容有骨髓。在胎儿和新生儿时期，所有的骨髓均有造血功能，呈红色，称红骨髓。6 岁后，长骨髓腔内的红骨髓逐渐被脂肪组织代替，失去造血功能，呈黄色，称黄骨髓。成年后，红骨髓只见于骨松质的腔隙内，终身保持造血功能。骨膜是覆盖在骨表面的结缔组织膜，里面有丰富的血管和神经，起到营养骨质的作用；同时，骨膜内还有成骨细胞，能增生骨层，有能使受伤的骨组织愈合和再生的作用。造骨细胞和蚀骨细胞会不断进行建造和破坏骨骼的工作，从而促进婴幼儿生长发育。

3. 骨的化学成分

骨是由有机物和无机物组成的。有机物主要是蛋白质，使骨具有一定的韧度。无机物主要是钙质和磷质，使骨具有一定的硬度。因此，骨既有韧度又有硬度。人在不同年龄阶段，骨的有机物与无机物的比例不同，婴幼儿及青少年的骨中有机物的含量比无机物多，故他们的骨柔韧度及可塑性比较高；而老年人的骨中无机物的含量比有机物多，因此他们的骨硬度比较高，容易折断。

4. 骨的生长

大多数的骨是通过软骨成骨的途径完成生长发育的，即在胚胎期先形成软骨雏形，以后在软骨的中间部分开始钙化，出生后骨两端的骺软骨也逐渐钙化。婴幼儿时期骺软骨不断增生和骨化，使骨不断增长；12～18 岁软骨生长速度很快，四肢骨尤其明显；18 岁后，骺软骨生长减慢；到了成年时期，骺软骨层已全部钙化，骨的长度不再增加。

（二）骨骼肌

肌肉可分为骨骼肌、平滑肌和心肌。骨骼肌能接受大脑的指令而收缩、舒张，使人体产生各种运动，因此又称随意肌。面部的表情肌附着于皮肤，能自如活动，也属于骨骼肌。平滑肌分布于内脏器官，不受意识支配，又称不随意肌。心肌只存在于心脏，能自动、有节律地收缩、舒张，产生有节律的搏动。肌肉的主要成分包括水和蛋白质等物质。成年人肌肉约占体重的 40%，年龄越小，肌肉所占体重的比例越低，肌肉中水分越多。肌肉收缩产生的力量来源于肌肉中的蛋白质、葡萄糖等储备的能量，经常锻炼可使肌肉丰满、能源储备充足，力量也会增强。

（三）骨连接

骨和骨之间的连接叫骨连接。骨连接有三种形式：（1）直接连接，如颅骨各骨之间的连接，骨与骨之间有骨缝，随着年龄的增长，骨缝逐渐骨化；（2）半直接连接，如椎骨前方椎体间的连接，骨与骨之间的连接物是橡胶样的软骨，使脊柱既能支撑身体，又有弹性，能在一定范围内活动；（3）活动连接，即一般所说的关节，如上肢的肩关节、肘关节，下肢的髋关节、膝关节等，关节是骨连接的主要形式。

关节是四肢骨之间及躯干骨之间连接的主要形式，包括关节面、关节囊和关节腔。关节面包括关节头和关节窝，两者相互嵌合，表面有软骨，可减少活动时产生的摩擦和震动。包围着关节面的纤维组织，叫关节囊，能保护关节；关节囊外有韧带，起固定关节的作用。关节囊与关节面之间的间隙称关节腔，腔内充满滑液，能润滑关节。

机体不同部位的关节结构不尽相同，因此，其活动范围及牢固程度也不同。如髋关节的关节窝很深，关节头呈球状，大部分嵌合在一起，牢固性很强而活动范围较小，使大腿的活动远不及上肢灵活，但能牢固地支撑身体；上肢的肩肘、腕部关节因关节窝较浅，活动范围较大，能内伸外展、旋转自如，但牢固性较差，受外力作用时（成人拉婴幼儿的手上楼梯、过马路，穿脱衣服时用力过猛，牵拉手臂等）容易发生关节脱臼。

二、婴幼儿运动系统的特点

（一）婴幼儿主要骨骼的发育

1. 颅骨

在头颅的生长过程中，颅骨随脑的发育而长大，领先于面骨发育。婴儿出生时颅骨骨缝是分开的，约于 3 ～ 4 个月时闭合；前囟为顶骨和额骨边缘形成的菱形间隙，其对边中点连线长度在出生时为 1.5 ～ 2.0cm，后随颅骨发育而增大，6 个月后逐渐骨化而变小，约在 1 ～ 1.5 岁时闭合；后囟为顶骨和枕骨边缘形成的三角形间隙，其在婴儿出生时很小或已闭合，最迟应在出生后 6 ～ 8 周闭合。囟门闭合的时间反映了婴幼儿颅骨骨化的程度。

2. 脊柱

婴幼儿出生后第一年脊柱增长快于四肢，1 岁以后四肢增长快于脊柱。生理弯曲的形成与直立姿势有关。婴儿出生时脊柱已有扁平弓的胸曲和腰曲，以及骶骨凹和腰部、骶部之间的曲折；3 个月抬头时出现脊柱第 1 个弯曲，即颈椎前凸；6 个月会坐时出现脊柱第 2 个弯曲，即胸椎后凸；1 岁左右能行走时出现第 3 个脊柱弯曲，即腰椎前凸。在小儿从卧位向坐位、站位、行走发展时，随脊柱的增长形成上述自然弯曲，有利于身体平衡。7 岁前形成的弯曲还不是很固定，当婴幼儿躺下时，弯曲可消失；至 6 ～ 7 岁韧带发育后，这些弯曲才被固定下来。一般在 18 ～ 25 岁，才能完全固定。

在脊柱未完全定形以前，不良的体姿可以导致脊柱变形，发生不该有的弯曲，脊柱的功能也将受到影响。因此，婴幼儿应注意做到十个字：头正、身直、胸舒、臂开、足安。

3. 胸骨

胸骨是一块上宽下窄、前凸后凹的扁骨，分胸骨柄、胸骨体和剑突三部分。婴幼儿胸骨尚未闭合，胸骨柄、胸骨体、剑突的连接尚不牢固，要至 20 ～ 25 岁才完全闭合。

4. 腕骨

人的腕骨共 8 块，即舟骨、月骨、三角骨、豌豆骨、大多角骨、小多角骨、头状骨和钩骨。新生儿的腕骨全部是软骨，6 个月左右逐渐出现骨化中心，先出现头状骨及钩骨，2 ～ 3 岁时出现三角骨，4 ～ 6 岁时出现月骨，5 ～ 8 岁时出现豌豆骨。10 岁左右 8 块腕骨骨化中心全部出现。手指骨和手掌骨的骨化更晚，9 ～ 11 岁时完成。用 X 射线检查测定不同年龄儿童长骨干骺端骨化中心出现的时间、数目及形态的变化，并将其标准化，即为骨龄。

5. 骨盆

骨盆由左、右髋骨和骶、尾骨以及其间的骨连接构成。婴幼儿骨盆尚未定形，髋骨未连成一块，而是由软骨将髂骨、耻骨、坐骨等连在一起，一般要到 19 ～ 24 岁才成为一块整体。

6. 足弓

足弓是由跗骨、跖骨的拱形砌合，以及足底的韧带、肌腱等具有弹性和收缩力的组织共同构成的一个凸向上方的弓。婴幼儿到了站立和行走的阶段，才开始出现足弓。婴幼儿足弓周围韧带较松、肌肉细弱，若长时间站立、行走，足底负重过多，易引起足弓塌陷，特别是肥胖儿更易发生扁平足。轻度扁平足感觉不明显，肥胖儿在跑、跳或行走时，会出现足底麻木或疼痛等现象。

（二）婴幼儿运动系统的发育特点

1. 骨与肌肉的发育

婴幼儿骨的成分与成人不同，成人的骨中有机物和无机物的比例为 3∶7，而婴幼儿的骨中有机物和无机物各占一半，有机物较成人多，骨的弹性大，可塑性强，且骨中软骨较多，因此容易因姿势不好等原因造成骨变形。婴幼儿骨膜较厚，骨的再生能力较强，若发生骨折，可能为不完全骨折，即骨折部位还有部分骨膜相连，称为“青枝骨折”。婴幼儿骨和肌肉生长迅速，需要大量的原材料，如钙、磷、蛋白质、维生素等。适当的运动能促进运动系统的生长发育。疾病或营养缺乏可导致骨质疏松、易骨折，特别是小儿缺钙可造成“O”形腿或“X”形腿、鸡胸等。婴幼儿肌肉中水分较多，蛋白质及储存的糖原较少，因此肌肉柔嫩，收缩力较差，力量小，易疲劳，但婴幼儿新陈代谢旺盛，疲劳后恢复较快。

2. 肌肉群的发育

婴幼儿肌肉群发育不平衡，支配大肌肉群活动的神经中枢发育较早，故大肌肉动作发育较早，躯干及上下肢活动能力较强；支配小肌肉群活动的神经中枢发育较晚，手部、腕部小肌肉群活动能力较差，难以完成精细的动作。5～6岁幼儿手部肌肉开始发育，8～9岁后手部肌肉发育速度加快；青春期肌肉发育加快，不但大肌肉快速生长，小肌肉生长也很快，此时能够准确灵活地做出各种精细动作。

3. 关节的发育

婴幼儿关节窝较浅，关节附近的韧带较松，肌肉纤维比较细长，因此，关节的伸展性及活动范围比成人大，尤其是肩关节、脊柱和髋关节的灵活性与柔性显著地超过成人。但是，婴幼儿关节的牢固性较差，在外力作用下，如果用力过猛、悬吊或不慎摔倒，较易引起脱臼。

三、婴幼儿运动系统的卫生与保健

（一）教育婴幼儿保持正确姿势

为防止婴幼儿骨骼变形，形成良好体态，需注意以下几点：

（1）避免重力的不良影响。婴幼儿不宜过早坐、站，不宜睡软床和久坐沙发。负重不要超过自身体重的八分之一，更不能长时间单侧负重，建议背双肩包，也不宜让婴幼儿提重物。不要让婴幼儿长时间运用手部做精细化动作，保护婴幼儿腕部的生长发育。

（2）及时纠正不良姿势。配备适合婴幼儿身材的桌椅，随时纠正婴幼儿坐、立、行中的不正确姿势，并为婴幼儿做出榜样。正确站姿：头端正，两肩平，挺胸收腹，肌肉放松，双手自然下垂，两腿站直，两足并行，前面略分开。正确坐姿：头略向前，身体坐直，背靠椅背；大腿和臀部大部分坐在座位上；小腿与大腿成直角，两手自然放在腿上；脚自然放在地上。有桌子时，身体与桌子距离适当，两臂能自然放在桌子上，不耸肩或塌肩，坐时两肩一样高。

（二）组织适当的体育锻炼和户外活动

适当的体育锻炼和户外活动可使肌肉更健壮有力，可刺激骨的生长，使身体长高，并促进骨中无机盐的积淀，使骨更坚硬。运动和阳光是骨骼生长的“营养素”。户外活动时适量接受阳光照射，可使身体产生维生素D，预防佝偻病。锻炼时血液循环加快，可为骨骼、肌肉提供更多的营养。适量运动有利于足弓的形成。不要从高处往地上跳，防止髋关节错位。不要用力或过猛牵拉婴幼儿手臂，不让婴幼儿过早玩悬吊、撞拐的游戏，防止关节受伤或脱臼，或出现桡骨小头半脱位，俗称“牵拉肘”。身体的锻炼要全面、均衡、多样化，注意控制活动量和活动时间，保护婴幼儿骨骼和肌肉的发育。

（三）供给充足的营养，保证充足的睡眠

骨的生长需要大量蛋白质、钙和磷等，还需要维生素 D 促进钙、磷的吸收；肌肉生长及“能量”的储存，需要大量蛋白质和葡萄糖。因此，合理膳食，供给充足的营养，并保证充足的睡眠是促进骨骼、肌肉发育的重要条件。

（四）衣服要宽松适度

婴幼儿不宜穿过于紧身的衣服，以免影响血液循环，鞋的大小要合脚，鞋头要宽松些，鞋腰要稍硬，鞋底有一定高度（1 ～ 1.5cm），这些都对足弓有支持作用，从而防止婴幼儿形成扁平足。

第六节　婴幼儿皮肤特点与保健

一、皮肤的结构

皮肤是人体表面积最大的器官，由表皮和真皮组成，两部分紧密联系，借皮下组织与深部的组织相连。表皮外有一层已死亡的表皮细胞，称为角质层。真皮下有一层皮下脂肪组织。真皮里面有丰富的血管、神经、毛囊。皮肤的附属物包括毛发、指甲、皮脂腺和汗腺等。皮肤的结构如图 3 - 6 所示。

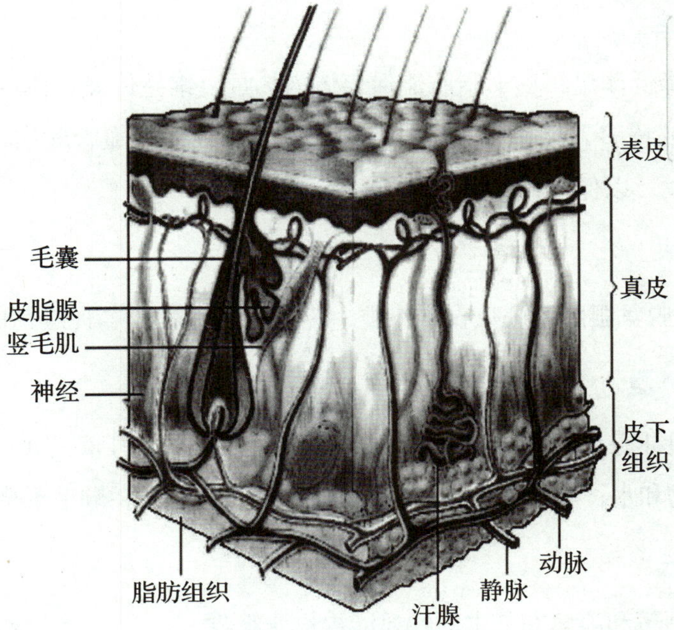

图 3 - 6　皮肤的结构

二、皮肤的功能

（一）保护机体

皮肤覆盖身体的表面，能够保护机体免受外界环境的直接刺激。一方面，可防止体内水分、电解质和营养物质的丧失；另一方面，可阻止和抑制外界有害的或不需要的物质侵入，可使机体免受机械性、物理性、化学性和生物性等因素的侵袭，起到有效的防护作用，保持机体内环境的相对稳定。表皮是阻挡微生物的天然屏障；生发层（在角质层下）内有黑色素细胞，能产生黑色素，吸收阳光中的紫外线，可以避免因紫外线穿透皮肤而损伤内部组织；真皮较厚，具有一定的弹性和韧性，能与皮下脂肪一起抵御、缓冲外力的冲击、挤压和摩擦。

（二）感觉外物

皮肤上丰富的感觉神经末梢可感受触觉、痛觉、温觉、冷觉等，但它们的分布并不均匀，密度越大，感觉越灵敏。触觉最灵敏的地方是腹部，最不灵敏的是颈、背部。触觉和痛觉的关系密切，较小的孩子往往因触觉不发达，对痛觉也不能定位。所以，帮助婴幼儿发展触觉尤为重要。同时，触觉的发育可使婴幼儿的生活经验更加丰富，便于了解周围环境的细微变化。因此，在日常生活中要尽可能多地让婴幼儿玩各种玩具、折纸以及触摸日用品和自然物质等，让他们感知物体的大小、厚薄以及表面状况等，以发展他们的触觉。

（三）调节体温

汗液蒸发可降低体温；皮下脂肪能保存体内热量，维持体温。体温过高时，皮肤血管舒张、汗腺分泌增多，可使体热散发；外界寒冷时，皮肤血管收缩、汗腺分泌减少，可减少体热的散发，以保持相对恒定的体温。

（四）参与代谢

皮肤中的 7- 脱氢胆固醇可吸收紫外线，转化成维生素 D_3，促进钙的吸收。

（五）分泌、排泄

皮肤主要通过汗腺和皮脂腺完成分泌与排泄。汗腺能分泌汗液，通过出汗能排泄少量无机盐、代谢废物和水；皮脂腺能分泌皮脂，由导管排入毛囊，顺毛干排泄到皮肤表面。

（六）促进吸收

一些脂类、酒精和溶解在其中的物质能被皮肤吸收。

三、婴幼儿皮肤的特点

（一）婴幼儿皮肤保护机能差，容易感染和受损伤

婴幼儿皮肤表皮较薄，很多部位角质层尚未形成，皮肤抵抗病菌感染能力较差，容易发生皮肤感染，如脓疱疮、甲沟炎等。婴幼儿 1 岁前皮下脂肪发育很快，以后逐渐减少，3 岁后明显减少，到 8 岁时又开始增多。因婴幼儿皮下脂肪较少，皮肤抗击外力能力较差，所以磕碰时容易受伤。婴幼儿皮脂分泌较少，秋冬季节皮肤容易发生皲裂。

（二）婴幼儿皮肤调节体温功能较差

婴幼儿皮肤中毛细血管丰富，相对于成人皮肤表面积大、散热多，神经系统对血管的调节功能较差。因此，婴幼儿对于外界环境温度的变化往往不能适应，环境温度过低易受凉，环境温度过高易中暑。

（三）婴幼儿皮肤有较强的吸收和通透能力

婴幼儿皮肤表皮薄嫩、血管丰富，具有较强的吸收和通透能力。如果婴幼儿接触有毒物品或者在皮肤上涂拭药物时浓度过高、面积过大、使用时间过长等，可导致中毒或皮肤损害。

四、婴幼儿皮肤的卫生与保健

（一）养成良好的卫生习惯，保持皮肤清洁

教育婴幼儿养成爱清洁的习惯，指导婴幼儿每日进行皮肤清洁，如进行脸、手、耳和脖子的清洁，特别要注意皱褶较多的部位的清洁；教育婴幼儿勤洗澡、洗头、剪指甲，饭前便后要洗手。

（二）加强锻炼

婴幼儿应经常进行户外活动，坚持用冷水洗脸，可以改善皮肤的血液循环，提高皮肤调节体温的能力，增强皮肤对冷热变化的适应性。

（三）选择舒适、恰当的衣着

为婴幼儿选择柔软干爽、吸水性强、不掉色的衣服做内衣，外衣应宽松舒适。分季节、依气温选穿合适的衣服。尽量不给婴幼儿穿化纤质地的服装。

（四）使用柔和的洗涤、护肤品

婴幼儿皮肤娇嫩、皮脂分泌少，不宜使用刺激性强的洗涤用品。洗脸、洗手后不宜用成人护肤品或化妆品，应使用儿童护肤品。婴幼儿不宜烫发、染发和戴首饰。

知识拓展

帝曰：藏象何如？

岐伯曰：

心者，生之本，神之变也；其华在面，其充在血脉，为阳中之太阳，通于夏气。

肺者，气之本，魄之处也；其华在毛，其充在皮，为阳中之太阴，通于秋气。

肾者，主蛰，封藏之本，精之处也；其华在发，其充在骨，为阴中之少阴，通于冬气。

肝者，罢极之本，魂之居也；其华在爪，其充在筋，以生血气，其味酸，其色苍，此为阳中之少阳，通于春气。

脾、胃、大肠、小肠、三焦、膀胱者，仓廪之本，营之居也，名曰器，能化糟粕，转味而入出者也，其华在唇四白，其充在肌，其味甘，其色黄，此至阴之类，通于土气。

凡十一藏，取决于胆也。

——《黄帝内经·素问·六节藏象论篇》

本章小结

婴幼儿正处于生长发育阶段，与成人相比，无论是身体外形还是体内器官的解剖生理特点都有着很大的不同。本章重点介绍了婴幼儿呼吸系统、消化系统、心血管系统、泌尿系统、运动系统以及皮肤的特点和保健。只有掌握了各系统正常的解剖生理特点，才能更好地判断婴幼儿身体是否处于正常状态，并有针对性地实施科学、合理、有效的卫生与保健。

思考与练习

1. 如何做好婴幼儿呼吸系统的卫生与保健？
2. 根据婴幼儿消化系统的发育特点，试述如何做好婴幼儿消化系统的卫生与保健。

3. 如何对婴幼儿的皮肤进行保健和护理？

4. 小明在玩游戏时，不慎脚下一滑，眼看就要摔倒，一旁的老师见状快速地抓住小明的左手并拉住了他，小明虽然没有摔倒，却哭闹着一直叫痛，左手也不敢动弹了。老师赶快把小明送到医院，医生诊断为“桡骨小头半脱位”，俗称“牵拉肘”。医生立刻给小明进行手法复位，很快，小明不叫痛了，左手也活动自如了。

请你根据所学知识回答：

（1）什么是牵拉肘？

（2）为什么婴幼儿易发生牵拉肘？针对婴幼儿运动系统的发育特点，日常生活中应注意做好哪些保健措施？

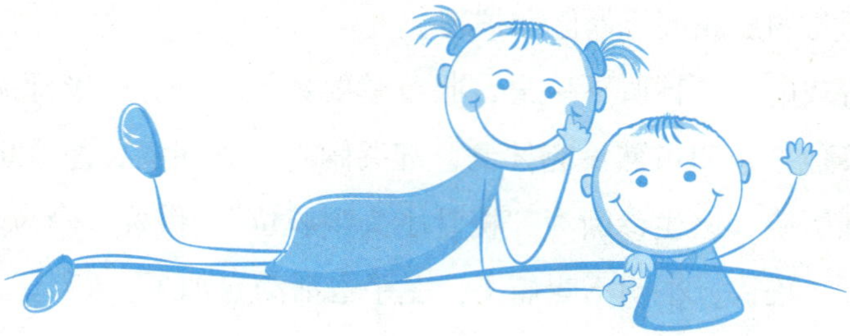

第四章　婴幼儿各年龄期特点与保健

学习目标

1. 掌握婴儿期特点与保健。
2. 熟悉幼儿期特点与保健。
3. 了解学龄前期特点与保健。

学习重难点

掌握婴儿期特点与保健。

学习方法

1. 拓展资料法：利用信息化手段，查找胎儿生长发育视频，了解孕产保健知识，加深对孕妇及胎儿的认知，重视母乳喂养和婴儿养育。

2. 练习法：完成学习任务，并利用所学对婴幼儿各年龄期的特点与保健进行科学的评估，做到理论与实践相结合。

教学建议

1. 讲授法：重点讲授婴幼儿各年龄阶段的特点、卫生与保健，提高学生学习兴趣。

2. 直观演示法：结合现代信息技术，呈现婴幼儿不同年龄阶段生长发育案例，分析讨论、科学评估婴幼儿生长发育的年龄特点，探讨其卫生与保健。

3. 读书指导法：阅读儿科学、儿童保健学、学前卫生学和科学育儿等方面的图书，全面了解婴幼儿发展特点。

4. 任务驱动法：（1）关注新媒体公众号，利用公众号的案例进行课堂讨论，增加学生兴趣，使其积极学习；（2）理论与实践相结合，到妇幼保健院见习，根据所学对婴幼儿各年龄阶段的生长发育进行科学的评价和判断。

本章导学

婴幼儿是祖国的未来、民族的希望。熟悉婴幼儿各年龄期的生长发育特点和保健措施是科学育儿的基础，是优生优育的保障。人体从卵细胞受精开始到胎儿娩出，再到婴幼儿各期都发生着巨大的变化，这是一个连续渐进的动态过程。那么，在这个过程中都会发生哪些变化呢？这就是我们下面要学习的内容。

三月名之何？天道一时，物有其变，人生三月，目煦亦能咳笑，与人相更答，故因其始有知而名之。

——《白虎通义·姓名》

人自出生到 6 岁这段时期称为婴幼儿期。婴幼儿期是人生的基础时期，也是人生重要的特殊时期。从胎儿期到新生儿期、婴儿期、幼儿期都处在快速生长发育的过程中，其解剖生理特点在各个年龄期都发生着很大的变化。但婴幼儿各个器官、系统又尚不成熟，机体抵抗力低下，婴幼儿的自我保护意识不足，容易发生各种疾病和意外伤害。关心婴幼儿成长，保障婴幼儿健康，提高婴幼儿素质，是国家的重要举措。因此，需特别重视与加强婴幼儿卫生与保健。

第一节　婴儿期特点与保健

婴儿期是儿童生长发育最快的时期。此时，各系统器官的生长发育虽然也在持续进行，但是不够成熟、完善，尤其是消化系统常常难以适应对大量食物的消化吸收，容易发生消化道功能紊乱。同时，婴儿体内来自母体的抗体逐渐减少，自身的免疫功能又尚未成熟，抗感染能力较弱，易发生各种感染和患传染性疾病。

一、婴儿期特点

从胎儿娩出脐带结扎至出生 28 天为新生儿期，从出生 28 天至 1 周岁为婴儿期。按年龄划分，新生儿期实际包含在婴儿期内，为婴儿期中的一个特殊时期。

（一）新生儿期特点

正常新生儿出生时的体重为 2.5 ～ 4kg，身长为 46 ～ 52cm，头围大约 33cm，胸围比头围略小 1 ～ 2cm。此时期，新生儿刚刚脱离母体，其内外环境发生了根本性变化，而其本身对外界环境适应能力不够成熟，加上分娩过程中的损伤、缺氧、感染以及先天畸形等原因，日龄越小，发病率和死亡率越高。死亡的婴儿中约 2/3 是新生儿，小于 1 周的新生儿的死亡数占新生儿死亡数的 70% 左右。故新生儿保健是婴幼儿保健的重点，出生后 1 周内的新生儿保健是婴幼儿保健的重中之重。

正常新生儿具有以下特点。

1. 皮肤

新生儿出生时皮肤红润、柔嫩、具有弹性，表面角质层发育不良，出生后与外界环境接触受到刺激，很容易充血，出现新生儿红斑，手脚微带青色，一般持续 1 ～ 2 天后逐渐消退。

2. 脐带

正常情况下，新生儿脐带会在结扎后两到三周脱落，血管闭锁形成韧带。脐带外部伤口向内凹陷形成肚脐。

3. 体温

新生儿体温调节中枢发育尚不完善，皮下脂肪较薄，保温能力差，体表面积相对较大，很容易受外界温度影响而导致体温不稳定。出生后 1 小时体温可降低 2℃，如环境温度适宜，体温可回升到 36℃～ 37℃；如环境温度过低，可致低体温、低氧血症、低血糖、寒冷损伤综合征等；如环境温度过高，可致脱水热。

4. 呼吸和心率

新生儿呼吸频率通常比成年人快，安静时达到 40 ～ 60 次 / 分钟，且呼吸模式不规则，可出现以下表现：

（1）深呼吸。

（2）呼吸频率低于 60 次 / 分钟。

（3）呼吸停顿时间低于 6 秒。

（4）嘴唇和指甲颜色没有发红或发青现象。

（5）偶尔会用急速深呼吸来舒展肺部。

对于新生儿来说，这些都是正常现象。新生儿心率较快，可达到 120 ～ 140 次 / 分钟，出生后几天偶尔还可听到心脏杂音。

5. 其他

（1）生理性体重下降。新生儿出生 1 周左右，由于排出大小便、进食量少等适应性原因，体重比出生时略低，大约 2 周可恢复到出生时体重。

（2）生理性黄疸。约半数新生儿在出生后 2 ～ 3 天出现黄疸，皮肤、巩膜发黄，大小便颜色正常，一般持续 7 ～ 10 天消退。如果黄疸出现过早或消退过晚，或者消退后又出现，就是病理性黄疸，应该尽早就诊。

（3）马牙。新生儿的上颚或牙龈边缘可出现一些由上皮细胞堆积形成的灰白色小颗粒，俗称马牙或板牙，无不良影响，过一段时间会自行消退。

（4）部分新生儿于出生后数日出现乳房肿胀，甚至分泌乳汁，一般 2 ～ 3 周自行消退。

（5）女婴“假月经”。有的女婴出生后 2 ～ 3 天自阴道排出血性分泌物，可持续 1 ～ 2 天。若血性分泌物较多，可用棉花蘸低浓度高锰酸钾溶液清洗外阴。

（二）婴儿期特点（出生 28 天 ～ 1 周岁）

1. 生长发育迅速，营养需求高

婴儿期是生长发育极其旺盛的时期，因此对营养的要求相对较高。婴儿身长在一年中增长 50%，体重增长 2.2 倍，头围增加 12 厘米。由于生长发育快，婴儿对糖类和蛋白质的需求特别高，若这两类物质供给不足，容易发生营养不良和生长发育落后；同时，虽然婴儿对糖类、蛋白质需求高，但由于消化、吸收功能尚未发育完善，很容易发生消化紊乱、腹泻和营养不良而影响生长发育。

2. 感知觉与行为发育快

1 个月大的婴儿可俯卧抬头片刻，到 4 个月时抬头很稳；3 个月时，视线能随鲜艳

的物体移动，能转头寻找声源和分辨妈妈的声音；2～3个月时能被逗笑；6个月左右时能理解一些词语；7～8个月时能注视周围更多的人和物，会将注意力集中在感兴趣的物体上，知道玩“躲猫猫”游戏，还可以自己坐稳、爬行；10个月时能扶着站起来；9～12个月时能说简单的词语；12个月时知道要求成人带自己出门玩，并可以独自走路，但行走不够稳。

3. 免疫功能尚不成熟

6个月后的婴儿从母体获得的被动免疫抗体逐渐消失，而后天获得的主动免疫功能尚未成熟，因此，容易发生各种感染和患传染性疾病。

二、婴儿期保健

婴儿期的保健与护理重点是促进婴儿早期发展。家庭是婴儿期保健的主体，所以要加强科学育儿知识的推广，以提高父母的育儿水平。

（一）新生儿期保健

1. 注意保暖

由于外界环境的温度要明显低于母亲子宫内的温度，出生后，外界冷空气刺激会消耗新生儿体内脂肪，早产儿会出现硬肿症，因此，要积极为新生儿保温。刚出生的新生儿要包裹得稍厚一些，一两天后再逐渐减少包裹物。新生儿居室应保持空气清新、清洁，温度与湿度应随气候的变化进行调节。有条件的家庭在冬季应使室内温度保持在20℃～22℃、湿度以55%～60%为宜，无条件者可用热水袋保暖。衣被应轻软且保暖，要随着气温高低调节室内温、湿度及更换衣被。新生儿若出现不明原因的哭闹不安，应查看是否与室内温度过高、穿得过多、空气不流通带来的不适有关。新生儿的衣服宜宽大、便于穿脱，冬衣宜保暖，内衣和尿布宜选用柔软、透气又保暖的棉制品（内衣领口须低于颈脖），棉制品对新生儿皮肤刺激小，可以减少过敏现象。

由于新生儿体温调节功能尚不够健全，因此不能穿得过厚、包裹过严，否则可能会导致体温过高而中暑。传统的包裹方法“蜡烛包”将新生儿四肢捆紧，不利于新生儿生长发育，正确的包裹方法如下：将包被和衣服平整有序地铺在床上，让新生儿平躺在衣物上，兜上尿布，将新生儿的一只胳膊轻轻抬起，顺着胳膊的弯曲先向上然后向外侧深入袖子，用同样的方法再穿好另一只袖子。合上衣襟，把后面的衣服拉平。穿好外衣，用包被从新生儿的腋下宽松地包裹下身，保证家长或护理人员的手指能自由伸入，新生儿的双腿能够自然弯曲、自由活动。然后再用被子盖好，以新生儿手不发凉、不出汗，腋下体温在 36.5℃～ 37.5℃为宜。

2. 科学喂养

新生儿出生后应尽早吸吮母乳。早期吸吮可促进母乳分泌，提高母乳喂养率。正确的哺乳方法可维持良好的乳汁分泌，满足新生儿生长需要。母乳确实不足或无法进行母乳喂养的，可选用配方奶粉喂养。如果是低体重新生儿，则需要增加夜间喂奶的次数和时间，但出现新生儿生理性体重下降时则不需要。如果新生儿每天至少尿湿尿片 6 次，说明奶量充足。此外，要根据季节和新生儿状况逐渐增加户外活动时间，以使新生儿获得天然维生素 D。纯母乳喂养的新生儿 2 周后每天应补充维生素 D400 国际单位；乳母要多吃蔬菜、水果，适当补充维生素 K，以免婴儿发生维生素 K 缺乏性出血。值得注意的是，乙肝“大三阳”的母亲不宜喂养母乳，但乙肝病毒慢性携带者不受限制。哺乳方式包括卧位哺乳、坐位哺乳、乳旁加奶，同时注意减少溢乳；有时还需要挤奶，以减轻乳房胀痛或母婴分离时保持泌乳。

（1）卧位哺乳。母亲取舒适侧卧位，新生儿面向母亲，鼻尖对乳头。母亲用靠床铺的手臂搂住新生儿，上面的手呈“C”形托住乳房，用乳头触碰新生儿嘴唇，在新生儿张大嘴的瞬间，把乳头及大部分乳晕送至新生儿口中。让新生儿吸空一侧乳房后，再吸另一侧乳房。

（2）坐位哺乳。母亲坐在舒适的椅子上，后背紧靠椅背，双脚平放在脚凳上，身体放松，用手臂托住新生儿的头、肩及臀部。新生儿的脸对着乳房，鼻子对着乳头。母亲把手贴在乳房下的胸膛上，托起乳房的底部，用乳头触碰新生儿嘴唇，在新生儿张大嘴的瞬间，把乳头及大部分乳晕送至新生儿口中。

（3）乳旁加奶。对母乳不能满足新生儿需要者，建议采用乳旁加奶的办法。奶粉冲调好后，取吸管一端置入奶中，另一端放于乳房旁，让新生儿在吸住乳头的同时含住吸管，随婴儿吸吮乳头，奶汁顺利吸入。注意吸管粗细要适当，避免吸吮过快而引起呛咳。

（4）减少溢乳。新生儿溢乳是一种生理现象，随着月龄增加会自然消失，不必治疗。为减少溢乳，可在喂奶前先换好尿布，喂完后将新生儿直立抱起，轻拍背部 1 ～ 2 分钟，排出胃内空气以防吐奶。新生儿打嗝后再轻轻放下，尽量少翻动新生儿体位。

（5）挤奶法。要注意卫生，挤奶前一定要洗手。挤奶的方法主要有以下两种：1）手挤奶法。母亲身体略向前倾，用手托起乳房，拇指放在乳头的上方乳晕外，食指放在乳头下方晕边上，有节奏地挤压、放松，沿乳头周围转动挤压所有乳窦，以便挤空每根乳腺管内的乳汁。2）吸奶器挤奶法。先挤压橡皮球内的空气，然后把玻璃管口罩在乳腺上，紧贴乳晕周围的皮肤，挤压、放松橡皮球数次，即可看到乳汁流出。

3. 更换尿布

更换尿布的具体方法是：打开尿布，用左手轻轻抓住新生儿的两只脚，轻轻提起两腿，使臀部离开尿布，打开尿布仔细检查是否尿湿。尿湿的尿布颜色会由白色变为淡黄色，提起尿布感觉较重。如果需要更换则把尿布撤下，然后用湿纸巾擦净新生儿臀部，或用温水、小毛巾洗净臀部。女婴要从前向后擦，以免粪便污染外阴；男婴要将阴囊上粘有的粪便轻轻擦净，最后换上新尿布。尿布松紧以紧贴婴儿腹部为宜，若使用纸尿裤，应注意随体重增长更换不同型号纸尿裤。注意动作轻柔和保温，尿布不要覆盖在脐带残端上。

4. 保护囟门

新生儿囟门因没有组织保护，损伤后易引起颅内感染，可危及生命。为新生儿洗头时动作应轻柔。囟门可以用手轻轻抚摸，通过抚摸囟门可以判断新生儿的健康状况。正常情况下，囟门平坦无张力，如果摸上去紧绷或凸起，说明颅内压增高；如果前囟凹陷，说明脱水或极度营养不良。

5. 应对哭闹

新生儿哭闹的常见原因有：饥饿、哺乳不当、鼻塞致吸奶困难、要求爱抚、口渴、大小便、强烈的外界刺激等。若新生儿发出尖叫伴喷射性呕吐，可能有颅脑疾病；若只能发出低弱的呻吟，提示病情严重。上述两种情况都应立即送医院诊治。

6. 精心沐浴

新生儿新陈代谢旺盛，通过洗澡、按摩可以保持皮肤清洁和促进神经系统发育，一般从出生后第 2 天起即可开始洗澡。洗澡前后的注意事项如下：

（1）时间。洗澡可在上午 10 点到下午 2 点，选择两次喂奶中间进行，可以避免婴儿因体位变动而溢奶。时间不宜过长，一般为 5 ～ 10 分钟。

（2）室温。洗澡时室温宜控制在 24℃～ 28℃，夏季避免直接吹风，冬季警惕煤气中毒。

（3）水温。水温宜控制在 38℃～ 40℃，可用肘部试水温，略高于人体温度即可。

（4）频率。一般 1 次 / 日，夏天可增加 1 ～ 2 次。

（5）顺序。1）洗头：注意保护耳朵，防止进水。2）洗脸：由内向外擦洗眼睛，再擦嘴和鼻子，最后擦耳朵，然后用纱布清洗全脸。3）洗身体：按照自上而下的顺序先洗脖子、腋下、四肢、胸腹部，然后洗后背，最后洗屁股。

（6）注意保温和新生儿安全，勿使水注入耳鼻内，防止水吸入气管引起吸入性肺炎，浴水也不能直接冲在新生儿肚脐上。

7. 脐部护理

新生儿脐带未脱落之前，可用棉签蘸 75% 的酒精从脐窝由内向外旋转消毒，保持脐部清洁干燥，一般两到三周，脐带自然脱落。如脐周皮肤潮红，脐带残端有脓性分泌物或有鲜血流出，需及时到医院就诊。

8. 正常生理反射

（1）拥抱反射。健康婴儿出生后 3 个月内均存在拥抱反射，表现为托起新生儿身体然后快速下降，新生儿会伸展双臂呈拥抱状，或新生儿平卧时遇有突发的强声，亦会出现两臂外展伸直，手指张开，继而两臂呈拥抱状。

（2）吸吮反射。又称觅食反射，用手指触及新生儿口唇时，可引起新生儿张口转头及口唇做吸吮状。此反射出生就存在，一般 4 ～ 7 个月消失。

（3）握持反射。用手指或笔放在新生儿手心或足心时，会引起新生儿手指或足趾强直性屈曲。此反射出生时就存在，2 ～ 3 个月后逐渐减弱，6 个月消失。

（4）爬行反射。新生儿可出现以腹部为支点的匍匐动作。2 ～ 4 周开始减弱，4 ～ 5 个月完全消失。

9. 体检接种

（1）全身体检。新生儿出生时医院会进行全身体检，主要检查新生儿是否发育健全、有无先天性残疾或疾病等。

（2）新生儿筛查。1）听力筛查：出生时，初次筛查是耳声发射检测；出生 42 天时，需加做听性脑干反应阈值检测，若两项检查均正常，可排除听力障碍。2）疾病筛查：给新生儿喂奶 72 小时后，采集足跟血做新生儿疾病筛查，筛查项目包括先天性甲状腺功能低下和苯丙酮尿症。

（3）接种疫苗。1）接种乙肝疫苗：出生后医院会立即给新生儿接种乙肝疫苗，之后分别于 1 个月和 6 个月时再接种一次。对于乙型肝炎表面抗原（HBsAg）阳性和乙型肝炎 E 抗原（HBeAg）阳性母亲的婴儿，注射高效乙肝免疫球蛋白（HBIg）与乙肝疫苗联合剂对阻断乙肝病毒的母婴传播效果较好。2）接种卡介苗：新生儿在出生 24 小时后接种卡介苗，接种后 3 ～ 4 个月应到结核病防治中心检查卡介苗接种质量。

（4）注射维生素 K_1。给新生儿肌肉注射维生素 K_1，每日 1 次，每次 2mg，连续 3 天，以防治新生儿出血症。

10. 正确抚触

新生儿抚触不仅可以促进新生儿生长发育，还可以使新生儿得到生理上的满足和心理上的安慰，从而促进神经系统发育，增强免疫功能。出生 24 小时后就可以开始抚触，每日 2 次，每次 10 ～ 15 分钟，在两次哺乳间进行；室温控制在 26℃～ 28℃为宜，抚触时注意给新生儿保暖，抚触前要洗净、搓暖双手。

（二）婴儿期保健（出生 28 天 ～ 1 周岁）

1. 婴儿出生 28 天～ 6 个月的保健

（1）合理喂养。世界卫生组织目前推荐纯母乳喂养至 6 个月，母乳喂养可持续至 2 岁。母乳是最适合婴儿发育的天然食物，不仅可以供给婴儿营养，还含有供婴儿利用的现成物质，如脂肪酶、分泌型免疫球蛋白 A（SIgA）等，直至婴儿可以自己合成，这说明母婴间存在一种天然的生理生化关系，母乳喂养是婴儿从胎儿时期完全依赖母亲摄取营养和断脐后完全独立生活的一种过渡性营养方式。因此，建议在 6 个月前对婴儿实行纯母乳喂养，根据实际情况也可采取人工喂养或混合喂养的方法。某些营养素在母乳中不足，需额外补充，包括维生素 K、维生素 D、钙及 DHA。胎儿娩出后 1 小时内就可以开始母乳喂养。喂养根据婴儿需要进行，不分昼夜，不必定时定量，每次吃奶时间以 15 ～ 20 分钟为宜。判断婴儿是否吃饱可以看以下四个方面：1）喂奶时妈妈能感受到婴儿在吸吮，并听到吞咽声。2）婴儿吃饱后情绪好、活泼或者能安静地睡上两三个小时。3）婴儿每天有 6 次以上的排尿和 2 ～ 3 次大便，大便正常，为黄色软膏状。4）婴儿的体重每天稳定增长约 18g、每周 125g 以上。

（2）定期体检。6 个月以内的婴儿，建议每个月进行一次体格检查，观察其生长及营养状况，及时纠正偏离。注意按时预防接种。

（3）培养生活技能，促进各项技能发育。此时期婴儿的养育重点是：1）婴儿容易感到紧张与孤独，应创造一个非常安全的环境。2）注意全脑开发，在日常生活中多与婴儿交流，可以使用一些早教歌曲，但注意音量不宜太高，控制在 30 分贝以下。3）婴儿颈部肌肉逐渐由柔软变得坚硬，可通过帮助婴儿做主动和被动体操来促进这一过程；婴儿游泳要在正规的婴儿游泳师指导下进行。4）要善于分辨婴儿的哭声。5）避免过度喂养。6）帮助婴儿建立正常的生物钟。

（4）注意生长发育异常信号。此时期婴儿生长发育的异常信号有：1）对很大的声音没有反应。2）2 ～ 3 个月大时不注视人脸，不注视自己的手。3）3 个月大时面对面逗不会笑，俯卧位头不能抬起 45° 以上，不会咿呀发声，仰卧位头眼不能水平追视移动玩具转动 180°。

2. 婴儿 7 ～ 12 个月的保健

7 ～ 12 个月的婴儿处于转奶的关键期，应科学添加辅食，把握“适时、适量、不强喂”的原则，同时注意该阶段婴儿的早期教育。婴儿 7 ～ 9 个月时处于学习咀嚼的关键期，应着重训练其咀嚼功能；婴儿 10 ～ 12 个月时进入转奶晚期，需要一日三餐，奶量 500ml 左右。同时，要训练婴儿用饮水杯喝水，注意预防食物中毒、肺炎及婴儿腹泻。

（1）婴儿辅食添加方法。婴儿 6 个月后可开始添加辅食。添加辅食应遵循从少量到适量、从稀到稠、从细到粗、从一种到多种循序渐进的原则。婴儿生病时暂缓添加辅食。添加新品种食物最好在上午 10 点或下午 5 点左右。

（2）婴儿辅食制作原则。给婴儿制作辅食应做到以下几点：1）制作辅食的用具都应当用清洁剂洗净，并充分漂洗干净。2）食材应当选择应季天然新鲜果蔬、质优可靠的食品。3）烹饪者应健康，手上无伤口。4）婴儿食品应单独制作。5）有些食品如肝泥保存在冰箱中，最好在 48 小时内食用，过期食品应毫不犹豫地丢弃。

（3）定期体检。婴儿 6 个月以后应每 2 ～ 3 个月体检一次，婴儿体检应坚持使用生长发育监测图，观察其生长及营养状况。同时，建议进行血红蛋白检查。

（4）坚持预防接种，预防感染。婴儿在一岁之内要完成基础免疫疫苗接种，增强对传染病的免疫力。坚持母乳喂养也是增强婴儿抵抗力的重要途径。

（5）注意疾病的预防。此时期的疾病预防包括：1）预防贫血。提倡母乳喂养；食用铁强化食品；合理添加含铁丰富的辅食；早产儿、双胎儿、低出生体重儿应在 2 ～ 3 个月时及早补充铁剂。2）预防佝偻病。孕妇及乳母多晒太阳，多摄入富含维生素 D 和钙的食物或在食物中添加维生素 D 和钙剂；婴儿满月后应开始户外活动；婴儿从半个月开始应每日补充维生素 D400 国际单位，早产儿、双胎儿可在维生素 D 检测指导下每日补充 800 国际单位；3 个月起可适当补充钙剂。

第二节　幼儿期特点与保健

一、幼儿期特点

从 1 岁至 3 岁为幼儿期。幼儿期是社会心理发育最迅速的时期。由于感知能力和自我意识的发展，幼儿对周围环境产生好奇，乐于模仿。此时期，幼儿体格生长发育速度有所减慢，行为发育迅速，开始学习走、说、解决问题和人际交往，最大的特点是喜欢独立、好奇、违拗，喜欢自己动手，常常说“不”；消化系统功能仍不够完善，营养需求量相对较高，继续向成人食物转换；危险识别和自我保护能力不足，意外伤害发生率高。

（一）体格生长发育速度减慢

幼儿 1 ～ 3 岁体格生长发育速度较前稍减慢，第二年身长增加 10cm、体重增加 2.5 ～ 3.5kg；第三年身长增加 8cm，体重增加 2kg 左右。骨骼加速钙化，前囟一般在 1 ～ 1.5 岁时闭合，最晚不超过 2 岁。乳牙在 2 岁左右全部出齐，由母乳喂养转为普通食物喂养。

（二）神经系统发育迅速

这一时期的幼儿，神经心理发育迅速，智能发育较快，脑功能发育较成熟。同时，由于生活范围扩大、与周围环境的接触增加，幼儿动作迅速发展，从走路不稳到走得很稳，并且开始学习跑、跳，到 3 岁时走、跑、跳能运用自如，能单足站稳、单足跳跃。幼儿接触的事物增多，也促进了语言、思维和交往能力的发展，幼儿期是个性形成、语言发展的关键时期，因此也是进行早期教育的重要时期。但由于好奇心强和识别危险的能力较差及运动能力不完善，幼儿容易发生危险，故成年人要多加保护。幼儿活动范围扩大，但免疫力仍然较低，患传染病的机会增多。

（三）消化腺及肾功能发育逐渐成熟

幼儿 2 岁左右时，胃蛋白酶、胰脂肪酶、胰淀粉酶达到成人水平，平均能量需要量为每天 5 460kJ。幼儿 1 岁后肾小球滤过率、尿素清除率、最大肾小管清除率达到成人水平。此阶段幼儿消化系统功能仍不完善，幼儿对营养的需求量仍然相对较高，因此适宜的喂养仍然是保证幼儿正常生长发育的重要环节。

（四）生殖系统无明显发育

婴幼儿生殖系统从出生后直到青春期前几乎处于静止期，保持幼稚状态。

二、幼儿期保健

（一）合理营养

喂养幼儿如果不注意膳食质量，不保证充足的营养供给，则容易发生幼儿体重增长缓慢，甚至出现营养不良的问题。因此，幼儿的膳食必须能供给足够的热量和各种营养素，以满足体格生长发育、神经心理发育和活动增多的需要。但幼儿在乳牙尚未出齐前，咀嚼能力和胃肠消化功能较弱，因此，食物宜细、软、烂。同时，要为他们安排均衡膳食。均衡膳食制备时必须达到下列要求：

（1）优质。膳食中必须有营养价值较高的各类食品。

（2）足量。保证满足机体生长发育需要的足够进食量和达到供给量标准的 80% 以上的营养素摄入量。

（3）各种营养素的比例要适当、合理。三大提供热量营养素的正确比例是，蛋白质提供的热量占总热量的 10% ～ 15%；脂肪占 25% ～ 35%；碳水化合物占 50% ～ 60%。

此外，还需要注意培养他们良好的进食习惯和卫生习惯。鼓励幼儿用餐具进餐，按时进餐，进食时间不宜超过 30 分钟，不吃零食、不偏食挑食。

（二）培养良好生活习惯

幼儿 1 ～ 3 岁是各种习惯形成的重要时期，恰当的喂养行为不仅可以为幼儿生长发育提供充足的营养，对幼儿以后生活习惯的形成也起到决定性作用。2 ～ 3 岁时，幼儿的大脑皮质控制功能较之前有了很大的发展，幼儿可逐渐控制排便。此时，培养幼儿的独立生活能力和良好的生活习惯，可为适应幼儿园独立生活做准备，如睡眠、进食、沐浴、游戏、户外活动等。同时，可进行幼儿卫生习惯的培养，如饭后漱口、刷牙，饭前便后洗手等。

（三）促进语言和运动能力的发展

1 ～ 3 岁是幼儿动作和语言发展的重要时期，及时教会幼儿说话与促进幼儿动作发展是这个时期的重要任务，所以要重视与幼儿的语言交流。可通过游戏、讲故事、唱歌等活动帮助幼儿学习语言。要注意选择促进小肌肉动作协调发育的玩具，如滑梯、球、拖拉车、积木、插棍、木马等；选择形象玩具如炊具、积木、娃娃、听诊器等，可发展幼儿的想象、思维能力。如果 1.5 岁的幼儿还不会说话，或 2 岁幼儿的词汇量少于 30 个，或 3 岁时词汇量少于 50 个，或出现构音不清等情况，则属于语言、言语发育迟缓。

（四）定期健康检查

体重、身长等生长发育指标反映了幼儿营养和健康状况，幼儿期需继续定期进行健康体检。应指导家长坚持使用生长发育监测图，并了解监测图的重要性，及时监测幼儿肥胖以及营养不良等营养性疾病的发生。每 3 ～ 6 个月进行一次体格检查，筛查缺铁性贫血，进行眼保健和口腔保健。同时，注意预防异物吸入、烫伤、跌伤等意外伤害的发生。

（五）预防接种和增强体质

1 岁以内预防接种的基础免疫已基本完成，1 岁后需根据每种菌苗或疫苗接种后的免疫持续时间，按期进行强化接种，加强免疫，如 1.5 ～ 2 岁进行百白破疫苗强化接种。

另外，根据传染病流行病学、卫生资源、经济水平、家长的自我保健需求等，还可为幼儿接种乙脑、流脑、风疹、腮腺炎、水痘、肺炎、B 型流感等疫苗。

（六）预防意外伤害

婴幼儿天生活泼好动、好奇心强、判断能力差，若家长安全意识淡薄、教育和监管不到位就容易导致意外伤害的发生。因此，要积极进行宣传，加强教育、监护，预防婴幼儿意外事故的发生，如 3 岁以下幼儿尽量不食瓜子、花生等食物，以防异物吸入引起窒息；不宜让幼儿独自外出或留在家中，以免发生危险；注意检查幼儿活动环境与设施中是否有导致幼儿烫伤、跌伤、溺水、触电、中毒的危险因素，如是否有随意丢放的农药瓶。

第三节　学龄前期特点与保健

一、学龄前期特点

从 3 岁至 6 ～ 7 岁入小学前为学龄前期，相当于幼儿园阶段。

（一）体格发育速度较缓慢

学龄前期幼儿体格发育减慢，但四肢生长较快，6 岁幼儿腿长可占身高的 44.6%，身高每年增加 4 ～ 6cm，体重每年增加 1.5 ～ 2.5kg。此阶段，幼儿眼功能发育基本完成，视深度逐渐发育成熟，但眼的结构、功能尚有一定的可塑性，眼保健是这一时期的重点内容之一。同时，中枢神经系统的功能逐渐完善，听觉发育完善，使得语言和行为的发展出现飞跃；智力发展增快，理解能力逐渐加强，求知欲强、好奇心强、模仿性强，也能学习简单的文字、图画及歌谣，为进入小学学习打下基础；运动的协调能力逐渐完善，可以从事一些较细致的手工活动和轻微的劳动。

（二）心理发展日趋成熟

学龄前期幼儿脑发育接近成人，语言、思维、想象力日趋成熟，能用语言和简单的文字表达思想，遇到问题和困难时，会出现问题语言（自言自语）。情绪开始符合社会规范，社会性情感得到一定发展，逐渐产生道德感、理智感和美感。随着思维、语言和社会情感的发展，以及在教育的作用之下，理性意志开始萌芽，个性开始形成，性格内、外向及情绪稳定性进一步分化。当幼儿主动行为失败时，会产生失望和内疚，此时成人的态度对幼儿的自信心发展非常重要。这一时期幼儿的注意力保持时间较幼儿期相对延长，约保持 20 分钟。

（三）免疫活跃，体质增强，意外伤害概率增大

这一时期，幼儿淋巴系统发育很快，免疫活跃，体质增强，但易出现免疫性疾病（如风湿热、肾炎等）。因幼儿生活范围日益扩大，喜欢探索、模仿，又无安全防范意识，溺水、烧伤、坠落等意外事故时有发生。

二、学龄前期保健

学龄前期幼儿的智能发展快、独立活动范围大，此阶段是性格形成的关键时期。因此，加强学龄前期幼儿的教育很重要，应培养其良好的学习习惯、想象与思维能力，使之具有良好的心理素质。

（一）合理膳食，保证营养

学龄前期幼儿膳食结构接近成人，可与成人共进主餐，每日 4 ～ 5 餐，包括 3 餐正餐，1 ～ 2 次点心；为满足此时期生长发育的需要，必须为他们安排平衡膳食，每日摄入的优质蛋白质需占总蛋白质的 1/2，其中乳类供能需占总能量的 1/3，约 105kJ/kg。另外，还要培养幼儿良好的饮食习惯。

（二）促进思维发展

学龄前期幼儿思维的主要特点是具体形象性。幼儿在 2 岁左右出现了思维的萌芽，其思维发展的每一步都和实际行动分不开，而且常常是通过从行动中“顿悟”来解决问题。3 岁以后，幼儿思维所依靠的行动逐渐概括化，解决问题过程中的某些具体行动往往压缩或省略。例如，在玩过家家的游戏时，幼儿端起碗来比画一下就算是吃饭了。5 岁以后，幼儿出现了抽象逻辑思维的萌芽，表现在分析综合、比较、概括等思维基本过程的发展，以及理解能力的发展等方面。为了促进这一时期幼儿思维的发展，成人要有计划地组织他们玩各种游戏。幼儿在游戏中模仿成人的各种活动，假想自己是社会中的某一个角色，体验着人与人之间的各种社会关系，从而在心理上得到一定的满足。这种心理活动及其行为表现，能够促进幼儿思维的发展。这一时期，幼儿的游戏有许多种，如运动游戏、建构游戏、角色游戏和表演游戏等。运动游戏有利于幼儿的身体发育，可以锻炼他们勇敢、机智、刚强的性格；建构游戏有利于培养幼儿的劳动习惯，可以发展

他们搭、插、垒等方面的技巧，还可以发展他们的感知、记忆和综合思维能力；角色游戏、表演游戏有利于加强他们对社会生活的理解，丰富想象力、促进语言发展，提高他们的创造性思维能力。

（三）加强学龄前期教育，培养良好的个性和品质

从学龄前期到小学是人生中的一个重要转折，幼儿的生活在许多方面都发生了变化。为了帮助幼儿尽快适应小学生活，家长和幼儿园老师要对幼儿进行入学前教育，包括：合理安排作息时间；培养良好的生活、学习习惯；注意发展想象与思维能力；培养与人交往、用语言表达自己的思想和意愿的能力；特别要注意培养生活自理能力。

（四）预防感染与事故

在托育机构参加集体生活的幼儿需要特别注意预防传染性疾病，如肝炎、麻疹、痢疾等。学龄前幼儿活泼、调皮，但机体发育尚未完善，动作协调性不够，又缺少生活经验，因而易发生意外事故，家长和保教人员应加强对幼儿的安全教育，预防意外事故的发生，如外伤、溺水、误服药物、食物中毒、触电等。

（五）疾病筛查

疾病筛查包括定期检查幼儿的视力、听力和牙齿，以及缺铁性贫血、遗尿症等疾病的筛查。

1. 低视力防治

如今电子产品已成为许多孩子的玩具，使幼儿的视力受到了很大的损害，父母应严格控制幼儿使用平板电脑、手机、游戏机等电子产品的时间。幼儿视力每 6 个月定期检查 1 次，一般用儿童视力表或标准对数视力表筛查，3 ～ 4 岁可用字母匹配法筛查；发现斜视或注视姿势异常者，或双眼视力差 ≥ 2 行、单眼或双眼视力低于正常时，需及时做进一步检查和治疗。

2. 听力筛查

儿童正常听力一般为 0 ～ 20 分贝。若听力在 21 ～ 35 分贝，为轻度听力障碍；36 ～ 55 分贝，为中度听力障碍；56 ～ 70 分贝，为重度听力障碍；71 ～ 90 分贝，为严重听力障碍；91 分贝以上，为极重度听力障碍。如果发现幼儿存在听力障碍，应尽早为其佩戴助听器，充分发展残余听力，培养幼儿使用助听器的习惯，并及早进行听力语言的康复训练。

3. 牙齿检查

这一时期，幼儿乳牙开始松动、脱落，恒牙依次萌出，应每年检查牙齿 1 ～ 2 次，

以便及时发现龋齿，及时予以治疗。同时，培养幼儿早晚刷牙、饭后漱口的良好卫生习惯，预防龋齿的发生。

4. 其他

幼儿每年健康体检时应做 1 ～ 2 次血红蛋白筛查及大小便常规检查，以预防缺铁性贫血、泌尿系统感染、肾脏疾病及寄生虫感染等疾病的发生。如幼儿 5 岁以后仍经常发生不随意排尿即为遗尿症，大多数发生在夜间熟睡时，称为夜间遗尿症，需进一步检查和治疗。

知识拓展

提抱之时，止是布衣，毋令受热。盖饥寒，小儿安乐法；饱暖，小儿疾病根。至于才能行步，便是花帽锦衣，缀以金珠，不止利其财者有不测之虑，而自小惯习此饰，稍长岂能布衣？且将厌旧喜新，终身骄奢，必以恶终矣。此难与昏愚父母道，爱子者必能知之。

——明・吕坤《四礼翼・冠前翼・蒙养礼・儿衣》

本章小结

婴幼儿期根据年龄依次可分为婴儿期、幼儿期与学龄前期。婴幼儿在各个年龄段都发生着较大的变化，具有各自的特点。婴儿期的主要特点是生长发育极其旺盛，对营养的需求量高，感知觉与行为发育快，免疫功能尚不成熟。幼儿期的主要特点是体格生长发育减慢，神经系统发育迅速，消化腺与肾功能逐渐成熟，生殖系统无明显发育。学龄前期的主要特点是体格发育速度较缓慢，心理发展日趋成熟，免疫活跃，体质增强，意外伤害概率增大。这些特点是我们做好婴幼儿保健工作的重要依据。

思考与练习

1. 烨烨是一名新生儿，烨烨妈妈也是一位新手妈妈，每次她给烨烨换尿布的时候烨烨都哇哇大哭，烨烨妈妈很苦恼。根据案例回答以下问题：

请你推测烨烨大哭的可能原因（至少 3 个），简述婴儿便后为其更换尿布操作过程中应注意的事项（至少 3 点）。

2. 小龙宝宝已经有 6 个月了，妈妈准备为他添加固体食物。根据案例回答以下问题：

（1）过早及过晚添加辅食会带来哪些危害？

（2）为婴儿添加辅食的原则有哪些？

3. 试述如何做好学龄前期幼儿的卫生与保健。

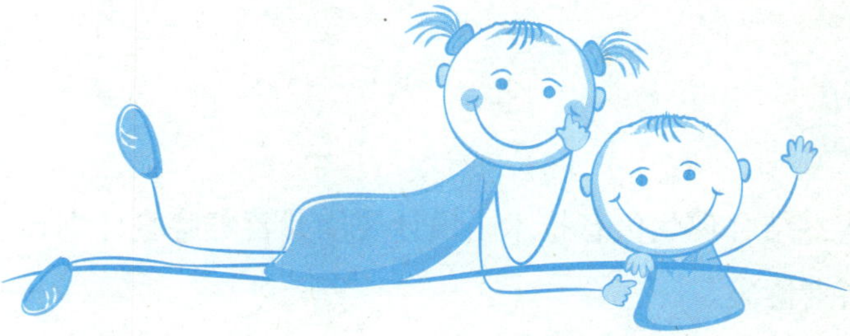

第五章　婴幼儿营养卫生

学习目标

1. 掌握婴幼儿营养需求的特点、喂养和膳食的卫生与保健。

2. 了解营养学的基础知识，根据婴幼儿膳食标准合理编制婴幼儿喜欢的食谱，培养婴幼儿良好膳食行为。

3. 对婴幼儿膳食与营养进行准确的评价。

学习重难点

1. 根据婴幼儿膳食标准合理编制婴幼儿喜欢的食谱。

2. 培养婴幼儿良好的膳食行为。

学习方法

1. 读书笔记法：提前预习，理清本章内容的知识结构，课后根据所学做出思维导图。

2. 拓展资料法：利用信息化手段，查找婴幼儿生长发育膳食营养知识及食谱方案。

3. 练习法：完成学习任务，并根据婴幼儿膳食与营养相关知识对婴幼儿营养健康进行科学的评价和判断，做到理论与实践相结合。

教学建议

1. 直观演示法：结合现代信息技术，设计婴幼儿营养膳食计划，分析讨论、科学判定婴幼儿的营养膳食情况。

2. 读书指导法：阅读营养学、科学育儿等方面的图书，全面了解婴幼儿营养膳食。

本章导学

婴幼儿正处于快速生长发育阶段，对各种营养素的需求量较大。但婴幼儿的各种生理机能尚未发育成熟，消化吸收功能较差，因而婴幼儿的膳食又有不同于成人的特殊要求。正在生长发育的婴幼儿，由于各种组织细胞都在不断增大，其营养需求相比成人要高。本章主要围绕婴幼儿营养需求的特点，介绍如何合理编制婴幼儿喜欢的食谱，培养婴幼儿的良好膳食行为，以达到保障婴幼儿健康、促进婴幼儿生长发育的目的。

故胎婴在腹，与母同呼吸、共安危，而母之饥饱劳逸、喜怒忧惊、食饮寒温、起居慎肆，莫不相为休戚。

——清 · 陈复正《幼幼集成 · 护胎》

第一节　营养学基础知识

一、营养学基本概念

（一）营养

人们摄取食物，进行消化、吸收和利用。营养能满足人体生命活动对能量的需求，提供细胞组织生长发育与修复所用的材料，并维持机体正常的生理功能。

（二）营养素

营养素是指食物中经过消化、吸收和代谢能够维持生命活动的物质。目前，已知的人体必需营养素有 40 多种，可分为：宏量营养素（蛋白质、脂类、碳水化合物）、微量营养素（矿物质，包括常量元素和微量元素；维生素）、其他膳食成分（膳食纤维、水）。其中，蛋白质、脂类、碳水化合物是能量的主要来源，又称为产能营养素；矿物质、维生素、水和膳食纤维又称为非产能营养素。近年来，膳食纤维的作用越来越受重视，有学者将膳食纤维单列出来，称其为第七类营养素。

（三）营养素需要量和供给量

营养素需要量是指维持机体正常生理功能所必需的营养素的最低需要量。营养素供给量是指为满足机体需要，通过每日膳食向机体提供的各类营养素的数量，是根据机体对营养素的需要量来确定的，供给量不仅要满足机体生理需要，还要考虑到食物生产和饮食习惯、个体差异及社会条件等因素。

二、营养素的分类

（一）产能营养素

1. 蛋白质

蛋白质是维持生命不可缺少的营养素，与各种生命活动和功能密切相关。蛋白质是构成人体组织、细胞的基本物质，也是体液、酶和激素的重要组成部分。一般情况下，人体每天所需能量有 10% ～ 15% 来源于蛋白质，但它不是主要供能营养素，只有在碳水化合物和脂类供能不足时，蛋白质才会向人体提供能量。

膳食中蛋白质的来源包括动物性食物和植物性食物，肉类、鱼类、奶类、蛋类是动物性蛋白质的主要来源；豆类、坚果类、谷类是植物性蛋白质的主要来源。其中，动物性食物中的蛋白质与豆类蛋白质所含的必需氨基酸比较齐全且比例适当，因此又称为优质蛋白。构成人体蛋白质的氨基酸主要有 20 种，除了与成人相同的 8 种必需氨基酸（亮氨酸、异亮氨酸、缬氨酸、苏氨酸、甲硫氨酸、苯丙氨酸、色氨酸、赖氨酸）外，婴儿的必需氨基酸还有组氨酸，早产儿的必需氨基酸还有胱氨酸、酪氨酸、精氨酸和牛磺酸。

食物中的蛋白质主要用于机体的生长发育和组织的修复。婴幼儿生长发育迅速，所需蛋白质也相对较多。新生儿期蛋白质需要量最高，以后随年龄增长逐渐下降；1 岁内婴儿蛋白质的推荐摄入量为 1.5 ～ 3g/（kg · d）；对婴幼儿来说，蛋白质所供给热量占每日总热量的 8% ～ 15%。为了满足机体生长需要，所摄取的蛋白质最好有一半是动物性蛋白质和豆类蛋白。中国营养学会推荐的儿童每日膳食中的蛋白质供应量如表 5－1 所示。

表 5－1　中国营养学会推荐的儿童每日膳食中的蛋白质供应量

年龄（岁）	蛋白质（克）	
	男	女
0～1	2～4 克 / 千克体重	2～4 克 / 千克体重
1～2	35	35
2～3	40	40
3～4	45	45
4～5	50	45
5～6	55	50
6～7	55	50
7～8	60～65	60

2. 脂类

脂类是脂肪、糖脂、磷脂、脂蛋白及固醇类的总称，它们的共同物理特性是溶于有机溶剂而不溶于水。脂类为机体第二产能营养素，是构成人体细胞的重要成分，是必需脂肪酸的来源和脂溶性维生素的载体，也是神经系统发育必不可少的物质，尤其对髓鞘的形成和脑功能的发育起着至关重要的作用。膳食中的脂肪可改善食物的口味，增强饱腹感，缩小食物体积，减轻胃肠负担。脂肪层在机体内犹如器官和神经组织的保护性隔离层，作为填充衬垫，可减少各器官相互之间的摩擦，并起到固定和保护作用。此外，脂肪组织导热性低，皮下脂肪可以防止体温快速散失，起到隔热、保温作用，保持体温恒定。成人体内脂肪占体重的 10%～20%。

膳食中脂类的来源主要是动物性脂类和植物性脂类两大类。其中，乳类、蛋黄、肉类、奶油、鱼类、肝类，以及猪油、牛油、羊油等是动物性脂类的主要来源，它们富含饱和脂肪酸和多种维生素且脂肪颗粒少，易于吸收利用；大豆油、花生油、菜籽油、芝麻油等是植物性脂类，它们是必需脂肪酸最好的来源，此外，坚果类也是植物性脂类的一大来源。必需脂肪酸包括亚油酸、α- 亚麻酸、花生四烯酸（AA），是人体不能合成、必须由食物供给的不饱和脂肪酸。亚油酸主要来源于植物油、坚果类（如核桃、花生），可衍生多种不饱和脂肪酸，如花生四烯酸；α- 亚麻酸主要存在于绿叶蔬菜、鱼类脂肪及坚果类，也可衍生多种 n-3 多不饱和脂肪酸，如二十碳五烯酸（EA）和二十二碳六烯酸（DHA）。

人体储存的脂肪与食物供给密切相关。新生儿的脂肪中不饱和脂肪酸少，喂哺母乳后逐渐与成人相近。婴儿每日每千克体重需要 4g 脂肪；6 岁以上儿童每日每千克体重需要 2.5 ～ 3g 脂肪。以乳类为主食的婴儿，脂肪所供给热量占每日总热量的 35% ～ 50%。随着年龄的增长，幼儿脂肪所供给热量占总能量比例逐渐下降，年长儿为 25% ～ 30%。

3. 碳水化合物

碳水化合物是能量的主要来源。碳水化合物可与脂肪酸或蛋白质合成糖脂、糖蛋白和蛋白多糖，从而构成细胞和组织。

膳食中的碳水化合物主要来源于植物性食物。粮谷类、薯类、根茎类、蔗糖、麦芽糖等都富含碳水化合物。6 月龄内婴儿的碳水化合物主要来源于乳糖、蔗糖、淀粉类。

婴儿所需碳水化合物的供给量相比成人要多。1 岁以内婴儿每日每千克体重约需 12g；2 岁以上幼儿每日每千克体重约需 10g；学龄前幼儿膳食中的碳水化合物所供热量占总热量的 50% ～ 60%（成人为 60% ～ 70%）。

（二）非产能营养素

1. 矿物质

人体内除碳、氢、氧、氮以外的元素称为矿物质，包括常量元素和微量元素。在矿物质中，人体内含量占体重 0.01% 以上的各种元素称为常量元素；在人体内含量很低，绝大多数占体重的 0.01% 以下者称为微量元素。

（1）常量元素。常量元素又称宏量元素，包括钙、磷、镁、钠、钾、氯、硫 7 种，其中钙和磷接近人体总重量的 6%，两者构成人体的牙齿、骨骼等组织。婴儿期钙的沉积高于生命的任何时期。0 ～ 6 个月的婴儿钙的适宜摄入量约为 200mg/d，1 ～ 4 岁幼儿推荐钙摄入量为 600mg/d，4 ～ 7 岁为 800mg/d。乳类是钙的最好来源，其次是大豆。

（2）微量元素。微量元素又称痕量元素，包括碘、锌、硒、铜、钼、铬、钴、铁、锰、镍、硅、锡、钒、氮等。微量元素在体内含量很少，需通过食物摄入，是酶、维生素必需的活性因子，参与激素的作用及核酸代谢，具有十分重要的生理功能。其中铁、碘、锌缺乏症是全球最主要的微量元素缺乏症。不同微量元素在体内分布不同，代谢、调节途径不同，检测方法复杂，不宜简单通过测血清水平来反映体内微量元素状况。

各种元素的作用和来源如表 5－2 所示。

表 5－2　各种元素的作用和来源

元素种类		作用	来源
常量元素	钙	为凝血因子，能降低神经、肌肉的兴奋性，是构成骨骼、牙齿的主要成分	乳类、豆类、绿叶蔬菜
	磷	是骨骼、牙齿、细胞核蛋白、各种酶的主要成分，协助糖、脂肪及蛋白质的代谢，参与缓冲系统，维持酸碱平衡	乳类、肉类、豆类、谷类
	镁	是构成骨骼、牙齿的成分，能激活糖代谢酶，与神经、肌肉兴奋性有关，为细胞内阳离子，参与细胞代谢过程，常与钙同时缺乏，导致手足搐搦症	肉类、豆类、干果、乳类
	钾	是构成细胞质的要素，维持酸碱平衡，调节神经、肌肉活动	果汁、紫菜、乳类、肉类
	钠、氯	调节人体体液酸碱性，调节水分交换，保持渗透压平衡	食盐、新鲜食物、蛋类
微量元素	铁	血红蛋白、肌红蛋白、细胞色素和其他酶系统的主要成分，帮助氧的运输	肝、蛋黄、血、豆类、肉类、绿色蔬菜
	铜	对制造红细胞、合成血红蛋白和铁的吸收起很大作用，与许多酶如细胞色素酶、氧化酶的关系密切，存在于人体红细胞、脑、肝等组织内，缺乏时引起贫血	肝、肉类、鱼类、谷类、豆类
	锌	为多种酶的成分，如与能量代谢有关的碳酸酐酶、与核酸代谢有关的酶，调节 DNA 的复制转录，促进蛋白质的合成，还参与和免疫有关的酶的作用	鱼类、蛋、肉类、禽类、麦胚、谷类
	碘	为甲状腺素主要成分，缺乏时引起单纯性甲状腺肿及地方性甲状腺功能减退症	海带、紫菜、海鱼等
	硒	保护心血管，维护心肌健康，促进生长，保护视觉	肝、肾、肉类、海带
	钼	是黄素依赖酶的成分，作为酶的辅助因子发挥作用	乳类、动物内脏、干豆
	铬	是葡萄糖耐量因子的重要成分，起潜在性胰岛素作用，影响脂肪代谢，促进 RNA 的合成	肉类、豆类、畜肝
	钴	以维生素 B_{12} 的成分存在，与红细胞的成熟有关，影响甲状腺代谢	肝、肾、海带等

2. 维生素

维生素是维持人体正常生理功能所必需的一类营养素，在人体内含量极少，主要功能是调节人体的新陈代谢，它不产生能量，虽然需要量不多，但因体内不能合成或合成不足，必须由食物供给。维生素种类很多，根据其溶解性可分为脂溶性（维生素 A、D、E、K）与水溶性（维生素 B 族和维生素 C）两大类。其中脂溶性维生素可储存于体内，无须每日供给，因其排泄较慢，故缺乏时症状出现较迟，过量易中毒；水溶性维生素易溶于水，从尿中排泄迅速，不易在体内储存，必须每日供给，若体内缺乏可迅速出现相应症状，但过量常不易发生中毒。对婴幼儿来说，维生素 A、维生素 D、维生素 C 和维生素 B_1 是容易缺乏的维生素。各种维生素的作用和来源如表 5－3 所示。

表 5－3 各种维生素的作用和来源

维生素种类		作用	来源
脂溶性维生素	维生素 A	促进生长发育，维持上皮细胞的完整性，增强皮肤黏膜的抵抗力，为形成视紫红质所必需的成分，增强免疫功能	肝、牛乳、鱼肝油、胡萝卜素
	维生素 D	调节钙磷代谢，促进肠道对钙的吸收，维持血液钙浓度，有利于骨骼矿化	鱼肝油、肝、蛋黄、日光照射下由人体皮肤合成
	维生素 K	由肝脏利用，合成凝血酶原	肝、蛋、豆类、青菜、肠内细菌合成
	维生素 E	促进细胞成熟与分化，是一种有效的抗氧化剂	麦胚油、豆类、蔬菜
水溶性维生素	维生素 B_1	是构成脱羧辅酶的主要成分，为糖代谢所必需，维持神经、心肌的活动功能，调节胃肠蠕动，促进生长发育	米糠、麦麸、花生、豆类、酵母
	维生素 B_2	为黄酶类辅基主要成分，参与机体氧化过程，维持皮肤、口腔和眼的健康	肝、蛋、乳类、蔬菜、酵母
	维生素 B_6	为转氨酶和氨基酸脱羧酶的组成成分，参与神经、氨基酸及脂肪代谢	各种食物，亦可在肠道中由细菌合成
	维生素 B_9（叶酸）	活性形式四氢叶酸是体内转移“一碳基团”的辅酶，参与核苷酸的合成，特别是胸腺嘧啶核苷酸的合成，有生血作用；胎儿期缺乏会引起神经管畸形	绿叶蔬菜、肝、肾、酵母较丰富，乳类次之，羊乳含量甚少
	维生素 B_{12}	参与叶酸的合成，促进四氢叶酸的形成，促进细胞及细胞核的成熟，对生血和神经组织代谢有重要作用	肝、肾、肉等动物食品
	维生素 C	参与人体的羟化和还原过程，对胶原蛋白、细胞间黏合质、神经递质（去甲肾上腺素等）的合成，对类固醇的羟化、氨基酸代谢、抗体及红细胞的生成等均有重要作用	各种水果及新鲜蔬菜
	维生素 PP	是辅酶Ⅰ及Ⅱ的组成成分，为体内氧化过程所必需，维持皮肤、黏膜和神经健康，防止癞皮病，促进消化系统的功能	肝、肉类、谷类、花生、酵母

3. 水

水是人体不可缺乏的物质，参与体内所有的新陈代谢及体温调节活动。婴幼儿水的需要量与能量摄入、食物种类、肾功能成熟度、年龄等因素有关。婴儿新陈代谢旺盛，水的需要量相对较多，为 150ml/（kg · d），以后每 3 年减少约 25ml/（kg · d）。

4. 膳食纤维

膳食纤维是指一般不易被消化的食物营养素，主要来自植物的细胞壁，至少包括 5 种构成物，即纤维素、半纤维素、果胶、树脂和木质素。其主要功能为吸收大肠水分、软化大便、增加大便体积、促进肠蠕动等。膳食纤维在大肠中被细菌分解，产生短链脂肪酸，能降解胆固醇、改善肝功能、防止肠萎缩。婴幼儿可从谷类、新鲜蔬菜、水果中获得一定量的膳食纤维。

第二节　婴幼儿营养评估

营养是婴幼儿生长发育、健康成长的物质基础，营养不良或营养缺乏将影响婴幼儿体格生长和智力发育，以及学习能力的形成，甚至增加成年后患慢性病的危险。婴幼儿多种疾病的发生率甚至病死率都与营养状况密切相关。因此，掌握婴幼儿的营养状况，对指导婴幼儿或家长合理营养十分重要。

营养评估包括营养状况检查、膳食调查、健康史调查和机体营养水平生化检测 4 个部分。

一、营养状况检查

营养状况检查主要包括体重、身长（高）、头围、胸围、上臂围等体格发育的测量，以及询问和检查营养不足或缺乏、营养不平衡的表现。下面主要介绍体格发育的测量方法。

（一）体重测量

测量婴幼儿体重宜采用杠杆秤（砝码、游锤、杠杆）或中式木杆式钩秤（秤杆、秤砣）。婴儿体重测量采用盘式杠杆秤或中式木杆式钩秤，最大称重范围为 10 ～ 15kg，精确到 0.01kg ；幼儿采用坐式杠杆秤或中式木杆式钩秤，最大称重范围为 20 ～ 30kg，精确到 0.05kg；年长儿采用立式杠杆秤，最大称重量为 50kg，精确到 0.1kg（见表 5－4）。

表 5－4　体重测量工具选择

年龄（岁）	测量工具	最大称重范围（kg）	精确度（kg）
0～1	盘式杠杆秤或中式木杆式钩秤	10～15	0.01
1～3	坐式杠杆秤或中式木杆式钩秤	20～30	0.05
3～6	立式杠杆秤	50	0.1

以杠杆秤为例，测量前应校正秤的零点，放置与所测婴幼儿的体重接近的砝码；称量时调整游锤至杠杆正中位置，将砝码及游锤所示读数相加，以 kg 为单位。

体重测量应在婴幼儿排空大小便、裸体（新生儿）或仅穿内衣的情况下进行，或设法减去衣服重量。婴儿称体重时可取卧位，幼儿坐位测量体重，年长儿立位测量体重时两手自然下垂，不要摇动或接触其他物体，以免影响测量的准确性。使用钩秤时注意防止秤砣砸伤婴幼儿。测量者应记录婴幼儿测量时的表现，如“婴儿晃动，约 4.5kg”。

（二）身长（高）测量

1. 身长测量

婴幼儿身长用标准的量床（头板、底板、足板、量床两侧刻度）测量，需两位测量者。婴幼儿脱鞋、袜、帽仰卧于量床底板中线，助手将婴幼儿头扶正，使其目光向上，头顶接触头板；主测量者位于婴幼儿右侧，左手固定婴幼儿双膝使下肢伸直，右手移动足板使其贴紧两足跟部；量床两侧刻度的读数一致时读刻度，精确到 0.1cm，如婴幼儿双下肢不等长，则分别测量。如图 5－1 所示。

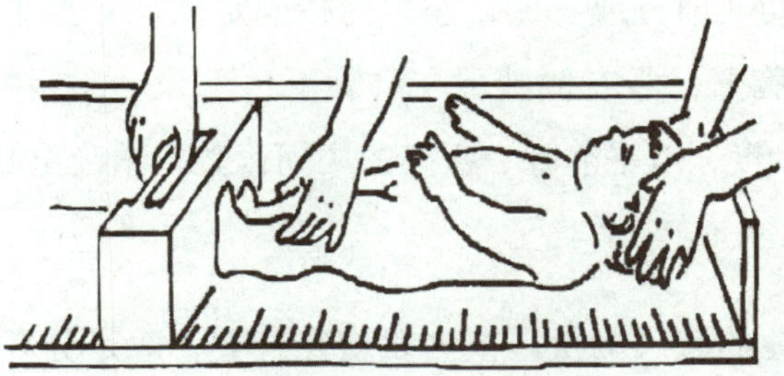

图 5－1　婴幼儿身长测量

2. 身高测量

婴幼儿身高采用身高计（测量板、平台、立柱刻度）或固定于墙壁上的立尺或软尺测量，宜清晨进行。被测幼儿仅穿背心和短裤，取立正姿势站于平台，头部保持正中位置，平视前方，挺胸收腹，两臂自然下垂，足跟靠拢，脚尖分开约 60°；头、足跟、臀部和两肩胛间同时接触立柱后，测量者手扶测量板向下滑动，使测量板与头部顶点接触，测量者目光与读数同一水平面时读测量板与立柱刻度交叉数值，精确到 0.1cm。

3. 顶臀长（坐高）测量

（1）顶臀长测量。顶臀长测量工具与对测量者要求同身长测量。被测婴幼儿脱鞋、袜、帽，仰卧于量床底板中线，助手将婴幼儿头扶正，使头顶接触头板；主测量者位于婴幼儿右侧，左手握住婴幼儿小腿，使骶骨紧贴底板，膝关节弯曲，小腿与大腿成直角，大腿与底板垂直；移动足板使其贴紧婴幼儿臀部，量床两侧的读数一致时读刻度，精确到 0.1cm。

（2）坐高测量。坐高测量采用坐高计（坐板、测量板、立柱刻度零点与坐板同一平面）或固定于墙壁上的立尺或软尺（高度合适的板凳、立尺或软尺零点与板凳同一平面）进行。被测婴幼儿坐于坐高计的坐板或高度合适的板凳上，先身体前倾，骶部紧贴立柱或墙壁，然后端坐挺身，使躯干与大腿、大腿与小腿成直角，两脚向前平放在地面上，下移测量板与头部顶点接触，读数时精确到 0.1cm。

（三）头围测量

头围采用无伸缩性的软尺测量。被测婴幼儿取坐位，测量者位于婴幼儿右侧或前方，左手拇指固定软尺零点于婴幼儿头部右侧眉弓上缘处，使软尺紧贴头部皮肤（头发），经右侧耳上、枕骨粗隆及左侧眉弓上缘回至零点，读与零点交叉的刻度，获得最大头周径，精确到 0.1cm。

（四）胸围测量

胸围采用无伸缩性的软尺卧位或立位测量。被测婴幼儿两手宜自然下垂，目光平视前方。测量者位于婴幼儿前方或右侧，左手拇指固定软尺零点于婴幼儿右侧乳头下缘，右手持软尺贴婴幼儿胸壁，经右侧腋下、肩胛下角下缘、左侧腋下、左侧乳头回至零点，读与零点交叉的刻度，取平静呼、吸气的中间读数，精确至 0.1cm。

（五）腰围测量

腰围采用无伸缩性的软尺测量。被测婴幼儿直立，双足分开 30cm，双臂环抱于胸前，以腋中线肋骨下缘和髂嵴连线中点的水平位置为测量点，在双侧测量点做标记，使软尺下缘通过双侧测量点测量腰围，在正常呼气末读数，精确至 0.1cm。

（六）指距测量

指距宜采用直脚规或无伸缩性的软尺测量。被测婴幼儿取立位，两手平伸，手掌向前，向两侧伸直，双上臂长轴与地面平行，与身体中线垂直。被测婴幼儿一手中指指尖顶住直角规的固定脚后，调节活动脚内侧紧靠另一手的中指指尖，活动脚所指的刻度即为指距；或用软尺测量双上臂平伸后两指尖距离，精确到 0.1cm。

（七）上臂围测量

上臂围采用无伸缩性的软尺立位测量。被测婴幼儿两手自然平放或下垂，测量者位于婴幼儿左侧，固定软尺零点于左侧肩峰至尺骨鹰嘴连线的中点处，贴皮肤绕臂一周，读与零点交叉的刻度，精确到 0.1cm。

（八）皮下脂肪测量

皮下脂肪采用皮褶卡钳测量（钳头面积 6mm × 15mm，压强约每平方厘米 15g）。测量时右手握钳，左手用拇、食指捏起测量部位的皮肤和皮下脂肪，捏时两指的距离为 3cm，使脂肪与下面的肌肉充分分离，然后用皮褶卡钳测量皮褶厚度，精确至 0.5cm。可在上臂中部、肩胛下角、腋中线、髂上、小腿中部和腹壁等处测量。腹壁处皮下脂肪的测量已少用，常用的测量部位有以下两处：

（1）肩胛下角（背部）。取左肩胛骨角下稍偏外侧处，皮褶自下侧至上中方向，与脊柱成 45°。

（2）三头肌部。左上肢在身体侧面放松下垂，肩峰与鹰嘴连线的中点上 1cm 处，皮褶方向与上臂的长轴平行。

二、膳食调查

膳食调查主要采用称重法、记账法及询问法 3 种方法。一般要求全天摄入食物总能量和蛋白质摄入量均应达到推荐供给量的 80% 以上。动物性蛋白及豆类蛋白不低于总蛋白的 30%，三大产能物质比例为蛋白质 10% ～ 15%、脂类 25% ～ 35%、碳水化合物 50% ～ 60%。幼儿各类食物每日参考摄入量如表 5 - 5 所示。

表 5 - 5　幼儿各类食物每日参考摄入量

<table>
<tr><th>食物种类</th><th>1 ～ 3 岁</th><th>3 ～ 6 岁</th></tr>
<tr><td>谷类</td><td>100 ～ 150g</td><td>180 ～ 260g</td></tr>
<tr><td>蔬菜类</td><td>150 ～ 200g</td><td>200 ～ 250g</td></tr>
<tr><td>水果类</td><td>150 ～ 200g</td><td>150 ～ 300g</td></tr>
<tr><td>鱼虾类</td><td rowspan="3">100g</td><td>40 ～ 50g</td></tr>
<tr><td>禽畜肉类</td><td>30 ～ 40g</td></tr>
<tr><td>蛋类</td><td>60g</td></tr>
</table>

续表

食物种类	1～3 岁	3～6 岁
液态奶	350～500ml	300～400ml
大豆及豆制品	—	25g
烹调油	20～25g	25～30g

资料来源：中国营养学会妇幼分会. 中国孕期、哺乳期妇女和0～6岁儿童膳食指南，2010.

三、健康史调查

健康史是指婴幼儿以往健康状况，包括出生史、喂养史、生长发育史、免疫接种史、日常活动、既往健康史等情况。婴幼儿运动、语言及适应性行为发展评估如表5-6所示。

表5-6 婴幼儿运动、语言及适应性行为发展评估

年龄	动作	语言	适应性行为
新生儿	无规律、不协调动作；紧握拳	能哭叫	铃声使全身活动减少或哭渐止；有握持反射
2个月	直立及俯卧位时能抬头	能发出和谐的喉音	会微笑，有面部表情；眼随物转动
3个月	可从仰卧位变为侧卧位；能用手摸东西	能咿呀发音	头可随看到的物品或听到的声音转动180°；会注意自己的手
4个月	扶着髋部时能坐；可在俯卧时用两手支撑抬起胸部；手能握玩具	能笑出声	能抓面前物体；自己玩弄手；见食物表示喜悦；较有意识地哭和笑
5个月	扶腋下能站直；两手能各握一玩具	能喃喃发出单词音节	能伸手取物；能辨别人声；望镜中人笑
6个月	能独坐一会儿；用手摇玩具	能听懂自己的名字	能分辨熟人和陌生人；自拉衣服；自握足玩
7个月	会翻身；能独坐很久；能将玩具从一手换入另一手	能发“ba-ba”“ma-ma”等复音，但无意识	能听懂自己的名字；自握饼干吃
8个月	会爬；会自己坐起来、躺下去；会扶着栏杆站起来；会拍手	能重复大人所发简单音节	注意观察大人的行动；开始认识物体；两手会传递玩具
9个月	尝试独站；会从抽屉中取出玩具	能懂几个较复杂的词句，如“再见”等	看见熟人会伸手要人抱；能与人合作游戏

续表

年龄	动作	语言	适应性行为
10～11个月	能独站片刻；扶椅或推车能走几步；拇、食指对指拿东西	开始说单词，一个单词表示很多意义	能模仿大人的动作；用招手表示“再见”；抱奶瓶自食
12个月	能独走；能弯腰拾东西；会将圆圈套在木棍上	能叫出物品的名字，如灯、碗；指出自己的手、眼	对人和事物有喜憎之分；穿衣能合作；能用杯喝水
15个月	走得好；能站着玩；能叠一块方木	能说出几个词和自己的名字	能表示同意、不同意
18个月	能爬台阶；能有目标地扔皮球	能认识和指出身体各部分	会表示大小便；懂命令；会自己进食
2岁	能双脚跳；手的动作更准确；会用勺子吃饭	会说2～3个字构成的句子	能完成简单的动作，如拾起地上的物品；能表达喜、怒、怕
3岁	能跑；会骑三轮车；会洗手、洗脸；会脱、穿简单衣服	能说短歌谣；数几个数	能认识画上的东西；认识男、女；自称“我”；表现出自尊心、同情心、害羞
4岁	能爬梯子；会穿鞋	能唱歌；讲述简单故事情节	能画人像；初步思考问题；记忆力强，好发问
5岁	能单脚跳；会系鞋带	开始识字	能分辨颜色；能数10个数；知道物品用途及性能
6岁	能参加简单劳动，如扫地、擦桌子、剪纸、泥塑、结绳等	能讲故事；开始写字	能数几十个数；可简单加减；独立自主，形成性格

（1）出生史。对母孕期情况、分娩时情况、出生时体重和身长等有大致了解。

（2）喂养史。要详细询问婴幼儿喂养史，是母乳还是人工喂养，人工喂养以何种乳制品为主，如何配制，喂哺次数及量如何，添加辅食及断奶情况，近期进食食品的种类、餐次、食欲，近期大小便情况等；对年长儿还应了解有无挑食、偏食、吃零食等不良饮食习惯。

（3）生长发育史。了解婴幼儿体格生长指标，如体重、身高、头围增长情况；前囟闭合时间及乳牙萌出时间、数目；会抬头、翻身、坐、爬、站、走的时间；语言的发展情况等。

（4）免疫接种史。了解婴幼儿接种过何种疫苗、接种次数、接种年龄、接种后有无不良反应。

（5）日常活动。包括主要活动环境、卫生习惯、睡眠情况、休息情况、排便习惯，是否有特殊行为问题，如吮拇指、咬指甲等；婴幼儿的性格特征是开朗活泼还是沉静内敛、合群还是孤僻、独立还是依赖等；婴幼儿与同伴间的关系是否融洽。

（6）既往健康史。了解婴幼儿既往患过何种疾病、患病时间及治疗结果、既往住院史，尤其应了解传染病的患病情况。

四、机体营养水平生化检测

营养水平生化检测的内容包括血清蛋白、运铁蛋白、肌酐－身高指数（CHI，是受试者 24 小时尿中肌酐排出量与相同身高的健康人 24 小时尿中肌酐排出量的比值）等。

第三节　婴儿期喂养

婴儿期喂养有母乳喂养、人工喂养和混合喂养 3 种方法。

一、母乳喂养

母乳是满足婴儿生理和心理发育需求的最好的天然食物。一位健康的母亲的乳汁可提供一名足月儿正常生长到 6 个月所需要的营养素、能量和液体量。哺乳不仅能供给婴儿营养，还能提供一些可供婴儿利用的现成物质，如 SIgA。

（一）母乳的成分

产后 4 ～ 5 天以内的乳汁为初乳，初乳量少，每日约 15 ～ 45ml。初乳含脂肪较少而蛋白质较多，主要为免疫球蛋白，并含有初乳小球，即充满脂肪颗粒的巨噬细胞和其他免疫活性细胞，维生素 A、牛磺酸和矿物质含量亦较丰富，对促进新生儿生长发育和增强抵抗力有很大作用；5 ～ 14 天的乳汁为过渡乳，其脂肪含量高，蛋白质及矿物质有所减少；14 天～ 9 个月的乳汁为成熟乳，每日乳量可达 700 ～ 1 000ml，营养成分适当；10 个月以后的乳汁为晚乳，晚乳的总量和营养成分都逐渐减少。

（二）母乳的优点

1. 营养丰富，容易消化吸收

母乳中蛋白质、脂肪、碳水化合物比例适宜（1∶3∶6），适合婴儿生长发育的需要。

（1）蛋白质：以乳清蛋白为主，遇胃酸后形成的乳凝块，易消化吸收，且含有较多的必需氨基酸。

（2）脂肪球：颗粒小，含有脂肪酶，易消化吸收，且不饱和脂肪酸含量较多，可在婴儿髓鞘形成及脑的发育中发挥重要作用。

（3）含糖量：母乳的含糖量较高，以乙型乳糖为主，可促进肠道双歧杆菌生长，减少腹泻。

（4）钙磷比例：母乳的钙磷比例为 2∶1，比例适宜，有利于钙的吸收，减少低钙血症的发生。

（5）微量元素：母乳含微量元素锌、铜、碘较多，铁含量与牛乳相同，但母乳中铁的吸收率高于牛乳约 5 倍，可降低贫血的发生率。

（6）矿物质：含量少、缓冲力小，对胃酸中和作用弱，有利于消化。

此外，母乳含较多的必需氨基酸、必需不饱和脂肪酸及乳糖，均有利于婴儿大脑的发育。

2. 增强婴儿免疫力

母乳中含有不可替代的免疫成分，如初乳中丰富的分泌型 IgA（SIgA），还含有乳铁蛋白、低聚糖以及大量的免疫活性物质，如巨噬细胞、淋巴细胞、溶菌酶、双歧因子等，能增强婴儿免疫力。

3. 增进母子感情

在哺乳的过程中，婴儿与母亲直接接触，有利于婴儿心理健康发育。另外，母乳喂养方便、经济，母乳温度适宜，不易被污染；母亲哺乳还可促进子宫复原，减少再受孕机会。

（三）母乳喂养的护理

成功的母乳喂养应当是母亲与婴儿双方都积极参与并感到满足，世界卫生组织（WHO）和我国的《婴幼儿喂养策略》都建议婴儿出生后 6 个月内完全接受母乳喂养。良好的母乳喂养有三个条件：一是乳母能分泌足够的乳汁；二是哺乳时出现有效的射乳反射；三是婴儿有力的吸吮。当母亲喂养能力提高时，婴儿摄入量也会提高。

1. 产前准备

大多数健康的产妇都具有哺乳的能力，但真正成功的哺乳需要产妇身心两方面的准备和采取积极的措施。合理安排乳母的生活和工作，保证营养合理、睡眠充足、心情愉快，使乳母保持良好的身心状态，孕期适当增加体重（12 ～ 14kg），可储存足够的脂肪，满足哺乳时的能量消耗。

2. 乳头保健

孕妇在妊娠后期，可每日用清水擦洗乳头（忌用肥皂和酒精）。乳头内陷者用两手拇指从不同的角度轻按乳头两侧并向周围牵拉，每日 1 次至数次。喂乳后可挤出少许乳汁涂抹在乳头及乳晕上，利用乳汁中丰富的蛋白质和抑菌物质保护表皮。发生乳头皲裂时，暂停直接哺乳，用吸乳器将乳汁吸出，用鱼肝油软膏涂抹裂伤处。有乳汁淤积或发生乳房硬块（乳核）者，应及早进行湿热敷、按摩，并及时吸空乳房，防止乳腺炎的发生。

3. 尽早开奶，按需哺乳

吸吮可刺激乳头，反射性地促进泌乳，应在产后 15 分钟～ 2 小时内尽早开奶。将婴儿裸体置于母亲胸前进行皮肤接触（不少于 30 分钟），并让婴儿吸吮母亲双侧乳房，尽快建立诱导催产素分泌的条件反射。尽早开奶可减轻婴儿生理性黄疸，同时还可减轻生理性体重下降并减少低血糖的发生。婴儿出生后最初 2 个月内，提倡按需哺乳，以促进乳汁分泌。

4. 促进乳汁分泌

哺乳前母亲先湿敷乳房 2 ～ 3 分钟，从外侧边缘向乳晕方向轻拍或按摩乳房，促进泌乳。两侧乳房应先后交替哺乳，如一侧乳房奶量已满足婴儿需要，则可每次轮流哺喂一侧乳房，并将另一侧的乳汁用吸奶器吸出，保证每次哺乳都让乳汁排空，以防泌乳抑制和乳腺炎的发生。

5. 正确的喂哺技巧

哺乳前先清洗双手，清洁乳头、乳晕。采取舒适体位，一般采取坐位，一手斜抱婴儿，使其头、肩部枕于哺乳侧肘弯部，另一手呈“C”形托住乳房，使婴儿含住乳头和大部分乳晕，能自由用鼻呼吸。一般两侧乳房交替进行哺乳，吸空一侧乳房后再换另一侧，每次时间为 15 ～ 20 分钟。哺乳后将婴儿竖抱起靠在母亲肩部，轻拍其背部，使咽下的空气排出，然后让婴儿处于右侧卧位，以防溢乳。要评估哺乳情况，每次哺乳时能听到婴儿的咽乳声，哺乳后婴儿安静入睡或嬉戏如常，体重按正常速度增加，表示奶量充足，反之则说明奶量不足。

6. 不宜哺乳的情况

母亲感染艾滋病（HIV），患有慢性肾炎、糖尿病、恶性肿瘤、精神病、癫痫或心功能不全等严重疾病时应停止哺乳。乳母患急性传染病时，可将乳汁挤出，经消毒后喂哺。携带乙肝病毒并非哺乳的禁忌证。母亲感染结核病，无临床症状时可继续哺乳。

7. 断乳

随着婴儿渐渐长大，母乳已不能满足婴儿生长发育的需要，应在婴儿出生后 4 ～ 6 个月时开始添加辅食，为完全断奶做准备。一般在婴儿出生后 10 ～ 12 个月断乳，如遇夏季炎热或婴儿患病可暂缓断乳。

二、人工喂养

人工喂养是指由于各种原因不能进行母乳喂养时，完全采用配方奶或其他兽乳，如牛奶、羊奶、马奶、奶糕、米糊及豆制代乳粉等食物喂养。人工喂养虽不如母乳喂养，但如能选择合适的代乳品，调配得当，仍可满足婴儿的需要，保证婴儿正常生长发育。

进行人工喂养时需要掌握正确的喂哺技巧，包括保持正确的喂哺姿势、婴儿处于完全清醒状态；还应注意奶嘴和奶瓶的选择、奶液的温度、喂哺时奶瓶的位置；喂养时婴儿的眼睛尽量能与父母（喂养者）对视；奶具应及时清洗和消毒。

（1）牛乳喂养。牛乳的配制方法是：1）加水。加水可降低牛乳中矿物质、蛋白质的浓度，减轻婴儿消化道和肾脏的负担。新生儿稀释牛乳与水的比例为 2∶1，以后逐渐过渡至 3∶1、4∶1，满月后可用全乳，不必稀释。2）加热。煮沸既可以灭菌，又可以使蛋白质变性，利于消化吸收。

（2）配方乳喂养。配方乳大多数以全乳为基础，将全乳蛋白质和矿物质含量降低到接近母乳，既利于消化吸收，又能强化婴儿所必需的营养素，还可根据婴幼儿的不同年龄阶段进行调整。对于乳糖不耐受的婴幼儿，可采用以大豆为基础的配方乳。

在乳制品供应不足的情况下，可采用豆浆、豆奶粉喂养，但容易引起腹胀、腹部不适等，不宜喂哺 4 个月以下的婴儿。

三、混合喂养

混合喂养是指母乳与牛乳及其他代乳品混合使用的一种喂养方法，在母乳的确不足的情况下采用。

（一）补授法

母乳喂养的婴儿体重增长不满意时则提示母乳不足，此时可用配方奶或兽乳补充母乳喂养，适宜于 6 个月以内的婴儿。母乳哺喂次数不变，每次先哺母乳，将两侧乳房吸空后再以配方奶或兽乳补足。补授的乳量根据婴儿的食欲和母乳量多少而定，即“缺多少补多少”。

（二）代授法

代授法即用兽乳或配方奶代替一次或数次母乳的方法，适宜于6个月以上的婴儿，为断奶做准备。但每日母乳喂哺次数不应少于3次，以防止母乳分泌减少。

四、添加辅食

乳类对于婴儿来说是最好的食品，但随着年龄的增长，婴儿的消化系统功能不断增强，胃容量增大，牙齿开始萌出，婴儿对食物的数量、种类、性质等提出了新的要求，母乳和配方乳已不能满足婴儿生长发育的需要。为了保证婴儿足够的营养，提高咀嚼和吞咽能力，也便于今后的断奶，使婴儿逐渐适应乳类以外的各种食物，应逐渐给婴儿添加半流食和固体食物，这一类食物被称为辅助食品，简称为“辅食”。

（一）添加辅食的原则

婴儿的饮食必须从流质过渡到半流质、半固体食物，到断奶以后可以摄取固体食物，直至能吃成人食物。每次添加一种新食物，由少到多、由稀到稠、由细到粗，循序渐进；逐渐增加辅食种类，由泥糊状食物逐渐过渡到固体食物。从4～6月龄开始添加泥糊状食物（如米糊、菜泥、果泥、蛋黄泥、鱼泥等），7～9月龄时可由泥糊状食物逐渐过渡到可咀嚼的软固体食物（如烂面条、碎菜、全蛋、肉末），10～12月龄时，大多数婴儿可逐渐转为以进食固体食物为主的膳食（见表5－7）。

表5－7　添加辅食的顺序

月龄	添加辅食	供给营养素
4～6个月	米糊、米粉、烂粥 鱼泥、肝泥、蛋黄、动物血、豆腐 蔬菜泥、果汁、水果泥	糖类、蛋白质、铁、维生素
7～9个月	烂面条、烤馒头片、饼干 鱼、蛋、肉末、肝泥 蔬菜末、水果泥	糖类、蛋白质、铁、锌、维生素
10～12个月	软饭、挂面、馒头、面包、粥 碎肉、碎蔬菜、豆制品	糖类、蛋白质、维生素、矿物质

添加辅食时要考虑婴儿的个体差异，在观察的基础上，灵活调整辅食的种类和数量，帮助婴儿顺利地渡过断奶阶段。

（二）辅食制作方法

1. 菜泥类

（1）水果泥。将水果洗净后切开去果核，用小汤匙刮，刮出的细末就是果泥，可边刮边喂。

（2）蛋黄泥。将鸡蛋煮熟，取出蛋黄后用小汤匙压碎，加少许开水搅匀直接喂食。

（3）蔬菜泥。将蔬菜叶洗净，煮沸后捞出，放在细网漏勺上挤压，将漏下的菜泥放回菜汁中搅匀直接喂食，也可以加在米糊中同食。

（4）土豆泥。将土豆煮熟后去皮，用汤匙挤压成泥状。胡萝卜泥同法制作。

（5）猪肝泥。将猪肝洗净煮熟后剖开，用刀反复刮取的泥状物即为猪肝泥。

（6）鱼泥。将鱼煮熟后剔除鱼刺，用汤匙挤压成泥状。

2. 果汁及蔬菜汁类

制作各种果汁及蔬菜汁时，先将蔬菜或新鲜水果洗净，用榨汁机榨取汁液或切碎后用纱布过滤取汁。果汁可直接食用，蔬菜汁应煮沸后食用。

3. 末类

各种禽肉、畜肉及蔬菜都可以剁成细末，加入粥或面条中煮熟食用。

第四节　幼儿期膳食卫生

1～3岁幼儿体格生长发育速度有所减慢，行为发育迅速，对营养的需求量大，牙齿逐渐出齐，咀嚼能力有所提高，胃的容积在逐渐增大，胃肠消化能力也在逐渐增强，已基本接受了成人的饮食。但与成人相比，无论是他们的消化能力，还是对各种食物的适应能力都是较低的，因此需要为幼儿专门调配膳食。为幼儿准备的食物，应做到碎、细、烂、软、嫩，以符合他们娇嫩的消化系统。

一、进食特点

（一）生长速度减慢对进食的影响

1岁后幼儿生长速度逐渐平稳，进食相对稳定，较婴儿期旺盛的食欲相对有所下降。

（二）心理行为发育对进食的影响

幼儿神经心理发育迅速，对周围世界充满好奇心，常表现出探索性行为，进食时也表现出强烈的自我进食欲望，成人如仍按喂养婴儿的方法喂养幼儿，幼儿可表现出不合作与违拗。幼儿注意力很容易转移、分散，进食时玩玩具、看电视等做法都会降低幼儿对食物的注意力，导致进食量下降。应允许幼儿参与进食，满足其自我进食欲望，培养其独立进食能力。

（三）家庭成员对进食的影响

家庭成员的进食行为和对食物的反应会成为幼儿模仿的对象。由于学习与社会的作用，幼儿的进食过程会影响其以后接受食物的类型，如在积极的情况下（如奖励，或与愉快的社会行为有关）进食某种食物，则幼儿对该食物的偏爱会增加；相反，强迫进食可使幼儿不喜欢有营养的食物。

（四）进食技能发育状况对进食的影响

幼儿的进食技能发育状况与婴儿期的训练有关。若错过训练吞咽、咀嚼的关键期，长期食物过细，幼儿会出现不愿吃固体食物或包在口中不吞咽（俗称“含饭”）的现象。

（五）食欲波动对进食的影响

幼儿有准确判断能量摄入的能力。幼儿可能一日早餐吃很多，次日早餐吃得很少；也可能一天中早餐吃得少，而中餐吃较多，晚餐又吃较少。这种进食行为变化提示幼儿具有调节进食的能力。有研究显示，幼儿餐间摄入的差别可达 40%，但一日的能量摄入比较一致，只有 10% 的变化。

二、膳食配制原则

幼儿膳食的配制应遵循以下原则。

（一）品种多样，结构合理

为幼儿提供的膳食应做到品种多样，保证食物中的营养素数量充足、比例恰当、结构合理，既能满足幼儿生理需要，又能避免营养失调。

（二）易于消化，色香味形俱全

根据幼儿的咀嚼和消化能力配制食物，做到软、细、碎、烂。1 ～ 2 岁幼儿的膳食以泥或碎末为主，2 ～ 3 岁以小丁、小片、细丝为主，3 ～ 4 岁逐渐过渡到大块或整体食物，避免刺激性强和油腻的食物。同时，食物的颜色、气味、口味、形状以及餐具的颜色和形状对幼儿的食量均有影响。因此，为幼儿准备的膳食应做到色、香、味、形俱全，以增强幼儿食欲，促进消化吸收。另外，良好的进食环境、愉快的心情也有利于增强幼儿的食欲。

（三）讲究卫生，保障安全

选择幼儿食物要符合安全、卫生、健康的要求，把安全放在首位。选购营养价值较高、新鲜无污染的食物，确保食物无毒、无害，严防食物中毒。此外，刺激性强的食物如浓茶、米酒等不适宜给幼儿食用。

三、膳食安排

1～2岁幼儿的每日膳食可选蛋类、鱼虾类、瘦畜禽肉等100g，米和面粉等谷类食物100～125g，用20g植物油烹制；选用新鲜绿色、红黄色蔬菜和水果各150g，以果蔬泥、果蔬汁或者果蔬末的形式给幼儿喂食。2～3岁幼儿的每日膳食可选蛋类、鱼虾类、瘦畜禽肉类等100g，米和面粉等谷类食物125～150g，用20～25g植物油烹制；选用新鲜绿色、红黄色蔬菜和水果各150～200g。

可选用猪肝75g（一两半），或鸡肝50g（一两），或羊肝25g（半两），做成肝泥，分次给幼儿食用，以增加维生素A的摄入量。不宜给幼儿直接食用坚硬的食物、易误吸入气管的硬壳果类食物（如花生）、腌腊食品和油炸类食品。

幼儿每日进餐4～5次有利于生长发育。幼儿每日热量分配为：早餐占25%，午餐35%，晚餐占30%，点心占10%。

第五节　学龄前期膳食卫生

学龄前期幼儿生长速度减慢，各器官持续发育并逐新成熟，提供足够的营养并帮助幼儿建立良好的饮食习惯，可为幼儿建立受益终生的健康膳食模式奠定坚实的基础。学龄前幼儿膳食结构接近成人，可与成人共进主餐，每日4～5餐（3餐主食，1～2餐点心）适合学龄前幼儿生长需要和消化功能水平。为满足此阶段幼儿生长发育需要，必须为他们安排平衡膳食。

一、膳食卫生

（一）平衡膳食

此阶段幼儿平衡膳食宝塔共分五层（平衡膳食宝塔中建议的各类食物摄入量是指食

物可食部分的生重），如图 5－2 所示。

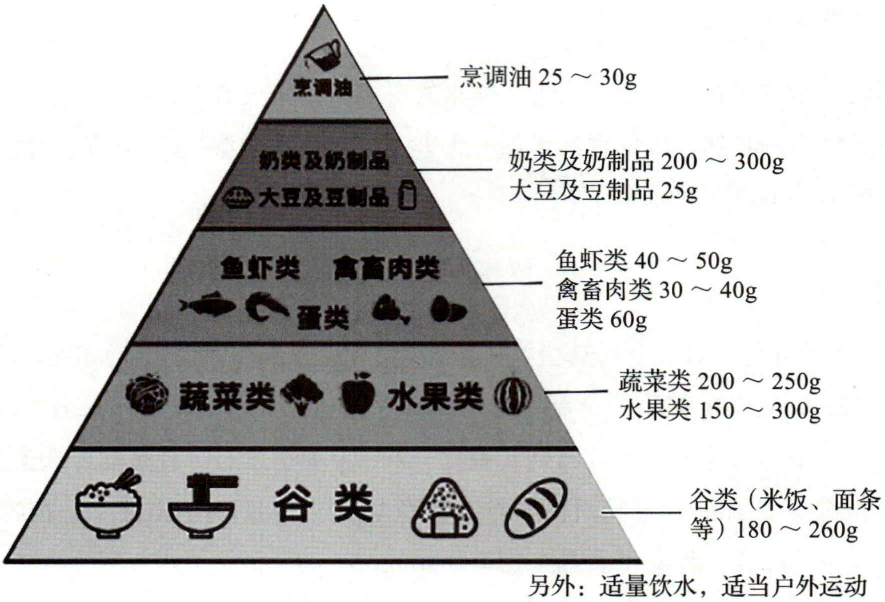

图 5－2　3 ～ 6 岁幼儿平衡膳食宝塔

第一层（底层）：谷类（米饭、面条等）180 ～ 260g。

第二层：蔬菜类 200 ～ 250g，水果类 150 ～ 300g。

第三层：鱼虾类 40 ～ 50g，禽畜肉类 30 ～ 40g，蛋类 60g。

第四层：奶类及奶制品 200 ～ 300g，大豆及豆制品 25g。

第五层：烹调油 25 ～ 30g。

另外：适量饮水，适当户外运动。

（二）食品卫生

幼儿应注意食品卫生，不宜食用下列食物：

（1）腐烂变质食物。食物被细菌污染后腐烂变质，不仅营养素被大量破坏、营养价值降低，还会产生致病物质，如大米、花生、玉米霉变后产生的黄曲霉素会致癌；腐烂的肉类中含有大量普通变形杆菌、大肠杆菌，易产生有害物质。

（2）含有致癌因子的食物。火腿、熏鱼、熏肉、咸菜等烘烤、熏制、腌制食物含有亚硝胺和多环芳烃等致癌物质，因此不宜提供给学龄前幼儿食用。

（3）天然有毒食物。四季豆中含有皂素、胰蛋白酶抑制物等有毒物质。如果四季豆未煮熟，豆中的皂素会强烈刺激消化道，引起恶心、呕吐、腹痛、腹泻、头痛等，而且豆中含有凝血素，具有凝血作用。四季豆中还含有亚硝酸盐和胰蛋白酶，可刺激人体的肠胃，使人食物中毒，出现胃肠炎症状。此外，发青的西红柿、发芽的马铃薯、新鲜的黄花菜等都含有毒素。

（4）含有农药、人工色素等有害物质的食物。为防止农药中毒，蔬菜、水果必须洗干净浸泡后才能食用。为了取悦儿童，一些食品生产商在生产儿童食品时加入多种人工色素。有研究指出，过量食用人工色素对儿童神经系统和消化功能有一定的危害。我国规定婴幼儿食品不允许使用人工色素。在选择儿童食品时，应尽量远离色彩过于鲜艳的产品。

二、常见的不良膳食行为

此阶段幼儿常见的不良膳食行为有偏食、挑食、喂食等。偏食是指长期只喜欢吃某几种食物，其他食物基本不吃的不良习惯，如只吃鱼、肉，不吃蔬菜的习惯；挑食是指对食物的类别、花样、口味等较为挑剔，不吃不喜欢的食物、花样或口味；喂食是指不能独立进餐，主要是由抚养者过度呵护导致的幼儿不愿或不能独立进餐。

上述不良膳食行为的形成有家庭因素和婴幼儿心理发展特点等两方面原因。首先，幼儿膳食的品种、口味、烹饪方式等习惯会受家庭影响。在家庭中，幼儿只能从家长购买回来的食物中选择。一些有偏食、挑食等不良习惯的家长选择的食物品种、口味和烹饪方式单一，缺少变化，幼儿只能习惯于家长的取向和嗜好，久而久之就不能适应没吃过或很少吃的食物或口味。其次，幼儿对食物的色、香、味、形、温度等可能有自己的体验和看法，从而影响他们对食物的选择，例如，有的幼儿不吃黑芝麻是因为黑芝麻的颜色看上去不干净。

三、健康膳食行为的培养

（一）合理安排膳食，科学提供零食

根据幼儿生长发育需要，结合《中国孕期、哺乳期妇女和0～6岁儿童膳食指南》及儿童平衡膳食宝塔，安排合理、均衡的膳食，做到粗细搭配、荤素搭配、干稀搭配、主副搭配。同时，应经常变换菜谱、改进烹饪方法，重视食物色、香、味、形，增强幼儿进餐的兴趣。如米饭可做成心形、小动物等形状；每餐可准备一些手抓食物，如红薯、香蕉块、苹果片、土豆等。

零食是每日主食之外的点心，适当的零食可提供一定的能量和营养素。零食提供的能量占儿童全天膳食摄入总能量的20%～30%；零食提供的蛋白质、脂类和碳水化合

物在全天营养摄入总量中也占有一定比重。目前，我国许多地区各年龄阶段儿童零食种类主要集中在糖果、饼干、巧克力、冰激凌及各种膨化食品等人造食物上，这对儿童的健康是不利的。我们应为儿童提供各类生鲜果蔬、全谷类主食类食品或强化面包以及果汁、蔬菜汁等低糖饮料。

（二）营造良好的就餐环境与氛围

就餐环境首先应整洁、干净，可摆设色彩鲜艳、款式新颖、富有童趣的餐具，增加美感，激发幼儿食欲。就餐时不要批评、训斥幼儿，以免造成幼儿精神紧张、情绪低落而影响食欲。

（三）培养进食礼仪，传授营养知识

家长、老师应重视幼儿进食礼仪的培养，通过饮食对幼儿进行礼貌、孝顺、勤俭等基本做人之道的教育。在进食过程中，可以对幼儿普及健康饮食知识，引导他们掌握选择食物的原则，学习如何搭配营养餐；教会他们区分健康与非健康食品，培养幼儿对健康食品的积极情感。

知识拓展

凡每乳儿，乳母当先以手按散其热，然后与儿吮之。若乳汁涌，恐儿咽乳不及，虑防呛噎，则辄夺之。令儿少息，又复与之，如是数反则可也。又当视儿饥饱节度，一日之中，知几乳而足量以为常。每于早晨，若有宿乳，须当捻去。若夏月不去热乳，令儿吐。冬月不去寒乳，令儿咳痢。又若儿大喜之后，不可便乳，令儿惊痫。若儿大哭之后，不可便与乳，令儿吐泻。又乳儿不可太饱，恐停滞不化；若太饱，则以空乳令吮则消。凡每乳儿，乳母当以臂枕儿头，令儿口与乳齐，乃乳之；不可用膊，即太高，令儿饮乳不快，多致儿噎。又乳母欲寐，则夺去其乳，恐睡着不觉，被乳填沃口鼻，别生其他事，又且不知儿饥饱也。

——宋·佚名《小儿卫生总微论方·乳母论》

本章小结

作为托育工作者，必须具备营养学知识，了解婴幼儿的营养需求。膳食安排合理与

否直接关系着婴幼儿的健康。做好婴幼儿的膳食管理，保证婴幼儿获得生长发育和活动所必需的营养，是托育机构工作的一项重要任务。本章从营养学基础知识、婴幼儿营养评估、婴儿期喂养、幼儿期膳食卫生、学龄前期膳食卫生等方面阐述婴幼儿的营养需求与膳食安排，以指导托育工作者做好婴幼儿膳食相关工作，保障婴幼儿营养的供给，帮助婴幼儿养成良好就餐习惯，促进其健康成长。

思考与练习

1. 婴幼儿营养状况评估指标有哪些？

2. 新生儿妈妈小丽最近很焦虑，她在考虑是让宝宝继续喝母乳还是喝牛奶。给宝宝喂母乳，她怕身材走样；给宝宝喂牛奶，她觉得营养不够。请你依据母乳喂养的重要性模拟劝说小丽进行母乳喂养，并告知小丽母乳喂养的相关注意事项。

3. 小雨 5 岁，体重达到了 35kg，被大家称为“小胖墩”，小雨很苦恼，可是奶奶还是每天大鱼大肉地做给小雨吃。根据案例完成以下任务：

请你为小雨设计一日三餐的个性化食谱，并就你制作的食谱向小雨奶奶进行解释。

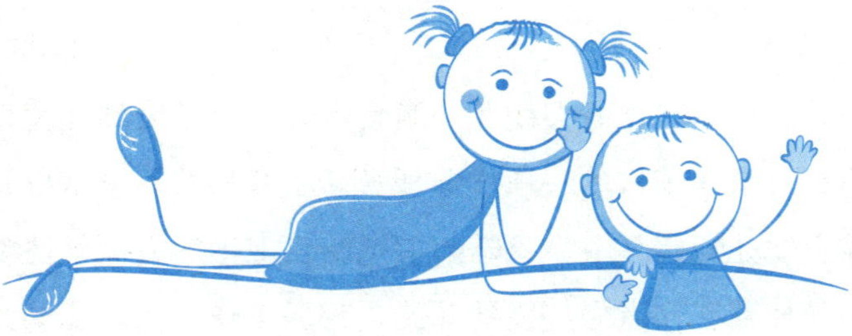

第六章　婴幼儿常见疾病的护理

学习目标

1. 了解婴幼儿常见营养相关性疾病的护理，促进婴幼儿健康成长。

2. 了解婴幼儿常见传染病、常见环境污染性疾病的护理，能够做好托育机构婴幼儿的生活管理，能够为婴幼儿采取科学有效的卫生与保健措施。

3. 了解婴幼儿常见各系统疾病的护理，重视婴幼儿各系统的卫生与保健。

学习重难点

了解婴幼儿常见传染病、常见环境污染性疾病的护理，能够做好托育机构婴幼儿的生活管理，能够为婴幼儿采取科学有效的卫生与保健措施。

学习方法

1. 问题学习法（任务驱动法）：带着课后问题去看书，目的明确，学习效率高。

2. 拓展资料法：利用信息化手段，查找婴幼儿常见病症，关注婴幼儿常见疾病，拓展知识，以更好地投入托育工作。

3. 练习法：完成学习任务，并到妇幼保健院见习，根据所学对婴幼儿病症进行科学的评价和判断，做到理论与实践相结合。

教学建议

1. 直观演示法：结合现代信息技术，呈现婴幼儿不同病症案例，分析讨论、科学判定婴幼儿的病症情况、护理及预防。

2. 读书指导法：阅读医学、护理学等方面的图书，全面了解婴幼儿不同疾病症状及预防和护理措施。

3. 任务驱动法：（1）关注新媒体公众号，利用公众号的案例进行课堂讨论，增加学生兴趣，使其积极学习；（2）下载短视频 App，搜索相关视频学习。

本章导学

婴幼儿卫生与保健要适应生物－心理－社会医学模式的发展，坚持预防为主、防治结合。因此，疾病防治是婴幼儿卫生与保健工作的重要内容之一。本章将重点讲述婴幼儿常见营养相关性疾病、传染病、环境污染性疾病以及各系统疾病的护理。

思患预防，则疾病无自而生，斯理也。虽调摄者不可不知，而养子者尤不可不谨也。古人育子，深明此理，不惟节爱养于形生之后，且谨胎教于未生之先；不惟审医疗于有病之日，且预防谨慎于未病之时。

——明·刘锡《活幼便览·序》

第一节 婴幼儿常见营养相关性疾病的护理

合理营养是满足婴幼儿正常生理需要、促进婴幼儿健康成长的重要保障。婴幼儿营养相关性疾病包括营养素缺乏和营养素过多所导致的一系列问题与疾病，本节主要介绍蛋白质－能量营养不良、维生素 D 缺乏性佝偻病、锌缺乏症和肥胖，并对常见食物不良反应进行介绍。

一、蛋白质－能量营养不良

蛋白质－能量营养不良是缺乏能量和/或蛋白质所致的一种营养缺乏症。目前就世界范围而言，蛋白质－能量营养不良以5岁以下婴幼儿发病居多，严重的营养不良是婴幼儿死亡的重要原因。

（一）主要表现

营养不良患儿最早出现体重不增，随后体重下降、皮下脂肪逐渐减少甚至消失。首先累及腹部，其次是躯干、臀部、四肢，最后为面颊部。病情进一步加剧时，体重明显减轻，皮下脂肪消失，额部出现皱纹状如老人，身高明显低于同龄儿，皮肤苍白干燥、无弹性，肌肉萎缩，精神萎靡、反应差，体温偏低，食欲低下，常腹泻、便秘交替，部分婴幼儿因血浆白蛋白明显下降而出现水肿。营养不良患儿易出现各种并发症，最常见的有营养性贫血、维生素A及锌缺乏，还可见自发性低血糖及各种感染性疾病，如上呼吸道感染、支气管肺炎、中耳炎、尿路感染、腹泻等。

（二）护理措施

1. 生活起居

合理安排生活，减少不良刺激，保证患儿精神愉快、睡眠充足，适当进行户外活动和锻炼。重度营养不良患儿应卧床休息，保持皮肤清洁干燥，防止皮肤破损，注意口腔卫生。注意防寒保暖，少去公共场所，做好保护性隔离，防止交叉感染。

2. 饮食调养

在医师的指导下，根据婴幼儿营养不良的程度、消化吸收能力和病情，逐渐增加饮食，不可急于求成。其调养原则是：由少到多、由稀到稠、循序渐进。各种程度的营养不良均应补充维生素和矿物质，每天给予患儿蔬菜和水果，从少量开始，避免引起腹泻；每天记录进食情况，定期测量体重、身高及皮下脂肪厚度；鼓励母乳喂养。

3. 遵医嘱用药

口服锌剂提高味觉敏感度，增进食欲；服用中药如参苓白术散并辅以针灸、推拿等调理脾胃功能；按时预防接种；先天畸形患儿应及时进行手术治疗。

二、维生素D缺乏性佝偻病

维生素D缺乏性佝偻病是婴幼儿体内维生素D不足使钙磷代谢紊乱而引起的一种以骨骼病变为特征的慢性营养性疾病。维生素D缺乏性佝偻病常见原因主要有：母亲妊娠期维生素D补充不足；婴幼儿日照不足；婴幼儿生长速度快，需要的维生素D多，但体内储存的维生素 D 难以满足生长需要；食物中补充维生素 D 不足；胃肠道或肝胆疾病等影响维生素 D 的吸收。

（一）主要表现

维生素 D 缺乏性佝偻病主要表现为神经、精神症状和骨骼的变化。

（1）神经、精神症状。神经、精神症状为佝偻病初期的主要表现，可持续数周至数月，表现为多汗、夜惊、易激惹等，特别是入睡后头部汗多，与气候无关。由于汗液刺激，患儿经常摇头擦枕，形成枕秃或环形脱发。

（2）骨骼变化。

1）头部。颜面骨软化为佝偻病的早期表现，多见于 3 ～ 6 个月婴儿。轻者前囟边缘软化、闭合延迟，可迟至 2 ～ 3 岁；重者颞枕部呈乒乓球样软化，以手指按压枕骨、顶骨中央时有弹性。由于骨膜下骨样组织增生，可导致额骨、顶骨对称性隆起，形成“方头”、“鞍状头”或“十字头”。佝偻病婴幼儿出牙晚，可延至 1 岁多出牙，3 岁才出齐，严重者牙齿排列不整齐，釉质发育不良。

2）胸部肋骨串珠。在肋骨与肋软骨交界区呈钝圆形隆起，外观似串珠，以第 7 ～ 10 肋最为显著；也可向内隆起压迫肺而导致局部不张，易患肺炎。

3）胸廓畸形。1 岁以内的患儿可出现肋骨软化，胸廓因膈肌收缩而内陷，呈现沿胸骨下缘水平的凹沟，称为赫氏沟；2 岁以上幼儿可见“鸡胸”，如剑突区内陷，则形成“漏斗胸”。

4）四肢及脊柱。由于骨骼软化，上下肢均可因承重而弯曲变形，婴儿爬行时可发生上肢弯曲，较大的幼儿站立、行走时发生下肢弯曲，出现“O”形腿或“X”形腿；脊柱受重力影响可发生侧向或前后向弯曲，严重佝偻病患儿可能发生骨折。另外，患儿长骨干骺端肥大，以手腕、脚踝处最为明显，桡骨、尺骨端呈钝圆形环状隆起，称为“手足镯”。

（3）其他表现。佝偻病患儿一般发育不良、神情呆滞、条件反射建立缓慢且不巩固，能直立行走的时间也较晚。由于低血钙，6 个月以下的婴儿常出现肌痉挛或手足搐搦，更大些的幼儿可有骨痛、骨变形等表现。由于胸廓畸形，呼吸运动受限制，患儿容易继发肺部感染，也常见消化系统功能障碍。

（二）护理措施

维生素 D 缺乏性佝偻病是自限性疾病，婴幼儿若有足够的时间进行户外活动，可以自愈。有研究证实，日光照射和生理剂量的维生素 D（400 国际单位 / 日）可治疗佝偻病。因此，确保婴幼儿每日获得维生素 D400 国际单位是预防和治疗佝偻病的关键。

（1）孕妇应多进行户外活动，食用富含钙、磷、维生素 D 以及其他营养素的食物。妊娠后期适量补充维生素 D（800 国际单位 / 日），有益于胎儿储存充足的维生素 D，以满足出生后一段时间生长发育的需要。

（2）本病预防的关键是进行日光浴与适量补充维生素 D。出生后 1 个月开始可让婴儿适当进行户外活动，冬季也要注意保证每日 1 ～ 2 小时户外活动时间；早产儿、低体重儿、双胎儿出生后 1 周开始补充维生素 D；夏季阳光充足，可在上午和傍晚进行户外活动。

（3）不要勉强佝偻病患儿长时间站立或行走，以防造成下肢畸形。

三、锌缺乏症

锌缺乏症是指婴幼儿体内长期缺乏微量元素锌导致的食欲减退、生长发育迟缓、异食癖及皮炎等表现。锌缺乏症的常见病因有：锌摄入不足，常由饮食习惯不良所致；锌吸收减少或消耗量增加，如慢性腹泻、肠吸收不良综合征、肠病性肢端皮炎等导致锌吸收不良，慢性肾病、创伤、使用利尿剂和类固醇药物等使锌排泄增加，烧伤、营养不良恢复期、外科手术后、急性感染性疾病等使锌的消耗量增加；摄入过多钙剂、铁剂也可导致锌吸收下降或缺乏。

（一）主要表现

（1）影响蛋白质代谢。出现伤口不易愈合、毛发干枯易脱落、皮炎等。

（2）味觉不良。锌缺乏使味觉敏感性下降、食欲缺乏。

（3）影响维生素 A 的代谢，暗适应能力降低。锌缺乏时会影响体内储存的维生素的利用和转运，内源性血液维生素 A 浓度下降，导致婴幼儿眼睛暗适应能力下降。

（4）免疫力下降。锌缺乏时婴幼儿免疫功能低下，可出现反复感染。

（5）影响婴幼儿行为、智力发育。长期锌缺乏导致神经系统受损，可影响婴幼儿行为、智力发育，出现注意力不集中、学习困难、智力发育迟滞等。

（二）护理措施

（1）加强母亲孕期保健。孕期应保证平衡膳食，加强营养，摄入富含锌的食物。

（2）科学喂养。鼓励母乳喂养，合理添加辅食；培养婴幼儿良好的饮食习惯，为年长儿提供平衡膳食，保证充足的乳类食物（>500ml/d），每周为幼儿提供 1 ～ 2 次动物肝脏、菌类等食物。

（3）避免医源性锌缺乏。应及时补充锌元素；正确使用钙、铁剂，避免相互之间产生拮抗作用。

四、肥胖

肥胖是由多种原因引起的脂肪过多且超过正常人平均量的一种病态。婴幼儿时期的肥胖不仅会影响其生理、心理的正常发育，并且可延续至成人，容易引起高血压、糖尿病、冠心病、胆石症、痛风等疾病，因此对肥胖的防治应引起社会及家庭的重视。

（一）主要表现

对婴幼儿来说，肥胖可发生于任何年龄，但最常见于婴儿期和 5 ～ 6 岁，且男童多于女童。2 岁以上幼儿肥胖的判断标准有两种：一种是年龄的体质指数（BMI），BMI 是体重（kg）/ 身高（m）^{2}，幼儿的 BMI 在 P85 ～ P95（第 85 百分位数和第 95 百分位数之间）为超重，大于 P95 为肥胖；另一种是身高（身长）的体重，身高（身长）的体重在 P85 ～ P95 为超重，大于 P97 为肥胖。

（1）患儿食欲旺盛且喜吃甜食和高脂肪食物。明显肥胖儿常有疲劳感、用力时气短或腿痛等表现；严重肥胖儿由于脂肪过度堆积限制了胸廓和膈肌运动，出现肺通气量不足、呼吸浅快，造成低氧血症、气急、发绀、红细胞增多、心脏扩大或充血性心力衰竭甚至死亡，称为肥胖 - 换氧不良综合征。

（2）体格检查可见患儿皮下脂肪丰满且分布均匀，腹部膨隆下垂。严重肥胖者可因皮下脂肪过多，胸腹部、臀部及大腿皮肤出现皮纹。

（3）因体重过重，走路时双下肢负荷过重可致膝外翻和扁平足。

（4）女孩出现胸部脂肪堆积，男孩因大腿内侧和会阴部脂肪堆积，阴茎可隐匿在阴阜脂肪垫中而被误诊为阴茎发育不良。

（5）肥胖儿性发育通常较早，故最终身高常略低于正常婴幼儿。

（6）患儿由于怕被别人讥笑而不愿与其他婴幼儿交往，故常有心理上的障碍，如自卑、胆怯、孤独等。

（7）患儿可出现某些检测指标的异常，如血压、糖耐量、血糖、腰围、高密度脂蛋白（HDL）、低密度脂蛋白（LDL）、甘油三酯、胆固醇等，严重肥胖儿经超声波检查常发现有脂肪肝。

（二）护理措施

1. 孕期保健

孕妇在妊娠后期要适当减少脂肪类食物的摄入，防止胎儿过重。

2. 改变家长的育儿观念

要宣传“肥胖不是健康”的观点，使家长意识到肥胖的危害，摒弃“越胖越健康”

的陈旧观念。

3. 运动疗法

适当的运动能促使脂肪分解、转化，促进肌肉发育。肥胖儿常因动作笨拙和活动后易累而不愿意锻炼，可选择婴幼儿喜欢和有效、易于坚持的运动，如晨跑、散步、做操等，每天坚持运动至少 30 分钟，活动量以运动后轻松愉快、不感到疲劳为准。运动要循序渐进。如果运动后疲惫不堪、心慌气促以及食欲大增，均提示活动过度。

4. 控制饮食

婴幼儿正处于生长发育阶段，而减肥又需要长期坚持，故应为其提供低糖、低脂肪和高蛋白食谱。食物的体积在一定程度上会影响婴幼儿饱腹感，应鼓励其多吃体积大、热能低的蔬菜类和水果类食物，如胡萝卜、青菜、黄瓜、番茄、莴苣、苹果、柑橘、竹笋等。良好的饮食习惯对减肥具有重要作用，如避免晚餐过饱、不吃夜宵和零食、减慢进食速度、细嚼慢咽等。

五、常见食物不良反应

食物不良反应是指由食物或食物添加剂引起的所有临床异常反应，包括食物过敏、食物不耐受和食物中毒，前两者合称为食物的非毒性反应，此处主要讲解食物过敏和乳糖不耐受。

(一) 食物过敏

引起食物过敏反应的主要抗原物为糖蛋白，分子量大约为 10 ～ 60kD，少数分子量大于 80kD。对致敏食物抗原进行分离纯化后发现，牛奶中有 40 种以上蛋白质具有致敏潜力；花生、鸡蛋、鳕鱼、大豆中也有多种可诱发过敏的抗原。通常过敏性食物抗原对热和酶较稳定，但是经物理处理，如加热和加压仍可以在一定程度上降低其免疫原性。

婴幼儿 90% 的食物过敏与牛奶、鸡蛋、大豆、小麦、花生、鱼、虾、坚果类 8 种食物有关。虽然鸡蛋和牛奶过敏大部分可随年龄增长而有自愈趋势，但花生、坚果、海产品类过敏却可持续数年，甚至终身。此外，相近种类的食物可能产生交叉过敏反应（见表 6 - 1）。

表 6 - 1　可引起交叉过敏反应的食物

食物	交叉反应食物	食物	交叉反应食物
牛奶	马奶、羊奶等	虾	其他甲壳类
鸡蛋	各种禽蛋	小麦	其他谷物
大豆	绿豆等	花生	大豆、绿豆等
鳕鱼	鲭鱼、鲱鱼、鲽鱼等		

1. 主要表现

食物过敏通常表现多种多样而无特异性，常累及皮肤、消化系统、呼吸系统、心血管系统等；重者可致哮喘发作、休克甚至死亡。

（1）皮肤。约有 50% ～ 60% 食物过敏患儿出现皮肤症状。通常在摄入食物蛋白后几分钟至 2 小时内发生，表现为瘙痒、潮红、泛发性荨麻疹、口周或眼周的血管性水肿或红斑，严重时伴有呕吐、腹泻、腹绞痛、呼吸困难、喘息、低血压甚至过敏性休克的全身反应。此外，特应性皮炎也是婴幼儿食物过敏的常见表现。对于 6 月龄内婴儿中重度特应性皮炎应考虑可能与食物过敏有关。鸡蛋是特应性皮炎患儿最常见的变应原，其次是牛奶蛋白。

（2）消化系统。食物过敏的消化系统反应主要为：拒食、呕吐、腹痛、慢性腹泻 / 便秘、胃肠道出血、缺铁性贫血、低蛋白血症、肛周皮疹等。此外，部分婴幼儿的肠绞痛、便秘、食管炎、胃食管反流、肠易激综合征等表现也可能与食物过敏有关。

（3）呼吸系统。食物过敏常见的呼吸系统表现包括鼻痒、流涕、中耳炎、慢性咳嗽和喘息等，严重者可出现急性喉水肿或气道阻塞，而这些表现通常并不独立存在。此外，牛奶蛋白过敏可引起过敏性肺部疾病——海纳氏综合征，其主要特征为反复的肺部浸润伴慢性咳嗽。

（4）心血管系统。食物过敏的心血管系统表现多见于年长儿，出现血压下降及心律失常等表现者称为严重过敏反应，更甚者出现过敏性休克或死亡。

2. 护理措施

食物过敏常会随年龄增长而建立耐受，若食物过敏反应明显，应及时到医院就诊。

（1）回避致敏食物。所有引起过敏反应的食物均应从饮食中完全排除，这是目前避免食物过敏唯一有效的方法。由于食物过敏随年龄增长有自愈的可能，故应定期进行监测，建议 3 ～ 6 个月后进行重新评估以调整回避性饮食调理方案及时间。对于有过敏性休克家族史或严重表现的婴幼儿，饮食回避的时间应适当延长。

在严格饮食回避过程中，应由医生及营养师共同对患儿的体格及营养进行监测，制订出患儿的最佳饮食方案；同时教育家长如何阅读商品上的饮食成分表，避免不必要的意外摄入造成严重后果。单一的鸡蛋、大豆、花生、坚果及海产品过敏者，因这些食物并非营养素的主要来源，且许多其他食物可提供类似的营养成分，故回避不会影响婴幼儿营养状况。对多种食物过敏的婴幼儿，应在营养师的指导下选用低变应原饮食，如谷类、肉类、黄瓜、菜花、梨、香蕉、菜籽油等，仅以盐及糖作为调味品；同时应密切观察摄食后的反应，以减少罕见食物过敏的发生。

食物过敏婴幼儿，尤其是曾发生过严重全身过敏反应者，应随身携带包含过敏食物处理方法及联系人等信息的救助卡片，便于及时处理。

（2）采用食物替代品。对牛奶蛋白过敏的婴幼儿，采用恰当的食物替代非常重要。人乳喂养的牛奶蛋白过敏婴儿，建议继续人乳喂养，但母亲应回避含牛奶蛋白的食物。由于牛奶回避可能影响母亲的营养素（如钙）摄入，故哺乳期母亲也应补充钙营养，定期进行营养评估；非人乳喂养的牛奶蛋白过敏婴儿，可选用氨基酸配方粉或深度水解蛋白配方粉。因深度水解蛋白配方粉口感较好，价格也易于接受，同时 90% 以上的婴幼儿可以耐受，故一般建议首先选用深度水解蛋白配方粉；若婴幼儿不能耐受深度水解蛋白配方粉或为多种食物过敏，可改用氨基酸配方粉；对于过敏症状严重者、因食物蛋白诱导性肠病等出现生长障碍者，建议首选氨基酸配方粉（要素饮食）。由于婴幼儿可能同时存在大豆过敏反应以及大豆的营养成分不足，一般不建议选用豆蛋白配方粉进行治疗。若需考虑经济原因，婴幼儿在 6 月龄以上且无豆蛋白过敏者可选用豆蛋白配方粉替代，不建议采用羊乳、驴乳等其他兽乳替代。

（二）乳糖不耐受

乳糖不耐受是指小肠黏膜乳糖酶缺乏导致乳糖消化吸收障碍而产生腹胀、腹痛及腹泻等一系列的表现。

1. 主要表现

新生儿先天性乳糖酶缺乏可于哺乳后 1 ～ 2 小时即出现以腹泻为主的症状，伴有腹胀、肠鸣音亢进，重者出现呕吐、失水、酸中毒。大便常为水样、泡沫状，呈酸性；继发性乳糖酶缺乏多于摄入一定量乳糖后 30 分钟至数小时内出现恶心、腹胀、腹痛、腹泻等症状。水样腹泻是婴幼儿期的主要症状，可表现为急性、严重腹泻，粪便常呈水样，可明显失水，并伴有恶心、呕吐、腹胀和腹痛。严重或长时间的腹痛或腹泻等会影响婴幼儿生长发育，甚至导致营养不良或机体的水电解质及酸碱平衡紊乱，也会相互影响形成恶性循环。年长儿和成人表现可不典型，虽然也有水样腹泻，但以间歇性或以腹部绞痛、腹胀为主要表现。

2. 护理措施

加强饮食管理，限制饮食中的乳糖含量，并以适当替代食物保证营养。

（1）调整饮食中的乳糖含量。人能耐受的乳糖量具有个体差异。部分学者推荐从小量开始逐渐增加食物中的乳糖含量，以能耐受为度，以提供部分支持婴幼儿生长发育的营养成分。

（2）以无乳糖配方粉替代。无乳糖配方粉以麦芽糖糊精为碳水化合物来源，易于消化吸收，渗透性低，能降低肠黏膜对高渗透性食物的敏感性，有利于减轻腹泻症状。同时，无乳糖配方粉能保证蛋白质的足量供应和良好利用，但不宜长期食用。

（3）补充乳糖酶。在牛奶中加入乳糖酶，经过一定时间和温度的消解，利用乳糖酶分解乳糖，达到降低乳糖含量的目的。

（4）以发酵乳替代。发酵乳是通过在牛奶中加入保加利亚乳杆菌和嗜热链球菌，利用乳酸的发酵作用制成的。在活菌的 β－半乳糖苷酶作用下，牛奶中 25% ～ 50% 的乳糖在发酵过程中被乳酸菌分解，使牛奶中的乳糖水平降低。

第二节　婴幼儿常见传染病的护理

传染病是指由病原微生物感染人体后产生的有传染性、在一定条件下可造成流行的疾病。由于婴幼儿生长发育不完善，免疫功能较差，因此容易感染病原体而患上传染病。婴幼儿常见的传染病主要有手足口病、人感染禽流感、水痘、麻疹、急性结膜炎、流行性腮腺炎等。

一、传染病基本知识

（一）传染病的特点

1. 病原体

病原体包括微生物（如细菌、病毒、真菌等）和寄生虫（包括原虫和蠕虫）两大类。每种传染病都有其特异的病原体，如麻疹的病原体是麻疹病毒、肺结核的病原体是结核杆菌、疟疾的病原体是疟原虫。

2. 传染性

所有传染病都具有一定的传染性，引起不同传染病的病原体的种类和数量不同，感染的轻重和流行程度也不一样，当病原体感染力超过人群的免疫力时，就可在一定时间和地区引发流行。

3. 免疫性

由于病原体的毒性不同，不同的传染病在感染后获得的免疫程度不一样。有的传染病病愈后可获终身免疫，如麻疹、水痘；有的传染病免疫时间较短，痊愈后可再次感染，如流感；还有的传染病在感染未愈时，若再接触同样的病原体，仍可重复感染、加重病情，如血吸虫病。

4. 规律性

从病原体侵入机体致病到机体恢复，病程发展具有一定的规律性，一般会经过四个阶段。

（1）潜伏期。潜伏期是从病原体侵入机体至最初出现症状的这段时间。潜伏期的长短因病原体的种类、数量、毒力及人体免疫力的不同而不同，如感冒为数小时，麻疹为数日，麻风病可达数年。

（2）前驱期。病原体不断生长繁殖、产生毒素，引起患者发热、乏力、头痛等全身反应，这段时期称为前驱期，此时期的病人已具有传染性。有的患者感染较重、发病急骤，可不出现前驱期。

（3）症状明显期。患者逐渐表现出所患传染病的特有症状，如麻疹患者出现口腔黏膜斑。

（4）恢复期。主要症状逐渐消失，各项生理功能和组织损伤逐渐恢复，但病情有时会恶化，甚至发生并发症。

（二）传染病流行的三个基本环节

1. 传染源

传染源是指体内有病原体生长、繁殖并能排出病原体的人或动物。传染源可分为三类：患者；病原携带者；受感染的动物。

2. 传播途径

传播途径是指病原体由传染源体内侵入他人体内所经历的路径。

（1）空气飞沫传播。这是呼吸道传染病常见的传播方式。病原体随着病人或携带者说话、咳嗽、打喷嚏、吐痰等产生的飞沫散布到空气中，他人吸入即可感染，如麻疹、流感、肺结核等即以该种方式进行传播。

（2）经口传播。这是消化道传染病常见的传播方式。病原体污染了食物或水源，经口进入健康者体内即被感染，如甲肝、细菌性痢疾。

（3）虫媒传播。病原体通过媒介昆虫（如蚊子、老鼠）直接或间接进入易感者体内造成感染，如蚊虫传播乙型脑炎。

（4）接触传播。包括直接传播和间接传播。传染源与易感者之间的直接传播如狂犬病、破伤风等，可通过被传染源污染的日常用品如毛巾、衣被、食具等传播；间接传播如沙眼、红眼病、脓疱疮等，可通过公用毛巾传播。

（5）医源性传播。这是医务人员在检查、治疗或实验室操作过程中造成的传播，如血液透析机消毒不严格可造成丙肝传播。

（6）母婴垂直传播。这是指母婴之间经胎盘、产伤、哺乳等途径由母亲直接将病原体传播给婴儿的方式，如乙肝母亲将乙肝病毒传给新生儿。

3. 易感人群

易感人群是指对某种传染病缺乏特异性免疫力，受感染后容易发生该病的人群。某种传染病的易感人群越多，越容易导致该病的流行，按时接种疫苗可降低人群对该病的易感率。易感人群主要包括小孩、老人、体质虚弱者和慢性病患者。

（三）传染病的预防

1. 控制传染源

对传染源应该做到“四早”：早发现、早报告、早隔离、早治疗。对于已经确诊的患者，要尽早隔离；对隐性感染者和携带者要进行临床观察；被感染的动物，如牛羊、鸡鸭等能够带来经济效益的应当尽力治疗，无法治愈的在宰杀后也要进行消毒处理；如蟑螂、苍蝇、蚊子等害虫，则要毫不留情地消灭。

2. 切断传播途径

各种传染病都有其特有的传播方式，呼吸系统传染病一般都是通过空气中的飞沫传播，如非典（SARS），可以让人们戴上口罩，尽量少去人多的公共场所；消化系统传染病多是经过粪—口传播或是直接接触病人分泌物而感染，如痢疾、蛔虫病，这就要督促人们勤洗手，不要随意接触病人的物品等。

3. 保护易感人群

平时可以靠加强营养、锻炼身体来提高免疫系统的抵抗力，但是对于传染病的预防来说，最有效的还是进行预防接种。

二、常见传染病

（一）新型冠状病毒感染

1. 病因及流行病学特点

新型冠状病毒属于 β 属的冠状病毒，有包膜，颗粒呈圆形或椭圆形，常为多形性，直径 60 ～ 140nm。

新型冠状病毒对紫外线和热敏感。56℃ 30 分钟、75% 乙醇、含氯消毒剂、过氧乙酸等均可有效灭活病毒；实验室检验时，乙醚和氯仿等脂溶剂也可以灭活病毒；氯己定不能有效灭活病毒。

新型冠状病毒感染的传染源为新型冠状病毒感染患者及新型冠状病毒感染无症状患者。目前，易感人群是老人、儿童、孕妇等免疫力较低的人。

新冠感染的传播途径主要为直接传播、气溶胶传播和接触传播。直接传播是指近距离直接吸入患者打喷嚏、咳嗽、说话产生的飞沫和呼出的气体导致感染；气溶胶传播是指飞沫混合在空气中，形成气溶胶，吸入后导致感染；接触传播是指飞沫沉积在物品表面，接触污染手后，再接触口腔、鼻腔、眼睛等黏膜，导致感染。由于婴幼儿体质虚弱，抗病能力比较差，所以感染新型冠状病毒的概率会比较高。据此，专家提示该病存在母婴垂直感染传播途径。因此，新生儿及儿童需做好相关预防措施。

2. 主要表现

新型冠状病毒感染以发热、干咳、乏力等为主要表现，少数患者伴有鼻塞、流涕、腹泻、腹胀、心慌、胸闷、咽痛等上呼吸道和消化道症状；重症病例多在 1 周后出现呼吸困难；严重者快速进展为急性呼吸窘迫综合征、脓毒症休克、难以纠正的代谢性酸中毒和凝血功能障碍及多器官功能衰竭等。

值得注意的是，重症、危重症患者病程中可为中低热，甚至无明显发热；轻型患者仅表现为低热、轻微乏力等。多数患者预后良好，少数患者病情危重。老年人和有慢性基础疾病者预后较差；儿童症状相对较轻，表现为发热、咳嗽、呼吸困难、精神不佳等。

3. 护理措施

（1）日常保健。

1）疫情期间，如果不必要，尽量不带婴幼儿出门，尤其是公共场所或密闭空间，如商场、餐馆等；外出时尽量不乘坐公共交通工具，尽可能远离其他人（保持 1m 以上距离）。

2）疫情期间建议推迟或取消常规的婴幼儿保健健康检查，尽量避免去医院；婴幼儿疫苗预防接种的建议见公众预防接种临时指南。

3）不要带婴幼儿走亲访友、聚会、聚餐；谢绝熟人触摸婴幼儿或近距离对婴幼儿说话；避免与呼吸道感染者以及两周内去过疫情高发地区的人群接触。

4）居室保持清洁，空气清新，温度适宜；每日定时通风，通风时可以将婴幼儿转移到另一个房间以免受凉感冒。

5）家长或照护者应勤洗手，婴幼儿也应勤洗手（建议采用七步洗手法，可有效清除手部污物和细菌，预防接触感染，减少传染病的传播）。

（2）外出预防措施。

1）若需就医，应给婴幼儿佩戴口罩，但家长需随时注意婴幼儿有无呼吸困难等不适情况；年龄极小的婴儿不能戴口罩，易引起窒息；若婴幼儿必须出门，建议尽量与无防护的人保持距离；进入人员密集或密闭场所，一定要佩戴口罩。

2）外出时建议随身携带纸巾和含有酒精成分的免洗洗手液；咳嗽、打喷嚏时用纸巾捂住口鼻，用来捂住口鼻或擦鼻涕的纸巾应包好并弃置于有盖的垃圾箱内；在外面不方便用流动水洗手时，咳嗽、打喷嚏、给婴幼儿擦鼻涕后，家长应使用含酒精成分的免洗洗手液消毒双手。

3）外出时可戴上手套，任何日用手套都可以，但不要戴潮湿的手套；尽量减少接触公共场所的公共物品和部位；教育婴幼儿外出时不要到处乱摸，不确定手是否清洁时，避免用手接触口、鼻、眼。

4）外出回家后，应先脱衣服换鞋，然后认真洗手、清洗面部，如果婴幼儿配合，还可以清洗鼻腔和漱口。

5）外出时穿戴的衣物、手套和携带的物品，如怀疑有沾染病毒的可能（如去发热门诊就诊），应及时清洁消毒。

（3）婴幼儿的照护者出现可疑症状时的护理。

1）若婴幼儿的家长或其他照护者出现发热、干咳、咽痛、胸闷、呼吸困难、乏力、恶心呕吐、腹泻、结膜炎、肌肉酸痛等新型冠状病毒感染的可疑症状，在家中应佩戴口罩，并及时隔离。

2）建议与婴幼儿脱离接触直至体温恢复正常 3 天以上，所有症状消失，在此期间婴幼儿应暂时由其他可靠照护者照顾。

（4）婴幼儿生病时的护理。

1）若婴幼儿出现咳嗽、发热等症状，但确定无外出、没有接触过感染病人，可先检测婴幼儿体温，按普通的呼吸道感染居家治疗。

2）如果体温持续不降，或咳嗽加重、呼吸困难、精神状态不佳等，应就近到医院儿科就诊，同时做好个人防护。

（二）手足口病

手足口病是一种常见的多发性传染病，以婴幼儿发病居多，主要由肠道病毒引起。

1. 病因及流行病学特点

引发手足口病的肠道病毒有20多种，其中以柯萨奇病毒A16型和肠道病毒71型（EV71）最为常见，其感染部位是包括口腔在内的整个消化道。病毒主要通过污染的食物、饮料、水果等经口进入体内，并在肠道增殖。手足口病感染的年龄段主要是5岁以下，3岁以下是比较严重的高发年龄段。

手足口病传播途径较多，主要通过密切接触病人的粪便、疱疹和呼吸道分泌物（如打喷嚏的飞沫等）及被污染的手、毛巾、手绢、玩具、餐具、奶瓶、床上用品等感染。在幼儿园或者大型游乐场里，如果有患手足口病的孩子玩过的玩具，别的孩子接着玩，就有可能被感染。手足口病的流行季节，主要是从每年的5月开始，随着天气的转暖会越来越多，一直持续到10月初，5～7月为高发期。目前尚无手足口病疫苗。

2. 主要表现

（1）发热。

（2）手掌心、脚掌心出现斑丘疹和疱疹，周围皮肤发红。

（3）口腔黏膜出现疱疹或溃疡，疼痛明显。

（4）咳嗽、流涕、食欲不振、恶心、呕吐和头疼等。

（5）部分病情较重患儿可并发脑炎、脑膜炎、心肌炎、肺炎等。

3. 护理措施

（1）养成良好的卫生习惯与饮食习惯，饭前便后要用肥皂或洗手液洗手，不喝生水，不吃生冷食物。

（2）做好卫生清洁工作，避免带婴幼儿去人流量大的公共场所，不跟患儿接触。

（3）室内注意通风，勤晒衣被。对婴幼儿的玩具、生活用品及个人用品要及时清洗消毒。

（4）补充营养，注意营养搭配，增强婴幼儿免疫力。多晒太阳，并保证婴幼儿充足的睡眠。

（5）幼儿园做好晨检工作，发现疑似患儿要及时隔离，以免在幼儿园内引起传播。

（三）人感染禽流感

人感染禽流感简称禽流感，是由甲型禽流行性感冒病毒引起的一种禽类传染病，被国际兽疫局定为乙类传染病，又称真性鸡瘟或欧洲鸡瘟。

1. 病因及流行病学特点

禽流感潜伏期一般为3～4天。根据禽流感致病性的不同，可以将禽流感分为高致病性禽流感、低致病性禽流感和无致病性禽流感。如表现为轻度的呼吸道或消化道症状，则病死率较低；如为较严重的全身性、出血性、败血性症状，则病死率较高。这种症状上的不同，主要是由禽流感病毒的毒力所决定的。传染源可能为携带禽流感病毒的禽类，可经呼吸道传播或密切接触感染禽类的分泌物或排泄物而被感染，或通过接触病毒污染的环境传播至人，也不排除有限的非持续的人传人。高危人群是在发病前1周内接触过禽类者，婴幼儿是禽流感的易感人群。禽流感病毒在70℃时可以灭活。

2. 主要表现

患者一般表现为流感样症状，如发热、咳嗽、少痰，可伴有头痛、肌肉酸痛、腹泻等全身症状。重症患者病情发展迅速，多在3～7天出现重症肺炎，体温大多持续在39℃以上，呼吸困难，可伴有咯血痰；可快速进展为急性呼吸窘迫综合征、脓毒症、感染性休克，甚至多器官功能障碍，部分患者可出现纵隔气肿、胸腔积液等。

3. 护理措施

（1）手部卫生。世界卫生组织建议，在准备食物前、中、后，以及吃东西之前、使用卫生间之后、处理动物或者动物排泄物后、手脏时及照顾家中病人时都要洗手。当手部明显肮脏时，用肥皂和流水清洗。如非明显肮脏，可用肥皂和水洗手或者使用酒精洁手液洗手。

（2）呼吸卫生。在咳嗽或打喷嚏时，应用医用口罩、纸巾、袖子、肘部遮盖口鼻，纸巾在使用后应尽快扔入有盖垃圾箱，在接触到呼吸道分泌物后及时采取手部卫生措施。

（3）食品卫生。卫生检疫部门应加强家禽、猪肉产品监管，避免病死家禽、猪肉产品流入市场。把生肉与熟肉或者即食食品分开以避免污染；加工生、熟食品不应使用同一砧板及刀具。因禽流感病毒在食物的整体温度达到70℃时被灭活，所以，吃正常处理和烹调的肉是安全的。食用生肉及未烹调的以血为原料的菜品是高危行为；不要食用生蛋或者半熟蛋；在处理完生肉后要用肥皂和水彻底洗手，并清洗和消毒所有与生肉接触过的家用器皿。

（4）接种禽流感疫苗。预防禽流感最有效的根本措施是：易感人群和高危人群应在流感发生前1个月接种禽流感疫苗。

（5）保护易感人群。婴幼儿经常接触的物品须经常清洁、消毒；教育婴幼儿避免触摸或近距离接触禽类及鸟类；引导婴幼儿养成良好的卫生习惯，饭前一定要洗手，一旦不慎接触到禽鸟或其粪便后应立即洗手；不饲养禽鸟，禽流感流行期间不要安排会接触到禽鸟的活动；保持集体活动场所的通风；如发现婴幼儿有咳嗽、发热等呼吸道感染症状，应让其戴上口罩并立即去医院就诊；经常进行禽流感及其他传染病的预防知识教育，增强婴幼儿健康意识。

（四）水痘

水痘是以全身出疱疹为特征的急性传染性皮肤病，多见于婴幼儿，具有高度的传染性，易造成小区域流行，愈后可获终身免疫。

1. 病因及流行病学特点

水痘是由水痘－带状疱疹病毒引起的原发感染，潜伏期为 12 ～ 21 天，平均 14 天。发病较急，整个病程短则一周，长则数周。水痘皮疹数量较多，数百至数千个不等，一般首先出现于面部、头皮和躯干，呈向心性分布，以发际、胸背处较多，四肢、面部较少，手掌、足底偶见。鼻、咽、口腔、外阴等部位的黏膜亦可发疹。皮疹出现时还伴有不同程度的全身症状，但往往较出疹前轻。发热一般随着出疹的停止逐渐减轻至正常。皮疹有痒感，患儿有时会因剧痒而烦躁不安。黏膜处皮疹易破溃成溃疡，常伴有疼痛。

水痘的传染源是患者。传播途径主要是呼吸道飞沫传播，患者上呼吸道的病毒，可以通过呼吸道飞沫排出体外，和患者密切接触的人，可能会吸入呼吸道飞沫，被病毒感染。同时，患者的上呼吸道和皮肤疱疹液里含有大量的水痘－带状疱疹病毒，可通过直接接触传播。

水痘发疹会经历斑疹、丘疹、疱疹及结痂四个阶段。初为红斑疹、数小时后变为深红色丘疹，再经数小时后变为疱疹。典型疱疹呈卵圆形，壁薄易破，周围绕以红晕，疱疹之间有正常皮肤。疱液初透明后渐转混浊，甚至呈脓疱样外观；也可因患者搔抓致继发化脓性感染而形成典型的脓疱，并由此导致全身症状加重。若未发生化脓性感染，一般自疱疹形成后 1 ～ 2 天，就开始从疱疹中心部位枯干结痂；再经数天，痂壳即行脱落，约 2 周脱尽。由于疱疹损害表浅，故愈后大都不留瘢痕。水痘皮疹分批发生，在前一批皮疹损害逐步演变愈合的过程中，新的一批疱疹又次第出现，同一部位常常可见到各阶段的皮疹。随着患者免疫力逐渐增强，皮疹逐渐减少。最后一批出现的皮疹可在斑丘疹期即停止发展，并就此消退。

2. 主要表现

以发热及皮肤和黏膜成批出现周身性红色斑丘疹、疱疹、痂疹为特征，皮疹呈向心性分布，主要发生在胸、腹、背，四肢很少。前驱期有低热或中度发热、头痛、肌痛、关节痛、全身不适、食欲不振、咳嗽等表现。

3. 护理措施

水痘为良性自限性疾病。患病后应隔离患儿，注意护理，预防并发症，发热患儿可卧床休息，口服抗组胺药可控制剧烈瘙痒。有高热者可酌情给予退热剂。

（1）给予易消化及营养丰富的流质及半流质饮食。宜食绿豆汤、金银花露、小麦汤、粥、面片、龙须鸡蛋面等；多食新鲜的水果和蔬菜，以补充体内的维生素；宜多饮开水。

（2）隔离水痘患儿。水痘患儿传染性很强，患儿的隔离期应自出疹开始到出疹后6天，或隔离至全部水痘疱疹干燥结痂为止，此前不得入托或入学；亦不应出门与其他儿童玩耍接触，并防止与易感孕妇接触；保持皮肤清洁，防止小儿搔抓皮肤，可用炉甘石洗剂止痒。患儿用品应消毒。

（3）加强公共场所的通风换气或空气消毒；接触患儿后彻底洗手。

（4）对于未感染过水痘－带状疱疹病毒的孕妇、婴幼儿与免疫功能低下者，应根据不同情况采取适当的免疫保护措施，注射免疫球蛋白或减毒疫苗，避免发生胎儿畸形或重症水痘感染。

（五）麻疹

麻疹是麻疹病毒引起的急性呼吸道传染病，传染性极强，多发于冬春季，主要经空气、飞沫直接传播，也可经接触被污染的生活用品传播，可在短时间、短距离内起到传播作用，引起感染。

1. 病因及流行病学特点

麻疹是一种传染性很强的急性病毒传染病，由麻疹病毒引起，主要通过前驱期和出疹早期病人鼻、咽、口产生的飞沫传染，也可通过空气中的飞沫传播。传染期从出疹前2～4日持续到出疹后2～5日。皮疹消退时病毒已从鼻咽部分泌物中消失。在疹后出现轻度脱屑时，已不再具有传染性。在广泛进行计划免疫接种之前，麻疹每2～3年流行一次，其间伴有地区性小流行。现在，暴发常见于以前接种过疫苗的十几岁少年和青年及未接种过疫苗的婴幼儿。若母亲患过麻疹，婴儿从母体获得的被动免疫差不多能维持一年，一年后易感性增高。患一次麻疹后能产生终身免疫。

2. 主要表现

（1）潜伏期。小儿麻疹潜伏期一般为10～14天，潜伏期内可有轻度发热。

（2）前驱期。也称发疹前期，一般为3～4天。有发热、咳嗽、鼻炎、结膜炎等症状，颊黏膜或唇黏膜出现黏膜疹（Koplik 斑）和皮肤散在的斑丘疹。

（3）出疹期。多在发热后 3 ～ 4 天出现皮疹。体温可突然升高至 40℃～ 40.5℃，皮疹开始为稀疏不规则的红色斑丘疹，疹间皮肤正常，始见于耳后、颈部、沿着发际边缘；24 小时内向下发展，遍及面部、躯干及上肢；第 3 天皮疹累及下肢及足部，病情严重者皮疹常融合，皮肤水肿，面部浮肿变形。大部分皮疹压之褪色，但亦有出现瘀点者。

（4）恢复期。小儿出疹 3 ～ 4 天后皮疹开始消退，消退顺序与出疹时相同，食欲、精神等其他症状也随之好转。疹退后，皮肤留有糠麸状脱屑及棕色色素沉着，7 ～ 10 天痊愈。

3. 护理措施

（1）在本病流行期间，尽量不要让婴幼儿去公共场所，以减少感染机会，并按计划接种麻疹减毒活疫苗。

（2）对麻疹患儿应早发现、早隔离、早治疗；隔离患儿不出门，易感婴幼儿不串门。

（3）室内温度要适宜，不可忽冷忽热，保持空气新鲜，灯光要柔和，避免强光刺激眼睛。室内用艾条等进行空气消毒。

（4）为患儿勤翻身和擦洗皮肤，注意清洁口、鼻和眼部；患儿衣物宜在阳光下暴晒。

（5）让患儿多饮水，在出疹期给予清淡、易消化食物，如稀粥、藕粉等；进入恢复期，应及时适量添加营养丰富的食物。

（6）用鲜茅根、荸荠煮水当茶饮用。

（六）流行性感冒

流行性感冒简称流感，是流行性感冒病毒感染引起的急性呼吸道传染病。

1. 病因及流行病学特点

流感患者尤其是轻型患者活动范围广泛，为主要传染源，通常经飞沫直接传播，起病 3 日内传染性最强，飞沫污染手、用具、衣物也可发生间接传染。人类对流感普遍易感，感染后可获得对同型病毒的免疫力，一般仅维持 8 ～ 12 个月，不超过两年。婴幼儿及少年患此病者为多，5 ～ 20 岁发病率最高，大多于冬末春初流行。冬季流行时情况较重，热带则大多发生于雨季，也可在夏季发生大流行。流感病毒传播力强、易发生变异，当人群对变异株尚无免疫力时，可酿成世界性大流行。

2. 主要表现

流行性感冒潜伏期可由数小时至 1 ～ 2 日，起病急骤，主要表现为高热、畏寒、头痛、背痛、四肢疼痛、疲乏等，可伴有畏寒、寒战，常有咽痛、干咳、鼻塞、流涕等，多伴乏力、食欲减退、面部潮红、眼结膜充血、流泪以及局部淋巴结肿大，部分婴幼儿有腹痛、腹泻、呕吐等症状，体温在38℃～41℃，高热婴幼儿可出现惊厥或抽搐。小婴儿还可出现严重的喉、支气管炎伴黏稠痰液，甚至发生窒息，危及生命。多于发病后3～4天体温恢复正常，全身症状好转，但咳嗽等症状会持续1～2周。流感可以并发肺炎及心脏、神经系统损害，但总体预后良好。

3. 护理措施

（1）居室宽敞、整洁、采光好，定时开窗通风，保持室内空气流通，流行高峰期避免去人群聚集场所。流行期间如出现流感样症状应及时就医；流感患儿应呼吸道隔离1周或至主要症状消失，减少接触他人；患儿用具及分泌物要彻底消毒。

（2）患儿使用退热药后注意多饮水，防止出汗虚脱；遵医嘱使用抗病毒类药物。

（3）家长应掌握正确监测体温、物理降温的简单处理，以及惊厥发作时的简单急救方法。患儿如出现精神、食欲差和持续高热等应及时就医。

（4）保持皮肤和口腔清洁卫生。发热患儿进行温水擦浴，勤换衣服和被单，保持皮肤清洁、干燥、舒适。患儿进食后喂适量温开水，清洁口腔。经常彻底洗手，避免脏手接触口、眼、鼻；咳嗽、打喷嚏时应使用纸巾等，避免飞沫传播。

（5）合理喂养，提倡母乳喂养，及时添加辅食，保证摄入足够的蛋白质及维生素，纠正偏食。

（6）急性期尽量休息，避免情绪激动和紧张的活动；恢复期可逐步增加活动，以不疲劳为度。

（7）平时加强户外体育锻炼，提高身体抗病能力；春冬季节气候多变，注意及时增减衣服，接种流感疫苗。

（七）急性结膜炎

急性结膜炎俗称“红眼病”，是由病毒或细菌引起的传染性眼病，以春夏秋季多见。

1. 病因及流行病学特点

急性或亚急性细菌性结膜炎又称“急性卡他性结膜炎”，俗称“红眼病”，传染性强，多见于春秋季节，可散发感染，也可流行于学校、工厂等集体生活场所。其发病急，潜伏期为1～3天，两眼同时或相隔1～2天发病，发病3～4天时病情达到高峰，以后逐渐减轻，病程多数少于3周。最常见的致病菌是肺炎双球菌、金色球菌和流感嗜血杆菌。病原体可随季节变化，有研究显示冬天主要是肺炎双球菌引起的感染，流感嗜血杆菌性结膜炎则多见于春夏时期。外源性急性结膜炎是由于结膜与外界有直接接触，容易受到周围环境中的感染性因素（如病毒、细菌、衣原体、真菌、变态反应等）和非感染性因素（外伤、化学物质及物理因素等）的刺激而感染；内源性急性结膜炎致病菌主要通过血行或淋巴使结膜感染，或对全身他处感染发生过敏反应。炎症还可以从邻近组织直接蔓延而来。

2. 主要表现

细菌性结膜炎以结膜充血明显，并伴有脓性分泌物为特征，同时有异物感，早上醒来时上、下眼睑被粘住，有烧灼、刺痛感，轻度畏光，分泌物可带血色，睑结膜上可见灰白色膜，此膜能用棉签擦掉，但易再生。病毒性结膜炎以结膜充血水肿、有出血点，并伴有水样或黏性分泌物为特征，同时伴有流泪、异物感；角膜可因细小白点混浊而影响视力，或引起同侧耳前淋巴结肿大，有压痛。

3. 护理措施

（1）急性结膜炎传染性强，应重视隔离消毒。按医嘱及时用药；单眼患儿需采用侧卧位，即患眼最低位，以防止污染健眼；勿用手揉眼，滴眼液需一人一瓶，以防止交叉感染。

（2）急性结膜炎患儿需到医院就诊冲洗。用生理盐水或 3% 硼酸溶液洗眼、清除分泌物，再滴抗生素眼药水，不宜包扎，以保证分泌物从结膜中顺利引流。

（3）患儿洗手时需用流动水，滴用眼药水前后均要用肥皂洗手两遍；用过的毛巾、手帕等个人用品要每日开水烫洗；生活用品勿与周围人员共用，以切断传播途径。

（4）游泳时要戴防水眼镜，浴室洗澡时最好自带浴具。

（5）生活环境多风或有尘埃、烟熏、热等刺激者，应在改善环境的同时加强戴镜等防护。

（6）饮食宜清淡，以具有清热、解毒作用的凉性、寒性或平性食品为宜，多吃富含优质蛋白、矿物质、维生素的食品。患病期间忌食辛辣、刺激食物，不吃巧克力。

（八）蛔虫病

人蛔虫亦称似蚓蛔线虫，简称蛔虫，是婴幼儿最常见的寄生虫之一，成虫寄生于人体小肠，可引起蛔虫病，幼虫能在人体内移行引起内脏幼虫移行症或眼幼虫移行症。

1. 病因及流行病学特点

蛔虫是人体肠道内最大的线虫，成虫呈圆柱形，形似蚯蚓，活虫略呈粉红色或微黄色。成虫寄生于人体小肠，以肠内容物为食物，雌虫每天产卵可达 20 万个，虫卵随粪便排出体外，在适宜环境条件下 5 ～ 10 天发育成熟即具有感染性。虫卵被吞食后，虫卵中的胚幼破壳而出，穿入肠壁通过门静脉系统循环移行至肝脏、经右心进入肺泡腔，沿支气管、气管到咽部又重新被吞咽至小肠并逐步发育成熟。在移行过程中，幼虫也可随血流到达其他器官，一般不发育为成虫，但可造成器官损害。成虫有向别处移行和钻孔的习性，在人体不适（发热、胃肠病变等）、大量食入辛辣食物或服用驱虫药物剂量不当等因素刺激下，蛔虫会钻入开口于肠壁的各种管道，不仅可引起胆道蛔虫症、蛔虫性肠梗阻，而且可上窜阻塞气管、支气管造成窒息、死亡，亦可能钻入阑尾或胰管引起炎症。

蛔虫病患儿是主要的传染源。雌虫存活时间为 1 ～ 2 年，产卵量极大，虫卵可在泥土中生存数月，在 5℃～ 10℃环境中可生存 2 年仍具有感染性，这是蛔虫易于传播的重要因素。生吃未经洗净且附有感染性虫卵的食物或用感染的手取食是主要的传染途径，虫卵亦可随飞扬的尘土被吸入。

2. 主要表现

（1）虫卵移行至肺可引起蛔虫性肺炎或蛔虫性嗜酸性粒细胞性肺炎（Loffler 综合征），表现为咳嗽、胸闷、血丝痰或哮喘样症状。严重感染时，幼虫可侵入脑、肝、脾、肾、甲状腺和眼，引起脑膜炎、癫痫、肝大、肝功能异常、视网膜炎、眼睑水肿等。

（2）成虫寄生于肠道，以肠腔内半消化食物为食。轻者无任何症状，大量蛔虫感染可引起食欲不振、多食易饥或异食症；常脐周腹痛，不剧烈，喜按揉；部分婴幼儿烦躁易惊或精神萎靡、磨牙；虫体的异种蛋白可引起荨麻疹、哮喘等过敏症状。感染严重者可造成营养不良，影响生长发育。

（3）并发症。1）胆道蛔虫症：是最常见的并发症，典型表现为阵发性右上腹剧烈绞痛、屈体弯腰、哭叫打滚、恶心、呕吐，可吐出胆汁或蛔虫；当发生胆道感染时，婴幼儿可出现发热、黄疸，蛔虫可直接窜入肝脏引起出血、脓肿或虫体钙化、胆道大出血、胆结石、胆囊破裂、胆汁性腹膜炎、急性出血坏死型胰腺炎、肠穿孔等。2）蛔虫性肠梗阻：2 岁以下婴幼儿发病率最高，蛔虫在肠道内扭结成团，部分或完全梗阻肠道，造成肠梗阻；起病急骤，出现脐周或右下腹阵发性剧痛、呕吐、腹胀、肠鸣音亢进等症状，腹部可扪及条索状包块。

3. 护理措施

（1）每年定期给婴幼儿服用驱蛔药驱蛔。

（2）蛔虫病重在预防，应注意环境卫生、粪便无害化处理。

（3）普及卫生知识，注意饮食卫生和个人卫生，吃水果蔬菜一定要洗干净。讲究个人卫生，婴幼儿进食前用肥皂、流动水洗手，勤剪指甲。

（4）做好粪便管理，不随地大小便，人的粪便必须进行无害化处理后再当肥料使用。提供污水处理卫生设施是长期预防蛔虫病的最有效措施，目前，我国政府的“厕所革命”就是一项强有力的防蛔策略。

（九）蛲虫病

蛲虫病是由蛲虫寄生于人体小肠末端、盲肠和结肠所引起的一种常见寄生虫病，以夜间会阴部和肛门附近瘙痒为主要特征。

1. 病因及流行病学特点

蛲虫的成虫细小，呈乳白色线头状，寄生于人体的盲肠、结肠及回肠下段，雌虫会向肠腔下段移行。人在入睡时，肛门括约肌较松弛，雌虫从肛门爬出，受温度、湿度改变和空气的刺激大量排卵，然后大多数死亡，少数雌虫可再进入肛门、阴道、尿道等处，引起异位损害。虫卵在肛周约 6 小时发育成为感染性卵，虫卵污染婴幼儿手指，再经口食入就会导致感染。虫卵可散落在衣裤、被褥或玩具、食物上，经吞食或空气吸入等方式传播。蛲虫病常在集体儿童机构和家庭中传播流行，蛲虫病患者是唯一的传染源。

2. 主要表现

蛲虫病最常见的表现是肛周和会阴皮肤强烈瘙痒，引起睡眠不安，局部皮肤可因搔抓而发生皮炎和继发感染，还可出现恶心、呕吐、腹痛、腹泻、食欲不振、焦虑不安、失眠、夜惊、易激惹、注意力不集中等表现。

3. 护理措施

（1）蛲虫成虫寿命仅 1 个月，如果采取严格的卫生措施，经 1 ～ 2 个月可自愈。患儿应穿封裆裤睡觉，以防散播虫卵及污染手，可在睡前用蛲虫药膏，涂抹在肛门周围，早晨用温水洗净肛周并换内裤，内裤要洗净、消毒。

（2）培养婴幼儿良好的卫生习惯，进食前洗手，不吸吮手指，勤换内裤。

（3）婴幼儿卧室宜采用湿式扫除法，床单应常换洗，经常晾晒。

第三节　婴幼儿常见环境污染性疾病的护理

一、空气污染

空气污染包括室外空气污染和室内空气污染。室外空气污染是指室外空气中混杂着各类污染物的现象，主要污染物有臭氧、总悬浮颗粒物、铅、硫氧化物、氮氧化物及一氧化碳等；室内空气污染是指室内环境中含有空气污染物，包括颗粒物、气体、蒸汽、生物材料和纤维等。室内空气污染物的来源主要包括烟草烟雾、燃气灶和柴灶、装修和建筑材料释放的挥发性气体、变应原和生物制剂（包括动物皮屑、屋尘螨及其他昆虫的粪便、霉菌孢子及细菌）等。

（一）对健康的影响

1. 急性损害

空气污染造成的急性损害主要是呼吸道症状，如气喘、咳嗽、暂时性肺功能下降，甚至是更严重的下呼吸道感染。在各种空气污染物中，臭氧对呼吸系统的刺激最为强烈。有研究发现，颗粒物的暴露与出生低体重、早产以及婴儿死亡率相关。

2. 霉菌及二手烟暴露

霉菌可通过门窗、空调系统、加热或通风系统进入室内，最常见的霉菌包括枝孢菌、青霉、曲霉和交链孢霉。如果室内潮湿且持续时间较长，也可滋生葡萄穗霉和木霉。霉菌可影响婴幼儿眼睛、鼻、咽喉及呼吸道，也可影响皮肤和神经系统。婴幼儿霉菌暴露与持续上呼吸道症状（鼻炎和打喷嚏）、眼睛刺激及下呼吸道症状（咳嗽和喘息）发生风险增加相关，还可诱发哮喘。

吸烟是室内空气中吸入颗粒物水平最重要的决定因素。婴幼儿二手烟暴露很多都是来自家庭成员吸烟，多见于自己和亲戚朋友的家中、饭店和机动车辆内等场合。即使香烟熄灭后，烟雾成分仍可在空气中留存较长时间，因此，在吸烟者离开后，还是会存在二手烟暴露问题。

二手烟暴露对成人非吸烟者的影响包括增加肿瘤、心血管疾病、呼吸系统及生殖系统疾病的发生风险。婴幼儿对二手烟暴露比成人更为敏感，短期主要增加上下呼吸道感染的发生率及严重程度，可引发分泌性中耳炎、婴儿猝死综合征及哮喘急性发作。二手烟暴露的婴幼儿更容易发生龋齿，在接受全身麻醉时更容易发生呼吸系统的并发症。

（二）干预措施

1. 保持无烟环境

建议婴幼儿家长及其他监护人在家中任何房间、交通工具及公共场所，以及其他接近婴幼儿的范围内均不吸烟，保持无烟环境。

2. 父母戒烟

父母戒烟可能是减少婴幼儿二手烟暴露最有效的方法。

3. 环境治理

环境治理是对空气污染进行干预的最重要的举措，而环境部门的立法和监督是重要的保障措施。

二、铅中毒

铅中毒是婴幼儿最常见的环境污染性疾病。铅作为一种二价金属离子，与钙、锌等矿物质和微量元素离子在吸收、功能发挥等环节均相互拮抗和干扰，如钙可以通过与铅竞争肠道结合蛋白来抑制铅在肠道的吸收。环境中的铅主要通过呼吸道和消化道两条途径被吸收进入体内，其中消化道吸收为主要途径。

引起铅中毒的常见高危因素有不常喝牛奶、常饮用罐装饮料，以及居室距繁华马路近、居住楼层低、家庭成员吸烟等。不常洗手会使婴幼儿日常接触物品中的铅随食物进入体内。质量差的油漆、彩色涂料中都含有大量铅，家庭居室、幼儿园和学校教室的装修会使婴幼儿处于铅污染环境中，引发铅中毒。

（一）对健康的影响

铅是一种对人体危害极大的有毒重金属，铅及其化合物进入机体后会对神经、造血、消化、心血管和内分泌等多个系统造成损害，若体内铅含量过高，则会引起铅中毒。随着工业市场的迅速发展，铅已被广泛应用到各行各业。

目前，铅主要是通过食物、饮用水、空气等进入人体影响人体健康。金属铅进入人体后，少部分会随着身体代谢排出体外，其余的大部分则会在体内沉积。对于成年人来说，铅的入侵会破坏神经系统、消化系统、男性生殖系统，而且影响骨骼的造血功能，进而使人出现头晕、乏力、眩晕、困倦、失眠、贫血、免疫力低下、腹痛、便秘、肢体酸痛、月经不调等症状。有的人口中会有金属味，出现动脉硬化、消化道溃疡和眼底出血等症状。对于婴幼儿来说，由于其大脑正在发育，神经系统处于敏感期，在同样的铅环境下吸入量会比成人高出好几倍，受害极为严重。婴幼儿铅中毒会导致发育迟缓、食欲不振、行走不便和便秘、失眠，有的还伴有多动、听觉障碍、注意力不集中和智力低下等症状；严重者造成脑组织损伤，可能导致终身残疾。铅进入孕妇体内则会通过胎盘屏障，影响胎儿发育，造成胎儿畸形、流产或死胎等。

（二）干预措施

1. 勤洗手

从婴儿期后期开始培养婴幼儿勤洗手的好习惯，特别是进食前要洗手。应给婴幼儿勤剪指甲，指甲缝不仅是虫卵、细菌藏匿的部位，也是铅尘藏匿的部位。

2. 清洁婴幼儿玩具

婴幼儿的玩具或物品可能黏附铅尘，要经常清洗，以免铅尘误入婴幼儿体内。木质玩具表面的油漆层可含有铅，不宜选用作为年幼婴幼儿的玩具。

3. 减少铅暴露

不宜带婴幼儿到铅作业工厂附近散步、玩耍。生活于工业区附近的家庭应尽可能经常地用湿布抹去婴幼儿能触及部位的灰尘。婴幼儿食品和食具不宜直接暴露于空气中，应加罩或置于食品柜中。从事铅作业劳动的工人在下班前必须按规定洗澡、更衣，工作服和家人、婴幼儿的衣物分开洗涤。母亲为婴儿哺乳前须洗手、更衣。燃煤家庭应将厨房和婴幼儿卧室及婴幼儿玩耍的活动场所分开。

4. 避免高铅食物的摄入

婴幼儿应避免摄入含铅量较高的食物，如皮蛋（松花蛋）、爆米花等；早上应先将水龙头打开约 1 ～ 3 分钟，放出可能被自来水管道中的铅污染的水，不可将这部分自来水用以烹食和为婴儿调制奶制品；可使用自来水管道中的冷水烧开后烹饪食品，而不要用热水管道的水制作食品。

5. 减少铅的吸收，促进铅的排泄

婴幼儿应定时进食，少吃太油腻的食品，空腹时铅在肠道的吸收率成倍增加，油腻食物可促进铅在肠道的吸收；婴幼儿膳食中应含有足量的钙、铁和锌，以减少铅的吸收。

（1）摄入富含蛋白质的食物，如牛奶、鸡蛋、鹌鹑蛋、牛肉、豆制品等。

（2）摄入含高钙的食物，如虾皮、奶类、豆类及其制品、蟹、芝麻、芹菜叶、荠菜、萝卜叶、莴苣叶、杏仁、瓜子、核桃仁、柑橘、马铃薯、骨头汤。

（3）摄入含铁丰富的食物，如猪血、猪肝、猪腰、黑木耳、红枣、蛋、紫萝卜、芹菜、胡萝卜、西红柿、山楂、桃子、草莓、桂圆等。

（4）摄入维生素 C、B_1、B_2、B_6、B_{12} 和叶酸；增加微量元素的摄入量。

（5）摄入其他能抑制铅吸收的食物，如大蒜、果胶、酸奶等，有抑制铅吸收的作用。

三、汞中毒

汞是一种古老重金属，呈银白色，常温下呈液态，又称水银。汞在生活中用途十分广泛，如提取金银、镀金、镏金，制造药物、农药、颜料、仪器、灯具等。汞中毒是指汞进入人体内的量超过一定限度而导致疾病。日常生活中，人们接触的金属汞主要来源于体温计、温度计、血压计等，日光灯管中往往充填汞蒸汽，口腔科最常用的修补牙齿龋洞的填料是汞齐、银汞合金。

引起汞中毒的常见高危因素有空气污染、水污染、滥用药物、误吞水银及儿童补牙等。

（一）对健康的影响

1. 急性汞中毒

短期内吸入高浓度汞蒸汽（1～3mg/m^3）后，数小时即可出现急性中毒症状，如咳嗽、发绀、呼吸困难，可伴有发热、寒战、胸痛、头痛、视力障碍、全身乏力等，轻者可逐渐缓解，重者可出现肺水肿、呼吸衰竭而死亡。

口服无机汞盐可出现口腔、咽喉灼痛，黏膜坏死，严重者喉头水肿，还可出现剧烈恶心、呕吐、上腹痛；2～3天后出现腹泻，排出黏液便或脓血便等，严重者可出现胃肠道穿孔；中毒后4～10天可出现腰痛、少尿、管型尿和蛋白尿等汞中毒性肾炎症状，可因急性肾功能衰竭而致死。

2. 慢性汞中毒

慢性汞中毒是长期吸入低浓度汞蒸汽引起的，中毒症状隐匿。其中，肢痛病主要发生于婴幼儿，又称红皮病，表现为出汗、高血压、心跳加快、搔痒、虚弱、肌张力减退、失眠、厌食；手掌、足底出现典型粉红色斑块、丘疹并脱皮、搔痒；口腔黏膜发红、溃疡，牙龈水肿，牙齿脱落等。慢性汞中毒可导致特征性人格变化，出现记忆衰退、嗜睡、害羞、退缩、压抑、沮丧及易激惹；动作不协调，精细运动不协调，表现为肌肉震颤，特别是眼睑、舌、手指细微震颤或双手意向性震颤；出现神经精神症状，如轻度乏力、头痛、健忘、记忆力减退、兴奋性增高、情绪不稳、失眠等。部分重症患儿可完全瘫痪。

（二）干预措施

1. 远离汞污染源，去除残存含汞污染物

经口食入汞致急性中毒者应立即洗胃，尽早排出未吸收的毒物；口服牛奶、蛋清保护胃黏膜，还可加活性炭进行吸附。

2. 驱汞治疗

常用的驱汞药物有二巯丁二酸（DMSA）、二巯丙磺酸钠、二巯丙醇等螯合剂。

第四节 婴幼儿常见各系统疾病的护理

一、婴幼儿常见五官疾病

（一）龋齿

龋齿是牙组织在以细菌为主的多种因素影响下，逐渐发生被破坏和崩解的一种疾病，好发于幼儿时期，主要由喝夜奶、吃甜食或不良的口腔卫生习惯所致，口腔中的食物残渣在乳酸杆菌的作用下发酵产酸、腐蚀牙釉质而形成龋齿。

1. 主要表现

龋齿的病变过程比较缓慢，开始时牙釉质不光滑、色泽灰暗，容易堆积牙垢，而感觉不到疼痛；进一步破坏到牙本质时，则对冷、热、酸、甜等刺激都会感到疼痛；当龋洞扩大到牙髓时，会经常发生剧痛。龋齿不仅会影响咀嚼能力，而且可诱发牙髓炎、齿槽脓肿，进而影响婴幼儿的营养摄入和生长发育。

2. 护理措施

（1）定期检查牙齿，至少每半年检查一次，以便及时发现问题，及时矫治。

（2）培养婴幼儿早晚刷牙、饭后漱口的习惯。婴幼儿长第一颗牙齿的时候就可以开始刷牙。指导婴幼儿学会正确的刷牙方法：顺着牙缝竖刷，刷上牙自上而下，刷下牙自下而上；磨牙里外要竖刷，咬合面横刷；刷牙时间不要太短，牙齿里外及牙缝都要刷到。为婴幼儿选择头小，刷毛较软、较稀的儿童牙刷，每 3 个月左右更换一次。每次刷牙后将牙刷清洗干净、甩干，刷头向上放在干燥的地方。

（3）教育婴幼儿不要咬坚硬的东西，以免牙齿损坏。

（4）在婴幼儿的饮食中要供应充足的钙。常吃富含纤维素的食物，如蔬菜、水果、粗粮等，可以清洁牙齿；每次吃完东西以后喝点水，尽量少喝饮料；限制蔗糖的摄入频率，可用蔗糖替代品如木糖醇，可以减少龋齿的发生。

（5）纠正婴幼儿的不良习惯，预防牙齿排列不齐。用奶瓶喂奶时，勿使瓶口压迫乳牙牙龈；不让婴幼儿吸吮干橡皮奶头；纠正婴幼儿托腮、咬舌、咬唇、咬指甲、吮手指等不良习惯，以免影响颌骨的正常发育。若乳牙不及时掉落而影响恒牙萌出，应及时拔除滞留的乳牙，以保证恒牙正常萌出。

（二）急性化脓性中耳炎

急性化脓性中耳炎是中耳黏膜急性化脓性炎症，年龄越小发病率越高，多发于冬春季节。婴幼儿 5 岁前，外耳道壁还未完全骨化和愈合，直到 10 岁左右，外耳道壁才骨化完成，12 岁左右听觉器官才发育完全。婴幼儿咽鼓管相对比较短且位置平直、管径较粗，当咽、喉和鼻腔受感染后，病菌易侵入中耳，引起中耳炎。

急性上呼吸道感染或急性传染病如猩红热、麻疹、百日咳等，不正确的捏鼻鼓气或擤鼻涕、游泳、跳水，不恰当的咽鼓管吹张或鼻腔治疗等，可使致病菌及鼻腔分泌物等逆行进入中耳腔引起感染，感染途径主要有以下三种：

（1）咽鼓管途径：细菌经咽鼓管入侵中耳，这是化脓性中耳炎最常见的感染途径。

（2）鼓膜途径：细菌经鼓膜损伤处直接侵入中耳。

（3）血行途径：细菌随血流侵入中耳腔，继发感染。

1. 主要表现

细菌进入中耳腔后，炎症刺激使中耳腔黏膜充血、肿胀，出现脓性分泌物，鼓室压力增大，鼓膜受压，出现局部组织坏死并穿孔、流脓。患儿可有烦躁不安、摇头抓耳、耳痛明显等表现，伴有发热、畏寒、乏力和食欲下降等。

2. 护理措施

（1）遵医嘱使用药物控制炎症，切勿停药过早，力求彻底治愈。

（2）体弱者适当调节饮食和增加营养，还可注射丙种球蛋白、转移因子等增强免疫力，减少中耳炎的发病率或提高治愈率。

（3）注意休息，劳逸结合，多饮水，积极治疗上呼吸道感染。

（4）使用正确的擤鼻方法：先用手指按住一侧鼻孔再擤另一侧，两侧交替擤，不可太用力，更不要按住两个鼻孔同时擤，以免鼻腔分泌物经咽鼓管进入中耳。

（5）母亲给婴幼儿哺乳时，需采取正确姿势；不要让婴幼儿躺着进食、喝水，以防止食物或水进入外耳道。

（6）尽量减少气压的急剧变化，如乘坐高层电梯或飞机时可咀嚼食物或口香糖来调节内耳气压。

（7）尽量避免在不干净的水中游泳、跳水。若在洗头、游泳时污水进入外耳道，可将头偏向进水一侧，单脚跳几下，将水控出。

（8）不要随意挖耳，以免破坏鼓膜引起中耳感染。

（三）近视

在眼调节静止状态下，平行光线经眼的屈光系统，成像于视网膜前称近视。婴幼儿眼球的前后径较短，物体成像于视网膜的后面，这种现象称为生理性远视。随着眼球的发育，眼球的前后径逐渐增长，一般到 5 岁左右，生理性远视就逐渐转变为正常视力。幼儿晶状体的弹性好，调节范围广，距离很近的物体，也能因晶状体的凸度加大，成像在视网膜上，所以即使把书放在离眼睛很近的地方，幼儿也能看清楚。但长时间近距离视物，就会导致睫状肌疲劳，形成近视眼。

0 ～ 6 岁是儿童视觉发育的关键期。近年来，由于手机、电脑等带电子屏幕产品（以下简称电子产品）的普及，以及用眼过度、用眼不卫生、缺乏体育锻炼和户外活动等因素，我国儿童、青少年近视率居高不下、不断攀升，近视低龄化、重度化日益严重，已成为一个关系国家和民族未来的大问题。

1. 主要表现

近视可引起远视力下降，易出现视疲劳；使大脑接收的信息受到不同程度的局限，影响婴幼儿对环境的感知和思维；出现眼球突出、眼位偏斜，甚至外斜视；使婴幼儿因视觉空间的缩小而自我限制生活的范围，性格趋于内向，影响正常生长发育；高度近视也是致盲的重要因素。

2. 护理措施

（1）教育婴幼儿养成良好的用眼习惯。如：1）不在光线过强或较暗的地方看书或画画；2）看书、写字时眼与书本的距离保持在 33cm 以上；3）注意用眼的姿势，读书、写字时坐姿要端正，桌椅的高低要合适；4）集中用眼一段时间后应远望或到户外活动，这样能使调节视力的睫状肌得到休息，缓解视觉疲劳；5）看电视、玩电子游戏等容易导致婴幼儿用眼时间过长，因此要限制婴幼儿看电子产品的时间，特别是看手机、iPad 的时间不要超过 10 分钟，看电视尽量不超过 20 分钟。

（2）为婴幼儿创设良好的采光条件，提供适宜的读物和教具。自然光不足时，宜用白炽灯照明；婴幼儿的图书字体宜大，字迹、图案应清晰；教具大小要适中，颜色鲜艳，画面清楚。

（3）婴幼儿生活要有规律。每天要有充足的睡眠。睡眠不足是引起近视眼的原因之一，应该养成早睡早起的习惯，3 ～ 6 岁幼儿每天睡眠时间应该在 10 ～ 12 小时。

（4）让婴幼儿积极参加体育锻炼，多吃蔬菜水果。体育锻炼能够增强血液循环和新陈代谢，供给眼睛较多的营养物质；蔬菜水果中含有丰富的维生素 A、维生素 D、维生素 C 等，对眼睛有一定的营养作用。

（5）督促婴幼儿做好眼保健操。眼保健操是根据传统医学的推拿、按摩、针灸穴位结合医疗体育原理编成的，坚持做眼保健操能预防近视。

（6）定期给婴幼儿测查视力。在日常生活中，家长要注意观察婴幼儿的行为，及时发现视力异常表现。比如，两眼“黑眼珠”不对称；经常眨眼、皱眉、眯眼；眼睛发红或时常流泪；看东西时经常偏头；经常分辨不清形状相近的图形；只喜欢看大的图片；手眼协调差等。

（7）教育婴幼儿注意眼的卫生和安全。教育婴幼儿不要随便揉眼睛；毛巾、手绢要专用，用流动水洗手、洗脸，以防沙眼、结膜炎等；不玩可能伤害眼睛的危险物品，如竹签、弹弓、小刀、鞭炮等，预防眼外伤。

（8）视力较差的婴幼儿应减轻用眼负担。限制近距离用眼时间并经常远望；若给婴幼儿佩戴矫治眼镜，应根据医生要求去做。

（9）培养和发展婴幼儿的辨色能力。指导婴幼儿进行辨认颜色的活动，使其学会区别近似的颜色并说出它们的名称；多提供颜色鲜艳的玩具、教具，以促进婴幼儿色觉的发展。

二、婴幼儿常见呼吸系统疾病

呼吸系统疾病是婴幼儿常见病，其中上呼吸道感染、支气管炎、支气管肺炎较多见，年龄越小，病情越重，并发症越多，死亡率也越高。

（一）急性上呼吸道感染

急性上呼吸道感染是鼻腔、咽、喉部急性炎症的总称，是婴幼儿时期最常见的急性感染性疾病，包括普通感冒、急性咽炎、急性喉炎、急性扁桃体炎。病原体以病毒为主，占 90% 以上。全年可发病，冬春季较多，5 岁以下婴幼儿平均每年发生 4 ～ 6 次。病毒性上呼吸道感染属于自限性疾病。

1. 主要表现

婴幼儿起病急，常以全身症状为主，如畏寒高热、烦躁不安、头痛、食欲缺乏、乏力等，常伴有呕吐、腹泻、阵发性脐周腹痛等消化系统症状，起病后 1 ～ 2 天还可出现高热惊厥；局部症状较轻，鼻塞、流涕、喷嚏、流泪、咽部不适、发痒、咽痛等多见于年长儿。

2. 护理措施

（1）居室宽敞、整洁、采光好，定时开窗通风。

（2）婴幼儿使用退热药后注意多饮水，防止出汗虚脱；使用抗生素类药物的患儿应观察有无过敏现象。

（3）家长应掌握正确监测体温、物理降温、有效拍背的方法，以及惊厥发作时的简单急救方法。婴幼儿如出现精神不振、食欲差、持续高热等应及时就医。

（4）保持皮肤和口腔清洁卫生。患儿进食后喂适量温开水，清洁口腔；使用抗生素时间较长的患儿，应观察口腔黏膜有无真菌感染。发热患儿可进行温水擦浴，勤换衣服和被单，保持皮肤清洁、干燥、舒适。

（5）急性期尽量休息，避免情绪激动和剧烈活动；恢复期可逐步增加活动，以不疲劳为度。

（6）合理喂养，提倡母乳喂养，及时添加辅食，保证摄入足够的蛋白质及维生素，纠正偏食。

（二）急性支气管炎

急性支气管炎是由生物性或非生物性致病因素引起的支气管黏膜感染，常并发或继发于呼吸道其他部位的病毒感染，是婴幼儿常见的呼吸道疾病，一年四季均可发生，冬春季达到高峰。

1. 主要表现

大多数患儿会出现上呼吸道感染症状，之后以咳嗽为主，可伴有发热、呕吐、腹泻等不适。

2. 护理措施

同急性上呼吸道感染。咳嗽患儿遵医嘱使用复方甘草合剂、止咳糖浆等止咳化痰药物，必要时住院治疗。

三、婴幼儿常见消化系统疾病

（一）鹅口疮

鹅口疮为白色念珠菌感染所致，在新生儿及营养不良、长期使用广谱抗生素或肾上腺皮质激素、先天性或获得性免疫缺陷的婴幼儿中容易发生。新生儿鹅口疮多由产道感染，或奶具污染、哺乳时乳头不洁所致。

1. 主要表现

口腔黏膜表面覆盖白色或灰白色乳凝块样小点或小片状物，以颊部黏膜最多见，其次为舌面、齿龈及上颚，可逐渐融合成大片乳白色膜，略凸起，不易拭去。若强行擦拭剥离，局部黏膜潮红、粗糙，可有渗血，白膜又迅速生长。患儿多无全身症状，患处不痛、不流涎，不影响吃奶。

2. 护理措施

（1）注意口腔及手部卫生、餐具卫生。用棉签蘸生理盐水擦洗患儿口腔，再用2%碳酸氢钠溶液清洁口腔，然后外涂制霉菌素鱼肝油混悬液，每天2～3次；注意奶具消毒及乳头清洁；教育年长儿坚持每次餐后漱口。

（2）警惕其他部位黏膜出现真菌感染，尤其是患病期间抵抗力低下的女婴，容易发生霉菌性阴道炎，会阴部出现白色乳凝块物质附着。

（3）加强锻炼，增强身体抵抗力。抵抗力低下的婴幼儿避免到人多拥挤、空气污浊的场所。注意居室通风。

（二）腹泻病

腹泻病是由多病原、多因素引起的以大便次数和/或性状改变为特点的消化道疾病，是婴幼儿时期的常见病，仅次于呼吸道感染，多见于6个月～2岁婴幼儿，一年四季均可发生，以夏秋季发病率最高，常因饮食、过敏、气候及肠道内、外感染而诱发本病。

1. 主要表现

（1）轻型腹泻。多由饮食或肠道外感染引起，大便次数每天多在10次以内，每次量不多，稀薄或带水，呈黄色或黄绿色，有酸味，常见白色或黄白色奶瓣和泡沫，偶有溢乳或呕吐。

（2）重型腹泻。由肠道内感染引起，大便次数十余次到数十次不等。大便呈黄绿色水样或蛋花汤样，量多，含水分多，可有少量黏液。常伴有呕吐、食欲缺乏、腹痛，严重者可引起脱水、发热、面色苍白、烦躁不安或萎靡、意识改变等全身中毒症状。

2. 护理措施

（1）腹泻较轻、无脱水的患儿，遵照医嘱居家照护，正确服用口服补液盐；腹泻严重者建议住院治疗、观察。

（2）饮食护理。呕吐严重者，可暂禁食4～6小时，好转后继续进食，由少到多，由稀到稠。病毒性肠炎患儿多有双糖酶缺乏，需暂停乳类喂养，用酸奶或豆浆替代，腹泻停止后再逐渐恢复营养丰富的饮食。

（3）皮肤护理。每次大便后，宜用温水清洗肛周并擦干，避免用力擦拭，可使用鞣酸软膏涂抹肛周皮肤预防红臀发生。有红臀、局部皮肤糜烂或溃疡者，采取暴露法，臀部下仅垫尿垫，每天两次用温生理盐水清洗，保持皮肤清洁干燥；可采取俯卧位，使臀部皮肤充分暴露。发热患儿出汗多时需及时擦干汗液，更换下汗湿的衣服。

（4）做好手部卫生。指导患儿养成良好的卫生习惯，饭前便后洗手，勤剪指甲。注意饮食卫生，食具定时消毒。

（5）合理喂养。提倡母乳喂养，避免夏季断奶；循序渐进添加辅食，防止饮食结构与饮食习惯突然改变；纠正偏食。

（6）增强体质。做好定期复查和预防接种；加强体格锻炼，适当进行户外运动；根据气候变化增减衣物，特别要注意避免着凉。

知识拓展

夫四时阴阳者，万物之根本也。所以圣人春夏养阳，秋冬养阴，以从其根，故与万物沉浮于生长之门。逆其根则伐其本，坏其真矣。

故阴阳四时者，万物之终始也，死生之本也。逆之则灾害生，从之则苛疾不起，是谓得道。

道者，圣人行之，愚者佩之。从阴阳则生，逆之则死；从之则治，逆之则乱。反顺为逆，是谓内格。

是故圣人不治已病，治未病；不治已乱，治未乱，此之谓也。夫病已成而后药之，乱已成而后治之，譬犹渴而穿井，斗而铸锥，不亦晚乎？

——《黄帝内经·素问·四气调神大论》

本章小结

本章对婴幼儿常见疾病的症状表现与护理进行了阐述，重点介绍了婴幼儿常见营养相关性疾病、常见传染病、常见环境污染性疾病及常见各系统疾病的护理。婴幼儿正处于快速生长发育时期，其自身的免疫系统还不完善，对外界环境的适应能力和对病毒的抵抗能力都比较弱，容易感染疾病，疾病会损害婴幼儿器官，影响各系统的功能，延缓正常的生长发育。所以，做好婴幼儿疾病预防工作是所有托育机构卫生与保健工作的重点内容，是婴幼儿身体健康的重要保障。

思考与练习

1. 简述手足口病的主要表现与护理措施。

2. 简述如何预防婴幼儿龋齿。

3. 今天，友友妈妈去拿友友的化验单，医生说友友体内铅含量有点高。根据案例回答以下问题：

（1）婴幼儿铅中毒有哪些危害？

（2）如何预防婴幼儿铅中毒？

4. 早上起床时妈妈发现遛遛有点发烧，情绪也比较烦躁，用体温计给遛遛测了体温，是 38℃，又让遛遛张开嘴，发现遛遛有口腔溃烂症状；同时还发现遛遛的手上、脚上、膝盖和屁股上都有一些小红点，手上长了小泡，小泡特别小，才 5 ～ 6mm。妈妈赶紧带遛遛去医院检查，回到家马上把遛遛的口杯、牙刷、毛巾等用配制的消毒液浸泡后再用清水漂洗，还把床上用品和玩具放在阳光下暴晒，然后用清水抹擦了桌椅和床。根据案例回答以下问题：

（1）遛遛患有何种疾病？

（2）遛遛妈妈的做法是否正确？如果你是遛遛妈妈，你会怎样做？

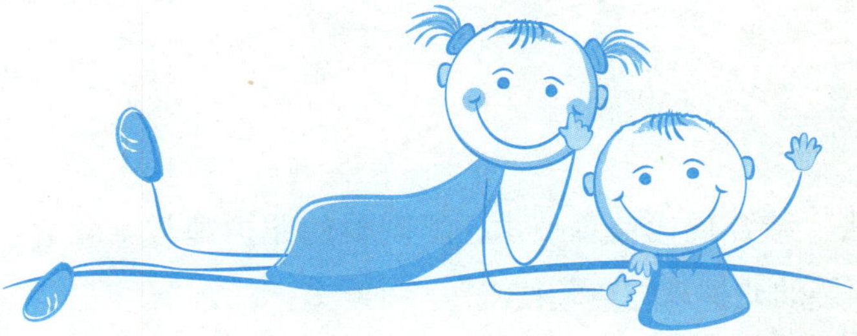

第七章　婴幼儿常用护理与急救技术

学习目标

1. 掌握婴幼儿常用生活护理技术，熟悉婴幼儿常用急救技术。

2. 正确运用各种婴幼儿体格训练技术，促进婴幼儿机体的健康发育和成长。

3. 科学设计游戏活动，促进婴幼儿身体的正常发育和基本动作的协调与发展，培养婴幼儿愉悦的情绪情感。

学习重难点

根据不同年龄阶段婴幼儿的身体特点，运用恰当的体格训练技术，设计科学合理的个性化亲子游戏活动，促进婴幼儿的身心健康发育。

学习方法

1. 问题学习法（任务驱动法）：带着课后问题去看书，目的明确，学习效率高。

2. 拓展资料法：利用信息化手段，查找婴幼儿体格训练方法、亲子游戏活动案例，关注其他常见的婴幼儿急救技术，拓展知识，以更好地投入托育工作。

3. 练习法：完成学习任务，并到妇幼保健院见习，根据所学对婴幼儿护理技术进行科学灵活的运用，做到理论与实践相结合。

教学建议

1. 直观演示法：结合现代信息技术，呈现婴幼儿护理与急救的不同案例，分析讨论、科学运用各项婴幼儿护理与急救技术。

2. 任务驱动法：（1）关注新媒体公众号，利用公众号的案例进行课堂讨论，增加学生兴趣，使其积极学习；（2）下载短视频 App，查找相关视频进行学习。

本章导学

随着婴幼儿的成长发育，他们在从翻身、坐起、站立到走路的过程中，不可避免地会发生一些意外事件。面对各种防不胜防的意外伤害，托育工作者掌握婴幼儿常用生活护理技术、体格训练技术和急救技术等，能够在婴幼儿遇到危险时第一时间采取科学的紧急措施，对于保障婴幼儿安全、促进婴幼儿健康成长具有十分重要的意义。

良工当以爱己子之心，而爱人之子，怜惜之，抚摩之，未可轻治，为儿作祸也。书曰：如保赤子，其爱养之谓欤。为父母者，不可不知。

——明·万全《小儿初生护养门》

第一节　婴幼儿常用生活护理技术

一、体温测量

测量的方式不同，婴幼儿体温的正常范围也有所不同。正常情况下，婴幼儿腋温为36.5℃～37.2℃，直肠与口腔温度比腋窝要高0.3℃～0.5℃，昼夜有所波动。日常生活中比较常用的测量方式是腋温测量，吃奶、吃饭、哭闹、衣被过暖或室温过高，都会使婴幼儿体温略高。所以，测量体温最好在婴幼儿进食半小时以后、安静状态下进行。

测量方法：测量之前使体温表和眼睛平行，来回转动几次，看清楚水银柱的度数后将体温表的读数甩至35℃以下；擦去婴幼儿腋窝的汗，把体温表的水银端放在婴幼儿腋窝中间，夹好后，扶住婴幼儿的胳膊，以免体温表位置移动而测量不准确或坠落，5 ~ 10 分钟后取出读数。如果婴幼儿的体温超过 37.5℃，则为发热。此时要密切关注婴幼儿的体温变化，在临床医生的指导下应口服退热药物。

二、物理降温

发热是机体的一种保护性生理反应，当体温略有升高（<38℃）时可刺激机体免疫系统，增强机体免疫力。但当体温升至中度以上并持续发热（≥ 38℃）时，即会对机体造成伤害，应当采取降温措施。

降温方法有两种：物理降温和药物降温。对婴幼儿来说，若体温不是特别高，尽可能采取物理降温，这样更安全，能减少药物对婴幼儿的伤害。常用的物理降温法有冷敷法和酒精擦拭法，婴幼儿宜用冷敷法，不宜使用酒精擦拭法。

冷敷方法：把小毛巾折叠成数层浸在凉水里，拧至半干后敷在前额，也可敷于颈部两侧、腋窝、肘窝、腘窝、大腿根部等大血管通过的地方，每 5 ~ 10 分钟换一次毛巾。也可用热水袋灌进冷水或碎冰做成冰枕或冰袋冷敷。

三、热敷法

热敷可以活血祛瘀、消炎消肿，还可以扩张血管、促进血液循环，适用于以下几种情形：（1）疖肿初起时；（2）陈旧性瘀血、瘀斑难以吸收时；（3）血液黏稠度高、局部循环差，尤其是末梢循环不良时。

热敷方法：将 48.0℃左右的温水装入热水袋中，将袋内气体排出，拧紧盖子，用毛巾裹好，放在需要热敷的部位，或准备 45.0℃的热水，将毛巾浸湿，拧干折叠后置于患处，待热量部分散发后更换，重复多次，也可使用红外线灯烘烤代替。若发病部位为手和脚，可用热水浸泡代替。

四、喂食片剂药物

可将药片研成细小粉末，溶于果汁、糖水等香甜可口的液体中喂服，或用奶瓶像喂奶那样喂进去。1 岁左右的婴幼儿常会又哭又拒绝吃药，有时需要灌服。

灌药方法：将药片压成粉末，放在小勺里，加点糖和少许水，调成半流状，固定婴幼儿头部，使头偏向一侧，一手捏住婴幼儿下巴，另一只手将勺尖紧贴婴幼儿嘴角将药送入，待婴幼儿将药液吞下去之后，放开其下巴，让其喝几口糖水以免口苦。2 ~ 3 岁及以上的幼儿，应鼓励孩子自己吃药，不宜再采用灌药的方法。

五、翻转眼皮

异物进入眼睛或进行眼睑检查时，常常需要翻转眼皮。眼睛是十分娇嫩的器官，在发生异物进入时应尽快到医院就诊，由专业医生进行处理，以免造成不必要的损伤。

（一）翻下眼皮的手法

让婴幼儿向上看，用洗干净的拇指向下牵拉下眼皮即可翻转。

（二）翻上眼皮的手法

让婴幼儿向下看，将洗干净的食指放于上眼皮中部皮肤上，拇指放在上眼皮中间的下部边缘，食指向下压的同时，拇指向上卷起，即可将上眼皮翻转。

六、滴眼药水、涂眼药膏

家长应在医生指导下选择婴幼儿用的眼药水、眼药膏。很多药液和药膏跟眼药水、眼药膏外观很像，在使用前应认真核对药名，以免滴错。

（一）滴眼药水

家长先把手洗干净，用干净毛巾把患儿眼部分泌物轻轻拭去，用食指、拇指将婴幼儿上、下眼皮轻轻分开，嘱婴幼儿头向后仰，眼睛向上看，家长一手持滴药瓶，轻轻将药液滴于婴幼儿下眼皮内，每次 1 ～ 2 滴。滴完后嘱婴幼儿轻轻闭上眼睛，家长用拇指、食指轻提其上眼皮，嘱婴幼儿转动眼球，使药液均匀布满眼内。

（二）涂眼药膏

涂眼药膏宜在睡前进行。家长先检查专用玻璃棒是否光滑、有无破损，并对完好的玻璃棒进行消毒，然后用玻璃棒蘸少许软膏，嘱婴幼儿向上看，分开其眼皮，将玻璃棒蘸有药膏的一头放在下眼皮内，再嘱婴幼儿闭上眼，将玻璃棒由外眼角轻轻平行抽出，轻轻按摩眼球使药膏分布均匀。

七、滴鼻药液

婴幼儿患有鼻炎或感冒引起鼻塞时，常常需要进行鼻腔滴药，家长应在医生指导下使用滴鼻药液。滴药时，让婴幼儿平卧，肩下垫枕，或坐在椅子上背靠椅背，使头尽量后仰，鼻孔向上，家长一手持药瓶，在距鼻孔 2 ～ 3cm 处，将药液沿鼻一侧轻轻滴入鼻内，每侧 2 ～ 3 滴，然后轻轻按压鼻翼，使药液均匀分布于鼻腔黏膜。滴完药液后保持原来姿势 3 ～ 5 分钟，便于药液吸收。

八、滴耳药液

外耳道发炎或中耳炎等常常需要通过外耳道局部滴药进行治疗，家长应在医生指导下使用滴耳药液。滴药时，先将外耳道分泌物或脓液擦拭干净，嘱婴幼儿侧卧、患耳朝上，家长一手向后向下牵拉患儿耳郭使外耳道变直，一手持药瓶将药液沿外耳道后壁轻轻滴入 2 ～ 3 滴，轻揉耳郭使药液充分进入外耳道深处。滴完药液后保持原来姿势 5 ～ 10 分钟，便于药液吸收。

九、简易鼻腔止血法

婴幼儿鼻出血的常见原因有：鼻外伤（如碰伤鼻子、抠鼻导致鼻黏膜损伤）；感冒导致鼻黏膜充血、水肿，血管脆性增加；鼻腔异物；偏食、挑食导致维生素 C 缺乏，血管脆性增加。发生鼻出血时，首先安慰婴幼儿不要紧张，嘱婴幼儿用口呼吸，头略低，捏住鼻翼约 10 分钟，同时用湿毛巾冷敷鼻部和前额。若用此方法仍无法止血，应立即去医院就诊。

十、简易通便法

简易通便法适用于大便干结无法自主排出或排便困难及便秘者。常用的简易通便法有以下三种。

（一）开塞露通便

开塞露内装甘油。操作前将管端封口处平行剪开，挤出少许液体润滑管口后插入肛门，然后用力挤压使药液射入肛门内，捏紧婴幼儿肛门口，防止药液流出，保留时间尽量长点再抽出，以利于软化干结大便。插入时动作应轻柔，尽可能减少对婴幼儿肛门的刺激。

（二）肥皂条通便

将普通肥皂条削成圆锥形，蘸少许温水润滑后（减少对婴幼儿肛门的刺激）慢慢塞入肛门，利用肥皂的机械刺激和润滑作用，引起排便。

（三）手抠干结大便

如使用上述两种方法无效时，可使用手抠干结大便的方法帮助婴幼儿排便。家长戴上橡皮手套或用塑料薄膜裹住食指并蘸上润滑油或肥皂水，将手纸折成方形，并于中间穿一圆孔，圆孔正对肛门口，将润滑后的食指轻轻插入肛门，抠出积存在肛门的干结粪块。

第二节　婴幼儿常用体格训练技术

一、婴幼儿抚触技术

婴幼儿抚触是指通过抚触者的双手对婴幼儿皮肤进行有序的、有手法技巧的科学抚触，让大量温和的良好刺激通过皮肤传到中枢神经系统，以产生积极的生理效应，是对新生儿健康最有益的一种自然医疗技术。婴幼儿抚触是母婴情感交流的一种特殊方式，能够促进婴幼儿胃肠蠕动，利于排便和增强食欲；促进婴幼儿睡眠，减少哭闹；促进婴幼儿神经系统发育，增强机体免疫力。婴幼儿抚触方法较多，通常分为头面部抚触、胸部抚触、腹部抚触、四肢抚触、手足抚触和背部抚触。

操作者先洗净并温暖双手，倒适量新生儿润肤油在手掌心，然后进行抚触。

（一）头面部抚触

两拇指指腹从眉间向两侧推，两拇指从下颌部中央向两侧以上滑行，让上下唇形成微笑状；两手掌面从前额发际向上、后滑动，止于两耳后乳突处并轻轻按压一下，注意避开囟门。

（二）胸部抚触

两手分别从婴幼儿胸部的两侧肋下缘向对侧上方交叉推进至两侧肩部，在胸部画一个大的交叉，避开婴幼儿乳头。

（三）腹部抚触

按顺时针方向按摩，两手依次从婴幼儿右下腹至上腹向左下腹移动，呈顺时针方向画圆，避开婴幼儿脐部。

（四）四肢抚触

两手交替握住婴幼儿一侧上肢从上臂至手腕轻轻滑行，滑行过程中从近端向远端分段挤捏。对侧及双下肢的做法相同，注意活动肩关节和髋关节。

（五）手足抚触

用拇指指腹从婴幼儿掌面 / 足跟向手指 / 足趾方向推进，并抚触每根手指 / 足趾。

（六）背部抚触

婴幼儿取俯卧位，以脊椎为中分线，双手分别平行放在脊柱两侧，向相反方向重复移动双手：从背部上端向下渐至臀部；再由颈部沿脊椎摸至骶部、臀部。

婴幼儿抚触时，应注意以下几个方面：

（1）注意保暖，室内温度应不低于 25℃，避免婴幼儿着凉。

（2）抚触前摘掉所有饰物，检查指甲，以防在抚触过程中刺伤婴幼儿。

（3）抚触者双手应涂抹适量润肤油，防止过多进入婴幼儿眼中。

（4）抚触一般在喂奶后 1 小时进行，每次抚触时间一般为 15 分钟左右，每天可进行 3 次。

（5）抚触时，手的力度应轻重适宜，可播放音乐或唱儿歌，注意与婴幼儿的眼神交流。婴幼儿如有发热或在抚触过程中出现哭闹、呕吐等异常情况，应暂停抚触。

二、婴幼儿三浴锻炼

空气、阳光和水是人赖以生存的物质条件，也是影响机体生长发育的重要因素。三浴锻炼是指充分利用自然环境中的空气、阳光和水对婴幼儿进行体格锻炼，即空气浴、阳光浴和水浴。

（一）空气浴

空气浴是指将婴幼儿身体裸露在新鲜的空气中进行锻炼的一种方法。空气浴由于不受地区、季节、物质条件等因素的限制，因此是三浴锻炼中最简单易行的方法，适合任何年龄的婴幼儿，可结合散步、做操等进行。空气浴能促进血液循环，增强呼吸功能和神经系统功能，并能提高婴幼儿抗寒能力，预防感冒。

（1）空气浴最好从夏季开始，这样可使婴幼儿逐渐适应从热到温到冷的变化。

（2）空气浴须先从室内开始，室温不低于 20℃，逐渐减少衣服，使婴幼儿身体尽可能与空气直接接触，尽量裸露，整个过程为期 7 ～ 10 天，适应后可移至室外进行。冬季可在室内进行，在锻炼之前一定要开窗通风换气，以保证室内空气清新。

（3）在室内进行空气浴锻炼时，室温宜逐渐下降，一般每 3 ～ 4 天下降 1℃，从而使婴幼儿有一个适应的过程。当室温降到 14℃以下时，不宜再对婴幼儿进行空气浴；对于年龄较大的婴幼儿，室温不宜低于 12℃；对于体弱的婴幼儿，室温不宜低于 15℃。另外，室内超过 30℃时也不宜进行空气浴。

（4）空气浴的时间根据婴幼儿的身体状况确定，最初可为 5 分钟，以后逐渐延长至 10 ～ 15 分钟，一般时间为 20 ～ 25 分钟。如果结合游戏、体操、主被动操等活动，时间可延长，最长可达 2 小时。

（5）根据季节、天气变化和身体情况合理安排锻炼；锻炼过程中要注意观察婴幼儿的反应，如出现皮肤发紫、面色苍白、肢体发冷等情况，应立即停止锻炼；对于身体特别虚弱或患病的婴幼儿，应禁止进行空气浴锻炼。

（二）阳光浴

阳光浴是指利用太阳光的温度及紫外线和红外线对身体进行刺激的一种锻炼方法。阳光中的紫外线不仅能使皮肤中的 7- 脱氢胆固醇转化为维生素 D，促进机体对钙、磷的吸收，有效预防佝偻病，还能刺激骨髓制造红细胞，有效预防贫血。此外，紫外线还具有杀菌、消毒的作用。阳光中的红外线可使人体血管扩张，使血液循环加快，有效促进婴幼儿生长发育。

（1）在实施阳光浴之前，应进行 5 ～ 7 天的空气浴锻炼。

（2）阳光浴应选在空气流通、清洁平坦、绿化较好且无强风和噪声的地方，尽量露出婴幼儿的皮肤，使其尽可能多地接受阳光的照射。

（3）婴幼儿皮肤的暴露部位应根据季节的不同而不同。春秋季以暴露四肢为主。夏季可全身裸露或只穿短裤，但应注意防止阳光直射婴幼儿头面部。当阳光强烈时，可给婴幼儿戴上太阳帽保护眼睛。冬季主要暴露头面部和臀部。

（4）阳光浴可根据不同季节选择不同的时间进行。春秋季以上午 10：00 ～ 11：00 为宜；夏季以上午 8：00 ～ 9：00、下午 3：00 ～ 5：00 为宜；冬季以上午 10：00 ～ 12：00 为宜。

（5）每次阳光浴锻炼的时间应根据婴幼儿年龄和耐受情况来确定，从 5 分钟开始，逐渐延长至 30 分钟左右。

（6）阳光浴不宜在空腹或饭后 1 ～ 1.5 小时内进行；夏季阳光浴后发现婴幼儿皮肤有脱皮或灼伤等情况时宜暂停；对紫外线耐受性较差的婴幼儿可在树荫下进行；患有严重湿疹、某些慢性疾病或身体特别虚弱的婴幼儿不宜进行阳光浴锻炼；每次阳光浴后，要及时给婴幼儿喂水、洗澡、更换衣服。

（三）水浴

水浴即洗澡，是指利用水的温差和水的机械作用对身体进行刺激，从而锻炼身体的一种方法。水浴一年四季均可进行。水温对人体皮肤的刺激可以促进血液循环和新陈代谢，增强机体对外界气温变化的适应能力。常见的水浴形式有温水浴、冷水擦浴、冷水淋浴和游泳。水浴锻炼一般先从温水浴开始，之后逐渐过渡到冷水浴。

（1）温水浴。婴儿脐带脱落后即可进行温水浴。温水浴时，室温应为 24℃～ 26℃，水温以 35℃～ 37℃为宜，每次 7 ～ 10 分钟，每天 1 次，对于年龄较大的婴幼儿可以适当降低水温。浸浴方式以盆浴为主，即将婴幼儿轻柔、缓慢地浸泡在水中，使婴幼儿半卧于盆中，浴后立即用毛巾包裹并擦干，以婴幼儿皮肤轻度发红为宜。

（2）冷水擦浴。冷水擦浴适用于 6 月龄以上的婴幼儿，体弱儿亦可使用。冷水擦浴时室温应在 20℃以上，夏季可在室外进行，水温从 35℃开始，每隔 2 ～ 3 天水温降低 1℃，逐渐降至 20℃左右；对于年龄较大的幼儿，水温可降至 17℃～ 18℃。将吸水性较好的毛巾浸入水中后拧至半干，按照上肢、胸、腹、背部、下肢的顺序擦拭婴幼儿皮肤，随后用干毛巾擦干身体。

（3）冷水淋浴。冷水淋浴适合 2 岁以上的幼儿，应在适应冷水擦浴的基础上，选择早饭前或午睡后进行。冷水淋浴从夏季开始，室温最初应在 20℃以上，水温应从 33℃～ 35℃开始，每 2 ～ 3 天降低 1℃，逐渐下降到 26℃～ 28℃；对于年龄较大的幼儿，水温可降至 24℃～ 26℃。淋浴时可冲淋四肢、胸部及背部，切勿冲淋头部。冲淋时间以 20 ～ 40 秒为宜。冲淋后立即用干毛巾擦干全身。

（4）游泳。游泳是最佳的水浴锻炼方式。婴幼儿在水中自主运动，不仅可以促进触觉的发育，还能提高肢体协调能力。在游泳之前，应先给婴幼儿做上下肢关节的屈伸等热身运动，防止婴幼儿游泳时出现不适。0 ～ 1 月龄的婴儿游泳时的水温应在 38℃左右，之后每个月下降 1℃；1 ～ 3 月龄的婴儿，水温以 35℃～ 37℃为宜；4 ～ 12 月龄的婴儿，水温要控制在 32℃～ 35℃；12 月龄以上的幼儿，水温应控制在 30℃～ 32℃。夏季室温应保持在 22℃～ 24℃，冬季室温保持在 26℃～ 28℃。具体操作步骤如下：

1）新生儿游泳前须在肚脐处贴上防水贴。

2）将婴幼儿衣服脱下用浴巾包裹好身体，然后用毛巾擦洗婴幼儿双眼、嘴、鼻、面部及耳后。

3）清洗婴幼儿头部，并用毛巾擦干。

4）1 岁半以内的婴幼儿在游泳时需佩戴游泳圈，游泳圈的大小以与婴幼儿颈部有约两手指距离为宜；一只手托住婴幼儿的腋窝，另一只手扶着下肢，使婴幼儿身体保持直立，缓慢放入水中；刚入水时轻轻地拉着婴幼儿的手，待其适应后再慢慢松手。

水浴时应注意以下问题：

（1）婴幼儿身体不适时不宜进行水浴。

（2）水浴前如发现婴幼儿身体有汗，一定将身体擦干后再入水。

（3）婴幼儿水浴期间必须有专人看护，并注意观察婴幼儿的反应，当出现身体发抖、嘴唇发青时应立即停止水浴。

（4）婴幼儿游泳必须在进食 1 小时后进行，每次时间约 10 分钟，适应后可根据婴幼儿身体情况延长至 20 ～ 30 分钟，每天不超过 2 次。

（5）婴幼儿所佩戴的游泳圈，在使用前必须检查其安全性，使用后需消毒、清洗并晾干。

三、婴幼儿粗大动作训练

婴幼儿期是神经系统发育的关键期，通过对婴幼儿粗大动作进行训练可以促进其大脑发育，还能增强其自信心和独立性。婴幼儿的粗大动作常按抬头、翻身、坐、爬行、站立、行走的顺序发展，因此，粗大动作训练也按照这种顺序进行。

（一）抬头动作训练

1. 竖抱抬头动作训练

喂奶后将婴儿竖直抱起，使其头部趴在母亲肩上，轻拍婴儿背部使其打嗝以防溢奶；然后，用手扶住婴儿头部自然立直片刻，以锻炼其颈部力量。

2. 俯卧抬头动作训练

婴儿空腹时（喂奶前）取俯卧位，成人手拿色彩鲜艳并带响声的玩具置于婴儿头部上方，引逗婴儿抬头。

（二）翻身动作训练

1. 仰卧翻身动作训练

婴儿取仰卧位，成人一只手置于婴儿身后托住其后背，另一只手放在婴儿胸腹部，托其后背的手轻轻用力辅助，使婴儿呈侧卧位，随后帮助其恢复至仰卧位。仰卧翻身动作可以左右两侧交替进行，每天训练 4 ～ 5 次为宜。

2. 俯卧翻身动作训练

婴儿训练仰卧翻身动作数天后，可做俯卧翻身训练。婴儿呈俯卧位，成人一只手托住其胸腹部，另一只手放在婴儿的腰臀部，托胸腹部的手轻轻用力帮助婴儿翻身至侧卧位，随后帮助其恢复至俯卧位。用同样的方法做相反方向训练，两侧交替反复训练。

（三）坐起动作训练

1. 扶坐竖直动作训练

婴儿 4 月龄时可以训练扶坐竖直动作。婴儿呈仰卧位，成人托着婴儿腋下，将其拉坐起来。刚开始训练时，成人可用手扶住婴儿腹部或婴儿双臂上端，每次训练时间不能太长，通过反复进行扶坐训练，逐渐使婴儿掌握扶坐竖直动作。

2. 独坐前倾动作训练

5 月龄左右的婴儿可做独坐前倾动作训练。在婴儿脚前摆放玩具，吸引婴儿坐着抓弄玩具。刚开始训练时，成人需给予婴儿一定的支撑，以后逐渐减少支撑。每次训练时间不宜过长，随着训练次数的增加，独坐训练的时间可逐渐延长。

3. 独坐自如动作训练

婴儿 6 月龄时可进行独坐自如动作训练。婴儿独坐时，成人手拿玩具设法引逗婴儿向左右侧转动身体，以此锻炼婴儿自由转体能力。

4. 卧位坐起动作训练

婴儿 7 月龄时可开始训练卧位坐起动作。婴儿呈仰卧位或俯卧位，成人用色彩鲜艳的玩具引诱婴儿自己爬起呈坐姿，然后将玩具递给婴儿以示奖励。

（四）爬行动作训练

1. 助力爬行动作训练

在婴儿正前方不远处摆放玩具引诱婴儿向前爬行。成人用手抵住婴儿足底，稍微用力推动婴儿向前爬行，使其最终拿到玩具。

2. 独自爬行动作训练

在助力爬行动作训练中，成人可逐渐减少助力使婴儿独自向前爬行。训练过程中，将婴儿正前方摆放玩具的距离逐渐延长，设法使婴儿多爬行，以锻炼婴儿四肢协调能力。

（五）站立动作训练

1. 扶站动作训练

成人双手分别扶着婴儿腋下两侧，使其呈站立位，然后，让婴儿牵着成人一只手或扶着椅子、沙发站立。站立时可用玩具逗引婴儿，时间不能太长，以 3 ～ 5 分钟为宜。

2. 独站动作训练

在练习扶站动作的过程中，成人可试着松开扶着婴儿的手，或让婴儿松开扶着东西的手，以练习独自站立动作。在刚开始的练习中，婴儿独自站立动作不成熟，特别容易摔倒，因此，成人一定要注意保护婴儿。

（六）行走动作训练

1. 扶着行走动作训练

让婴幼儿双手紧握成人的手，或让其扶着推车的扶手向前行走。训练时，成人应在一旁保护，并用语言给予鼓励。

2. 独自行走动作训练

两名成人面对面间隔一段距离站立，让婴幼儿位于成人之间，鼓励其独自走向成人；或用玩具在距离婴幼儿几步远处逗引婴幼儿，促使其走向玩具。

在进行婴幼儿粗大动作训练时，应注意以下几点：

（1）要按照“抬头—翻身—坐—爬行—站立—行走”的顺序进行训练，不宜操之过急。

（2）每次训练时间不宜过长，以免造成婴幼儿疲劳。

（3）训练过程中，注意观察婴幼儿的情绪和表情，并积极与婴幼儿沟通、交流，使其在愉悦的情绪中完成训练。

四、婴儿体操

婴儿体操不仅是一种促进婴儿全身发育的良方，还是一项有益情感交流的亲子游戏活动。每天坚持给婴儿做操，不仅能促进其身体的正常发育和技能水平的提高，还能促进婴儿基本动作的协调和发展，更能建立良好的亲子关系，培养愉悦的情绪情感。婴儿体操锻炼应从小开始，动作由简单到复杂，活动量由小到大，循序渐进。

（一）基本要求

婴儿体操的时间最好安排在上午，哺乳前或哺乳 1 小时后，以免引起不良反应。床上铺好棉垫和床单，高度以适合成人操作为标准；保持室内安静、温度适宜、空气新鲜，最好在婴儿熟悉的房间内进行。做操前将手洗净，摘掉饰物，手的温度要适宜。婴儿着装要轻便，尽可能少穿衣服，便于活动。做操者一边做操一边与婴儿进行情感交流，可以同时播放一些轻松优美的音乐，激发婴儿愉快的情绪。做操时动作宜轻柔、有节奏，说话和蔼可亲。做操后让婴儿休息 20 分钟左右。

（二）体操种类

婴儿体操大致可以分为婴儿被动操和婴儿主被动操。

1. 婴儿被动操

婴儿被动操由成人帮助完成，适用于 2 ～ 6 月龄的婴儿，通常在喂奶 1 小时后进行。根据室温的高低，婴儿可裸体或穿少量轻便的衣服。在帮助婴儿做操时，动作要轻柔而有节奏，不可强拉硬扭，以免对婴儿造成损伤。

2. 婴儿主被动操

婴儿主被动操一般适用于6月龄以上的婴儿。在适当扶持下，让婴儿有部分主动动作，以促进婴儿翻身、坐、爬行、站立、行走等动作的发展。同时可播放轻快的音乐，随着音乐的节奏做操，会使婴儿身心更加愉快。下面详细介绍适合7～12月龄婴儿的体操操作程序：

（1）第一节：拉坐运动。

1）预备姿势：婴儿仰卧，双手握住婴儿双手，或用右手提住婴儿的左手，用左手按住婴儿双膝。

2）做操动作：第1拍、第2拍轻拉婴儿从仰卧位坐起，第3拍、第4拍还原，第5～8拍换手做。拉婴儿坐起时，如果婴儿不配合，不要过于用力。

（2）第二节：起立运动。

1）预备姿势：婴儿俯卧，两臂支撑身体抬头抬胸，在婴儿身后用手托住婴儿的双臂。

2）做操动作：第1拍、第2拍牵引婴儿跪直、起立，在扶婴儿起立时，要逐步让婴儿自己用力，第3拍、第4拍还原。

（3）第三节：提腿运动。

1）预备姿势：婴儿俯卧，两臂支撑身体抬头抬胸，双手握住婴儿的两个足踝。

2）做操动作：第1拍、第2拍轻轻抬起婴儿的双腿约30°，第3拍、第4拍还原。动作宜轻柔、缓慢。

（4）第四节：弯腰运动。

1）预备姿势：扶婴儿面朝外站立，用手压在婴儿的双膝和腹部，在婴儿前方放一个玩具，逗引婴儿配合。

2）做操动作：第1拍、第2拍让婴儿弯腰捡起玩具，第3拍、第4拍起身还原，此动作尽量让婴儿自己完成。如果不能，手移至婴儿胸前帮助其完成动作。

（5）第五节：挺胸运动。

1）预备姿势：婴儿俯卧，两手向前伸出，双手托住婴儿肩臂。

2）做操动作：第1拍、第2拍轻轻地使婴儿上身抬起并挺胸，第3拍、第4拍还原。

（6）第六节：转体、翻身运动。

1）预备姿势：婴儿仰卧，两臂弯曲放在胸前，左手扶婴儿胸部，右手垫于婴儿背部。

2）做操动作：第1拍、第2拍轻轻地将婴儿从仰卧位转为右侧卧位，第3拍、第4拍再帮助婴儿从右侧卧位转成俯卧位，第5～8拍轻轻地将婴儿恢复至仰卧位。第2个八拍用同样的方法，右手扶婴儿胸部，左手垫于婴儿背部，进行左侧翻身。挺胸时，婴儿腹部不要离开床面；仰卧时，婴儿两臂放在胸前，便于转体后撑胸、抬头。

（7）第七节：跳跃运动。

1）预备姿势：双手扶婴儿腋下，使其与成人面对面站立。

2）做操动作：第 1 拍、第 2 拍扶婴儿跳离床面，边扶跳边说“跳跳”，第 3 拍、第 4 拍还原。动作要轻柔，尽量使婴儿前脚掌成平面。

（8）第八节：扶走运动。

1）预备姿势：成人在婴儿背后，双手扶婴儿的腋下使其站立，也可与婴儿面对面，扶着婴儿的前臂或手腕。

2）做操动作：第 1 拍、第 2 拍扶婴儿向前，使其左右腿轮流跨出，学习开步行走，第 3 拍、第 4 拍重复第 1 拍、第 2 拍的动作。此动作应在婴儿站稳后再鼓励其学习。注意场地要尽量平坦，无障碍物。

做操的婴儿要经过健康检查，接受专业保健医生的指导。训练要因人而异，对于某些部位发展较弱的婴儿，要进行针对性训练，但不可以超过 4 个八拍。

五、亲子游戏活动

常见的婴幼儿亲子游戏活动有摸小手、找声音、蹬玩具、拉拉手、虫虫飞、追皮球、追赶小动物、小马过河、追泡泡、扔球、做面条、小刺猬钻山洞等。

（一）摸小手（1～2 月龄婴儿）

1. 游戏目的

让婴儿练习手指张开和握紧，刺激肌肉，锻炼手指灵活性。

2. 游戏玩法

让婴儿躺在家长的面前或膝盖上，家长抚摸婴儿的小手外侧或者手背，刺激婴儿张开小手；或者家长将手放在婴儿的手中，刺激婴儿抓握；也可以将不同材质的布料或不同触感的小球放进婴儿的手中，使其体会不同的感觉。

（二）找声音（2～3 月龄婴儿）

1. 游戏目的

锻炼婴儿视觉、听觉及头部的力量。

2. 游戏玩法

用一个能够发出声音的玩具吸引婴儿的注意，当婴儿盯住玩具时，先慢慢地将玩具往婴儿头部上方移动，再向其脚下方移动；或者让婴儿趴在床上，在婴儿头部上方用一个能发出声响的玩具吸引婴儿抬起头来。

（三）蹬玩具（3～4月龄婴儿）

1. 游戏目的

锻炼婴儿下肢力量。

2. 游戏玩法

在婴儿的小床上挂一个能发出响声的玩具，使婴儿仰卧并将其双脚上举，当其双脚碰到玩具时，玩具发出响声，婴儿会手舞足蹈，更加用力地蹬玩具。

（四）拉拉手（1～6月龄婴儿）

1. 游戏目的

锻炼婴儿颈部、手臂肌肉的力量。

2. 游戏玩法

婴儿仰卧，家长拉着婴儿的手臂将其拉坐起来，并且鼓励婴儿用力，经过多次练习后，家长可以逐渐减轻力量，让婴儿自己拉坐起来。

（五）虫虫飞（6～8月龄婴儿）

1. 游戏目的

锻炼婴儿手眼协调能力、平衡能力，激发愉悦的情绪。

2. 游戏玩法

家长抓住婴儿的双手，引导婴儿将两食指对拢再分开，并配合语言指令“虫虫——飞”。说“虫虫”时，使两食指对拢；说“飞”时，使手指分开。婴儿逐渐熟悉以后，让其自己独立练习。

（六）追皮球（7月龄婴儿）

1. 游戏目的

锻炼婴儿颈部、背部及四肢的力量和动作的协调性。

2. 游戏玩法

准备一个色彩鲜艳的球放在婴儿面前，当婴儿爬行时把球轻轻向前推动，然后鼓励婴儿去追球。刚开始时，家长可以用手推婴儿的双脚掌促使其爬行，以后逐渐减少推动，让婴儿独立爬行。

（七）追赶小动物（9～12月龄婴儿）

1. 游戏目的

发展婴儿腿部力量和平衡能力。

2. 游戏玩法

用拖拉玩具吸引婴儿的注意，让婴儿拉着玩具向前走，家长也可以假装在后面追。对走得不稳的婴儿，家长要注意其安全，扶着婴儿一起走。

（八）小马过河（1～3岁幼儿）

1. 游戏目的

巩固幼儿走的能力，促进身体协调性和平衡性的发展。

2. 游戏玩法

将一个长度适中、宽度为20～25cm的木板作为小桥，开始时把木板放在地上，让幼儿在木板上走；在幼儿熟练后增加难度，让幼儿手抱玩具或头顶一本书在木板上走；还可以把木板的一头架高，让幼儿从高处往低处走。

（九）追泡泡（1～3岁幼儿）

1. 游戏目的

锻炼幼儿走和跑的能力。

2. 游戏玩法

家长吹泡泡，让幼儿自由抓泡泡，根据幼儿的能力决定吹泡泡的数量和方向。

（十）扔球（1～3岁幼儿）

1. 游戏目的

锻炼幼儿手臂肌肉和身体的协调性。

2. 游戏玩法

把2～3个乒乓球放在袜子里，袜口打个结，家长和幼儿一起玩抛球游戏。

（十一）做面条（1～3岁幼儿）

1. 游戏目的

锻炼幼儿双手的协调能力。

2. 游戏玩法

找一张纸，在上面画若干线条，线条间的宽度根据幼儿年龄来定，年龄越小线条间距越大。家长先做示范，然后让幼儿把纸撕成长条。

（十二）小刺猬钻山洞（1～3岁幼儿）

1. 游戏目的

锻炼幼儿钻、爬的能力及身体协调性。

2. 游戏玩法

将大型家用电器的包装盒上下开口横放在地上，鼓励幼儿爬行穿过。

亲子游戏应在婴幼儿健康状况良好的前提下进行；使用的玩具和选择的场地应确保安全。

第三节　婴幼儿常用急救技术

一、婴幼儿心肺复苏术

婴幼儿心肺复苏是指在婴幼儿心跳、呼吸骤停的情况下所采取的一系列急救措施，其目的是使婴幼儿心脏和肺恢复正常功能，使生命得以维持。

婴幼儿心跳、呼吸骤停的原因主要是疾病和意外伤害，包括呼吸衰竭、新生儿窒息、婴儿猝死综合征、外伤、败血症、神经系统疾病、溺水、中毒等。新生儿和婴儿死亡的主要原因是先天性畸形、早产并发症和婴儿猝死综合征等；而意外伤害是导致年长儿童死亡的主要原因。

婴幼儿心跳、呼吸骤停的判断标准是患儿突然昏迷及大血管搏动消失。在紧急情况下，触诊不确定有无大血管搏动亦可拟诊（10秒），而不必反复触摸脉搏或听心音，以免延误抢救时机。

（一）口对口（鼻）人工呼吸法

婴幼儿心搏骤停主要由窒息引起，因此，开放气道和实施有效的人工通气是婴幼儿心肺复苏成功的关键措施之一。其中，口对口（鼻）人工呼吸是常用的简便而有效的急救技术，其操作方法如下。

1. 畅通气道

首先应清除口鼻中的分泌物、异物或呕吐物，然后采取仰头抬颏法（见图7－1）：将一只手的小鱼际（手掌外侧缘）置于患儿前额，另一只手的食指、中指置于患儿下颏将下颌骨上提，使下颌角与耳垂的连线和地面垂直。注意手指不要压下颏软组织，以免阻塞气道。疑有颈椎损伤者可使用托颌法（见图 7－2）：将双手放置在患儿头部两侧，握住下颌角向上托下颌，使头部后仰程度为下颌角与耳垂连线和地面成 60°（幼儿）或 30°（婴儿）。若使用托颌法不能使气道通畅，应使用仰头抬颏法开放气道。

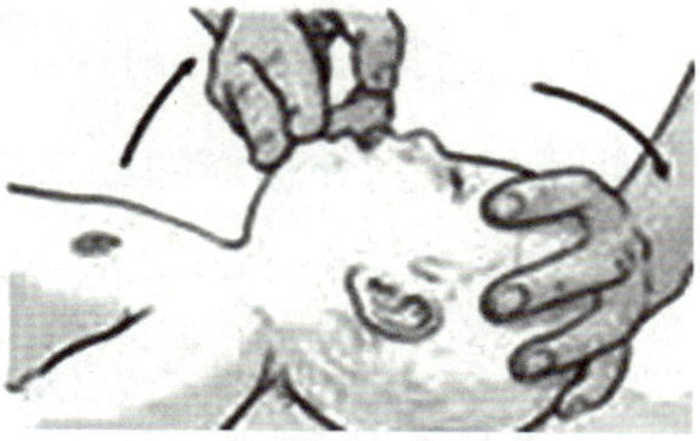

图 7－1　仰头抬颏法

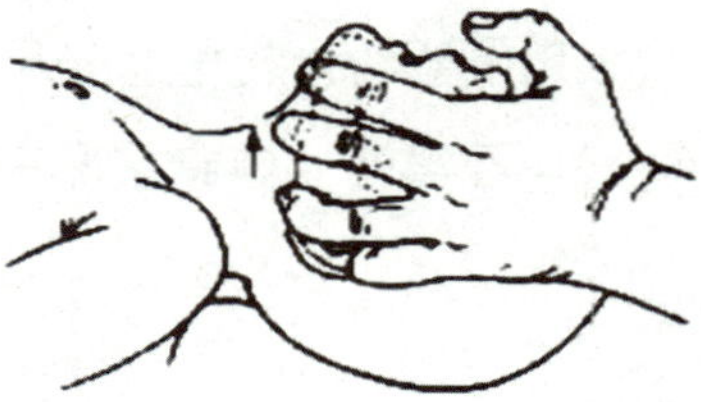

图 7－2　托颌法

2. 口对口（鼻）人工呼吸

此法适合于现场急救。操作者深吸一口气，如患儿是新生儿或小婴儿，可用嘴覆盖口和鼻；如果是较大婴儿或幼儿，则口对口封住，拇指和食指紧捏住患儿鼻子，保持其头后倾，将气吹入，同时可见患儿胸廓隆起。停止吹气后，放开鼻孔，使患儿自然呼出肺内气体，也可轻压其胸部帮助呼气，每 3 ～ 4 秒间隔进行一次（一吹一压算一次）。这样有节奏地反复进行，直至患儿恢复自主呼吸为止。如图 7－3 所示。

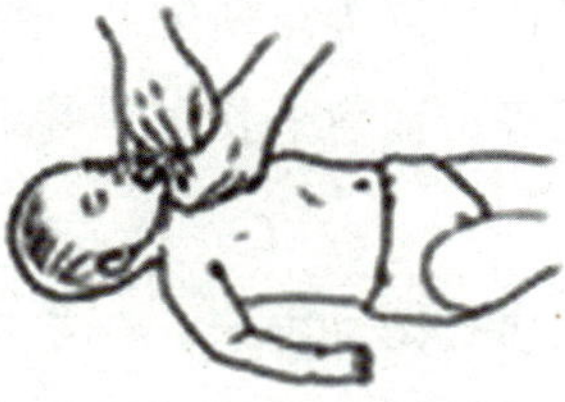

（1）解开患儿衣领，清除口鼻内污物，颈下垫物使头后仰，张开口。

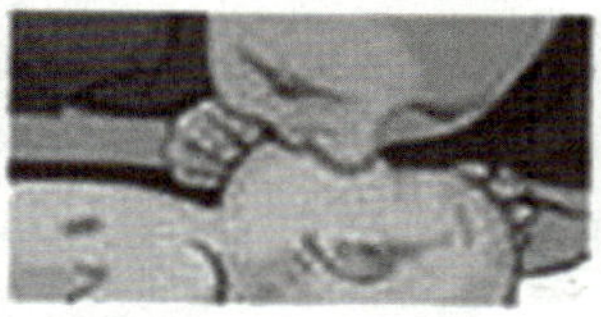

（2）救护者深吸气，用嘴盖住患儿口（鼻）吹气。

图 7－3　口对口（鼻）人工呼吸法

若吹气后不见患儿胸部隆起，可能是呼吸道仍不通畅或动作不标准，应及时予以纠正。婴儿肺部娇嫩、胸壁较薄，注意吹气时不可太用力。

（二）胸外心脏按压术

当发现患儿无反应、没有自主呼吸或只有无效的喘息样呼吸时，应立即实施胸外心脏按压，帮助建立人工循环。

（1）首先将患儿放置在硬板上，以达到最佳按压效果。

（2）对于新生儿或婴儿，可单人使用双指按压法：将两手指置于乳头连线中点下方按压胸骨（见图 7－4）；或使用双手环抱拇指按压法：用两手掌及四手指托住两侧背部，双手大拇指按压胸骨下 1/3 处（见图 7－5）。

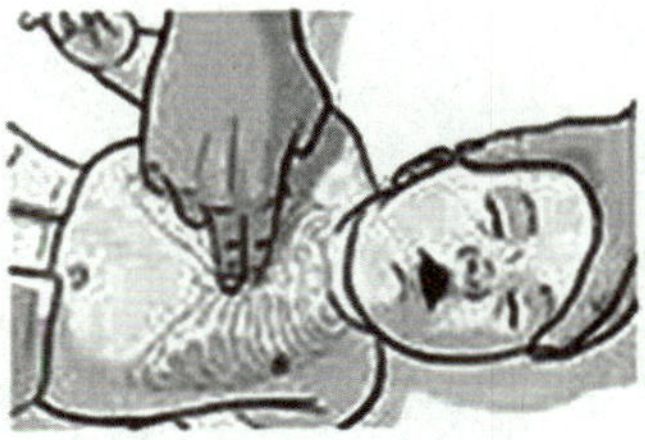

图 7－4　双指按压法

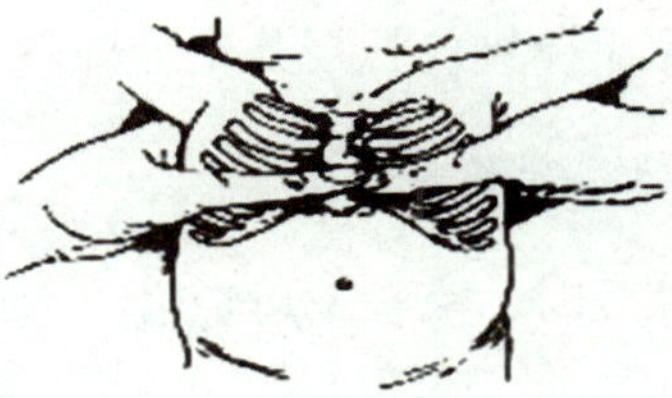

图 7－5　双手环抱拇指按压法

（3）对于幼儿，可用单手或双手按压胸骨下半部。单手按压时，可用一只手固定患儿头部，以便通气，另一只手的手掌根部置于胸骨下半段，手掌根长轴与胸骨长轴一致（见图 7－6）；双手按压时，将一手掌根部叠放在另一手背上，十指相扣，下面手的手指抬起，用手掌根部垂直按压胸骨下半部（见图 7－7）。注意不要按压到剑突和肋骨。

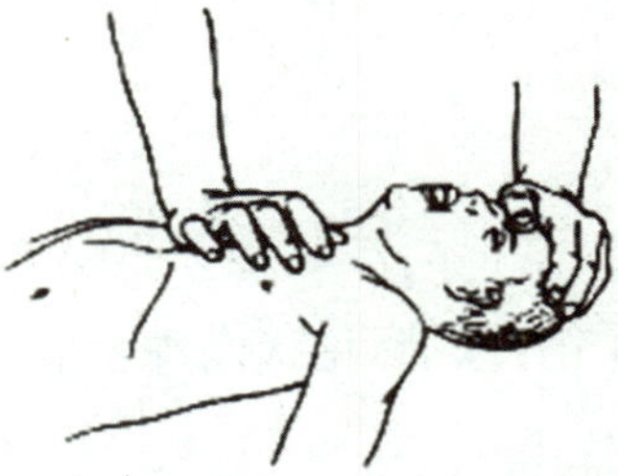

图 7－6　单手按压法（适用于儿童）

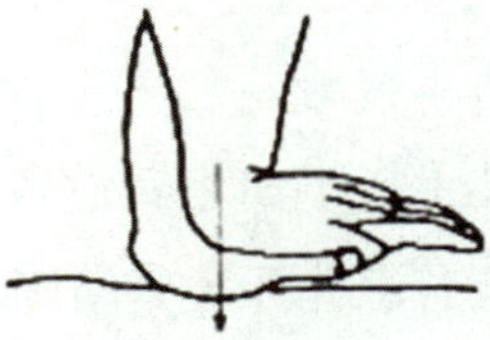

图 7－7　双手按压法

（4）按压深度至少为胸部前后径的 1/3（婴儿约为 4cm、幼儿约为 5cm）。按压频率至少为 100 次 / 分，每一次按压后让胸廓充分回弹以保证心脏血流的充盈。同时，尽量减少中断（<10 秒），保持胸外按压的连续性。

（三）胸外按压与人工呼吸的协调

单人复苏婴幼儿时，在开放气道和胸外按压 30 次后应立即给予 2 次有效的人工呼吸，即胸外按压和人工呼吸比为 30∶2；若为双人复苏则为 15∶2。如果有 2 个或更多的救助者，可每 2 分钟交换操作，以防止实施胸外按压者疲劳，导致胸外按压质量及效率降低。

二、惊厥（抽风）

婴幼儿大脑皮质发育尚未完善，神经纤维髓鞘还没有完全形成，保护功能比较差，受到各种感染以后毒素和微生物容易进入脑组织，受刺激后兴奋冲动易于泛化，表现为以兴奋性活动为主，分析鉴别和抑制功能较差，容易发生惊厥。惊厥通常表现为突然性意识丧失、头向后伸、眼球凝视、口唇青紫、呼吸微弱、四肢及面部抽搐，持续时间不等，可短至1分钟，长至几十分钟。

（一）保持安静

发生惊厥时，家长不可惊慌、大声呼叫或拍打患儿，避免一切不必要的刺激。

（二）就地抢救

立即让患儿仰卧，头偏向一侧，松开衣领、裤带。

（三）保持呼吸道通畅

及时清理患儿口腔和呼吸道内的分泌物、呕吐物，将舌向外轻拉。

（四）控制抽搐

用大拇指按压患儿人中、合谷等穴位。

（五）防止外伤

1. 防止舌咬伤

在患儿上、下臼齿间放置牙垫，也可将毛巾或手绢拧成麻花状代替牙垫，以免患儿咬伤舌头。若患儿牙关紧闭则不可强行撬开。

2. 防止皮肤损伤

将纱布放在患儿手心、腋下，防止皮肤摩擦损伤。

3. 防止骨折或脱臼

移开一切可能伤害患儿的硬物，勿强力按压或牵拉患儿肢体，以免造成骨折或脱臼。

4. 防止坠床或碰伤

患儿应有专人守护，拉起床挡，并在床栏处放置棉垫，防止患儿坠床或碰伤。

若有高热或经上述处理后仍抽风不止，应尽快将患儿送往医院救治。

知识拓展

旦至暮，虽已冷，必可治；暮至旦，小难也，恐此当言阴气盛故也。然夏时夜短于昼，又热，犹应可治。又云：心下若微温者，一日以上，犹可治之方。

徐徐抱解，不得截绳，上下安被卧之，一人以脚踏其两肩，手少挽其发，常弦弦勿纵之；一人以手按据胸上，数动之；一人摩捋臂胫，屈伸之，若已僵，但渐渐强屈之，并按其腹，如此一炊顷，气从口出，呼吸眼开，而犹引按莫置，亦勿苦劳之。须臾，可少与桂枝汤及粥清，含与之，令濡喉，渐渐能咽，及稍止。若向令两人以管吹其两耳，潰好，此法最善，无不活也。

——东汉·张仲景《金匮要略》

本章小结

本章对婴幼儿常用的护理与急救技术进行了阐述，重点介绍了婴幼儿常用生活护理技术、常用体格训练技术及常用急救技术，如体温测量、物理降温、喂食药物、婴幼儿抚触技术、三浴锻炼、婴儿体操、亲子游戏及婴幼儿心肺复苏术等内容。婴幼儿正处于快速生长发育时期，科学运用婴幼儿生活护理技术、体格训练技术及急救技术，有助于不断提升婴幼儿的身体素质和体育素养，促进其身心全面发展。

思考与练习

1. 简述婴幼儿抚触的注意事项。

2. 简述婴幼儿物理降温方法。

3. 请为 1 岁的婴幼儿设计 3 ～ 5 项亲子游戏活动及促进其体能提升的训练项目。

4. 1 岁 9 个月大的空空体检结束后，医生建议父母适度给空空做三浴锻炼，请你为空空的父母提供三浴锻炼的指导。

（1）阐述三浴的内容。

（2）介绍 4 种常见的水浴锻炼方法。

（3）简述水浴的意义和水浴的注意事项。

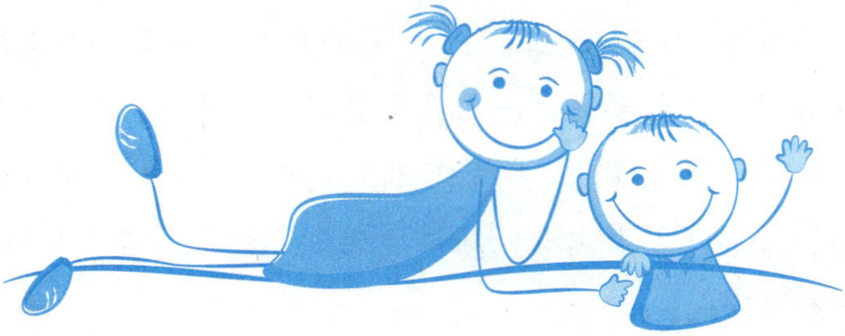

第八章　婴幼儿健康教育

学习目标

1. 理解婴幼儿健康的标准、婴幼儿健康的影响因素、健康教育的概念及婴幼儿健康教育的意义。

2. 掌握婴幼儿健康教育的原则、内容与要求。

3. 科学设计恰当且灵活多变、符合婴幼儿特点的健康教育途径与方法，正确实施婴幼儿健康教育，并能对实施效果进行科学评价。

学习重难点

根据婴幼儿的身心特点，采取恰当的健康教育途径与方法，正确实施婴幼儿健康教育，并能对实施效果进行科学评价。

学习方法

1. 读书笔记法：提前预习，理清本章内容的知识结构，课后根据所学做出思维导图。

2. 拓展资料法：利用信息化手段，查找婴幼儿健康教育相关知识，了解健康教育方法的多样性，拓展知识，以更好地投入托育工作。

3. 练习法：完成学习任务，并到妇幼保健院见习，根据所学对婴幼儿健康教育相关知识进行科学灵活的运用，做到理论与实践相结合。

教学建议

1. 直观演示法：结合现代信息技术，呈现婴幼儿不同案例，分析讨论、科学运用婴幼儿健康教育的知识和技能。

2. 读书指导法：阅读健康、健康教育等方面的图书，全面了解婴幼儿健康与健康教育。

3. 任务驱动法：（1）布置关注新媒体公众号，利用公众号的案例进行课堂讨论，增加学生兴趣，使其积极学习；（2）下载短视频 App，查找相关视频进行学习。

本章导学

婴幼儿期身体生长发育迅速，求知欲强，好奇、好问、好模仿，是人身心发育的关键时期，也是进行健康教育的最佳年龄阶段。从这个时期开始对婴幼儿进行健康教育，不但可以收到良好的近期效果，而且将使其受用一生。作为托育工作者，掌握婴幼儿健康教育的原则、内容与要求，并能自如地运用到日常工作中，可以帮助每一名婴幼儿健康快乐地成长。

匪我求童蒙，童蒙求我。……蒙以养正，圣功也。

——《周易 · 蒙》

第一节　健康与婴幼儿健康

一、健康的概念

健康是每个人最基本的需要，是最珍贵的社会财富。什么是健康？随着社会的发展以及医学模式的转变，健康的观念在不断深化、扩展。

1946 年 4 月 7 日，世界卫生组织在其《宪章》中提出了著名的健康定义：“健康不仅是没有疾病和衰弱，而且是保持身体、心理和社会适应上的完美状态。”这一定义概括地指明了健康是生理、心理、社会三个方面的完美结合。1978年，国际初级卫生保健大会在《阿拉木图宣言》中又重申：“健康不仅是没有疾病和体弱的表现，而且是身心健康、生活幸福的完美状态。”这个概念不仅阐明了生物学因素与健康的关系，而且强调了心理、社会因素对人体健康的影响。1990年，世界卫生组织对健康概念的阐释又有了新的发展，把道德修养纳入了健康的范畴。这是一种整体的、积极向上的健康观。新的健康观念说明人们对健康的理解越来越科学、越来越完善，对自身健康要求越来越高，对幸福的追求越来越趋于完美。

1996年10月，《中共中央关于加强社会主义精神文明建设若干重要问题的决议》中特别指出：家庭要有美德，社会要有公德，职业要有道德。所以，最新的健康概念包含了四个方面，即身体健康、心理平衡、社会健康和道德健康，综合起来就叫身心健康。身体健康是健康的基础，心理健康是健康的核心。

二、健康的标志

1999年，世界卫生组织在总结以往实践经验的基础上，又提出了“五快”“三良好”的健康新标准：“五快”即吃得快、便得快、睡得快、说得快、走得快；“三良好”即良好的社会适应能力、良好的人际关系、良好的个性。具体来说，健康的标志包括下列10条：

（1）精力充沛，能从容不迫地应对日常生活与工作。

（2）处事乐观，态度积极，乐于承担任务、不挑剔。

（3）睡眠良好，善于休息。

（4）应变能力强，能适应各种环境的变化。

（5）保持适当体重，体态匀称。

（6）能抵抗一般性疾病。

（7）眼睛明亮，反应敏锐，眼睑不发炎。

（8）牙齿清洁、无缺损、无疼痛，牙龈颜色正常、无出血。

（9）头发清洁、有光泽，无头屑。

（10）肌肉、皮肤弹性好，走路轻松。

三、婴幼儿健康的标准

婴幼儿健康的标准主要包括身体健康、心理健康及社会适应能力发展良好三个方面。

（一）身体健康

1. 体格生长发育良好

婴幼儿身高、体重、头围及胸围等各项指标均在相应年龄组正常范围内；身体各器官生理功能正常；食欲良好，睡眠充足，精力充沛。

2. 体质强壮，抵抗力强

婴幼儿适应环境能力较强，具有一定的抗病能力，较少生病。

3. 体能发展良好

身体动作较平稳、灵活、协调；手眼协调能力发展良好。

（二）心理健康

1. 情绪积极向上

婴幼儿情绪稳定、愉快，不经常发怒，不无故摔打玩具，不经常无理取闹；生活起居正常，能按时入睡，且睡眠安稳，无吮吸手指或咬物入睡的习惯；不过分挑食。

2. 性格特征良好

婴幼儿具有热情、勇敢、自信、主动、诚实等良好的性格特征。

3. 人际关系融洽

心理健康的婴幼儿乐于与人交往，能与伙伴合作，会跟伙伴快乐地做游戏；心理不健康的婴幼儿则会远离同伴，或容易成为群体中不受欢迎的人。

4. 动作发展正常

心理在活动中产生并表现在活动当中，婴幼儿早期动作发展是为心理发展创造条件的。早期动作发展在一定程度上反映了心理发展水平，早期动作的发展过于迟缓，可能预示以后智力发展上的障碍。

5. 认知发展正常

婴幼儿求知欲较强，喜欢提出问题并积极寻求解答；学习或完成力所能及的任务时，注意力集中，记忆力正常；爱说话，语言表达能力同年龄相符，无口吃现象；生活中对力所能及的事乐于自己做，不过分依赖别人的帮助，能较认真地完成别人委托的事情。

（三）社会适应能力发展良好

社会适应是指个体为了适应社会生活环境而调整自己的行为习惯或态度的过程。在社会生活中，每一个人都有人际交往、合作、友情、尊重等愿望和需要。这些需要的满足依赖于个体对社会的适应，同时又能促进个体社会适应能力的发展。婴幼儿良好的社会适应能力主要表现在：能较快地融入集体生活，有良好的人际关系，能积极主动应对各种压力，以保持与环境之间及自身的平衡。

四、婴幼儿健康的影响因素

婴幼儿的健康状况是诸多因素相互交叉、渗透、影响和制约的结果。婴幼儿身体、心理和社会适应的状态与他们所处的自然与社会环境有关，也与其自身状况有关。影响婴幼儿健康的因素主要有生理因素、环境因素、生活方式及卫生与保健设施等。

（一）生理因素

生理因素是指对婴幼儿健康产生重大影响的生物学因素，包括细胞、组织、器官和系统的机能，以及在不同环境下机体各部分和整体的反应。婴幼儿生长发育的特征、潜力、趋向、限度等受父母双方遗传的影响，种族、家族的遗传信息影响深远，如肤色、头发、面部特征、身材高矮、性成熟的迟早等；遗传性疾病，无论是染色体畸变还是代谢性缺陷，对婴幼儿生长发育均有影响。婴幼儿正处于迅速生长发育的过程中，其生理状态在不断变化，机体自身任何一部分发育障碍或者遭受损伤，都会影响婴幼儿的身心健康。例如：外伤、中毒或病变等原因引起婴幼儿神经系统特别是脑的损伤，随之会出现个体生理活动的失常，还可引发机体特别是内脏器官器质性或功能性的继发改变及心理活动的某些变化。

（二）环境因素

1. 自然环境

良好的自然条件如充足的阳光、新鲜的空气、清洁的水源等都是维持和促进婴幼儿健康的重要条件。

2. 社会环境

（1）家庭。家庭生活氛围、家长教养方式、家庭生活方式等诸多因素，都会给婴幼儿生长发育和身心健康带来深刻影响。

（2）幼儿园。幼儿园是婴幼儿生活的小社会，幼儿园园舍、设备设施等直接影响着婴幼儿健康状况。

（3）社区。婴幼儿健康教育应扩展到社区，充分利用社区中的医疗卫生机构、服务设施等资源开展教育，丰富教育内容，共同为促进婴幼儿健康发展服务。

（三）生活方式

生活方式是指人们长期受一定的社会经济、文化、传统习俗、规范等的影响，特别是受家庭影响而形成的一系列生活习惯、生活模式和生活意识，包括人们的衣、食、住、行、休息、娱乐、社会交往等方面。良好的生活方式有益于健康，而不良的生活方式则有损于人的健康。例如，为婴幼儿提供合理、平衡膳食可以促进婴幼儿的正常发育，但如果婴幼儿长期偏食、挑食，则会造成体内某种营养素过多或缺乏，从而导致生长发育迟缓或生病，影响健康。

（四）卫生与保健设施

卫生与保健设施主要是指社会为保护人们的健康、防治疾病而提供的有关预防服务、保健服务、医疗服务和康复服务。完善卫生与保健设施，提高婴幼儿保健服务水平和质量是保障婴幼儿健康的重要方面。随着医学的发展，我国婴幼儿保健服务已基本形成较为系统的网络体系，各社区已基本实现网格化管理。

第二节　健康教育与婴幼儿健康教育

一、健康教育的概念

健康教育是指通过有计划、有组织、有系统的社会和教育活动，促使人们自愿改变不良的健康行为和影响健康行为的相关因素，消除或减轻影响健康的危险因素，预防疾病、促进健康和提高生活质量。长期以来，健康教育在维护人们健康的过程中发挥着积极作用，是各类健康维护专业工作的基础性工作。

健康教育的核心问题是促使个体或群体改变不健康的行为和生活方式，尤其是组织行为要做出改变。但改变行为与生活方式是艰巨的、复杂的过程，许多不良行为并非属于个人责任，也不是有了个人愿望就可以改变的，因为许多不良行为或生活方式受社会习俗、文化背景、经济条件、卫生服务等的影响，还涉及生活状况，如居住条件、饮食习惯、工作条件、市场供应、社会规范、环境状况等。因此，要改变不良行为和生活方式还必须满足健康行为养成的相关条件，如获得充足的资源、有效的社区领导和社会的支持以及自我帮助的技能等。此外，还要采取各种方法帮助群众了解他们自己的健康状况并做出自己的选择以改善他们的健康，而不是强迫他们改变某种行为。所以，健康教育必须是有计划、有组织、有系统的教育过程，只有这样才能达到预期的目的。

健康教育是连续不断的学习过程，一方面是通过人们自我学习或相互学习获得经验和技能，另一方面是通过有计划、多部门、多学科的社会实践获取经验。健康教育活动已经超出了保健的范畴，更确切地说，应该包括整个卫生体系和卫生服务的开展以及涉及卫生问题的非卫生部门，如农业、教育、宣传、交通和住房等部门。因此，健康教育不仅是教育活动，也是社会活动。

迄今为止，仍有不少人把健康教育与卫生宣传等同起来。无疑，通过宣传和教育提供基本知识与技能用以武装个体、家庭和社区，使其做出更健康的选择是十分必要的。但当个体和群体做出健康选择时，更需要得到物质的、社会的和经济环境的支持，相关部门要提供积极的政策、可获得的卫生服务以满足群众的需求，没有这些，要改变行为是非常困难的。因此，卫生宣传是健康教育的重要手段但不等同于健康教育，如果相关部门不能有效地促使群众积极参与并自觉采取健康行为，这种健康教育就是不完善的。例如，仅仅告诉人们什么是健康行为，这不是健康教育，健康教育应提供改变行为所必需的条件以促使个体、群体和社会的行为做出改变。

二、婴幼儿健康教育的意义

婴幼儿健康教育是婴幼儿身心健康发展的必然要求，更是人类社会发展进步的需要，有着十分重要的意义。

（一）婴幼儿健康教育能够为婴幼儿一生的健康和生活奠定良好的基础

婴幼儿期是终身健康教育的基础阶段，也是重要阶段，更是令婴幼儿终身受益的良好习惯和生活方式的养成阶段。这一阶段的健康不但能提高生命质量，而且能为一生的健康奠定基础。

（二）婴幼儿健康教育是保证婴幼儿全面发展的前提条件

婴幼儿健康教育包含身心健康教育、认知能力教育、品德教育及审美教育等。体弱多病的婴幼儿多表现为情绪不稳定、精神萎靡、注意力不集中且容易疲劳；健康的婴幼儿则情绪稳定、精力充沛、理解力强、注意力集中且较持久。因此，健康教育是保证婴幼儿全面发展的前提条件。

（三）婴幼儿健康教育是国家、民族发展的需要

婴幼儿的身心健康直接关系到国民的整体素质和国家的前途。《中共中央国务院关于深化教育改革全面推进素质教育的决定》强调：“健康体魄是青少年为祖国和人民服务的基本前提，是中华民族旺盛生命力的体现。”所以，婴幼儿的健康是最基础的，是

提高人口素质、民族素质的重要保证。

三、婴幼儿健康教育的原则

为了保证健康教育的效果，不论何种形式的婴幼儿健康教育及传播材料制作，都应遵循以下基本原则。

（一）思想性健康教育要本着“帮忙不添乱”的原则

思想性健康教育可能涉及政治问题，因此，要注意环境与场合，需谨慎用词并掌握好度，不能出现不利于团结、不利于大局治理的观点，本着“帮忙不添乱”的原则，为国家健康事业发展做出贡献。特别是当心理健康教育牵涉人生观、价值观和世界观时，要恰当地与政治思想教育相结合，相互渗透，不能有杂音。

（二）科学性健康教育要本着求真务实的原则

科学性健康教育的生命力在于科学性。背离科学性就会误导公众，直接后果就是不但不能保健还会损害健康。所以，需要筛选、甄别健康教育的内容，保证信息科学、真实且有根有据，切忌道听途说，避免过头、片面、绝对的说法，不准确、不确定、没把握的话宁愿不说。

（三）针对性健康教育要本着因地制宜、因材施教的原则

有针对性的健康教育是健康教育取得理想效果的保证。不同年龄、性别、成长环境、健康状况的群体或个体对健康教育内容、形式的需求各不相同。另外，还应考虑政策、民族、文化、地域、经济等社会因素的差异性。对于一些具有时效性的热点健康问题，应注意及时更新数据，以最新的知识及技能进行健康教育。

（四）通俗性健康教育要本着通俗易懂的原则

通俗性健康教育的内容一定要经过加工，达到通俗易懂的水平，否则，目标人群听不懂，就谈不上教育效果。

（五）实用性健康教育要本着实用、可操作性强的原则

实用性健康教育必须考虑所选内容对目标人群是否有用，且核心实用信息应占教育时间的一半以上，同时要考虑可操作性。

（六）趣味性健康教育要本着寓教于乐的原则

趣味性健康教育的内容和其他教育一样，本身是枯燥的，要想让目标人群愿意听、

愿意看且乐于接受，必须在趣味性、艺术性上下功夫，力争做到形式多样、寓教于乐，取得最佳效果。

（七）基础性健康教育要本着常抓不懈的原则

基础性健康教育伴随着人的一生，人在不同的年龄阶段需要不同的保健知识和技能，特别是对已经形成不良生活方式和行为的人们来说，一次教育未必有效，需要反复多次强化教育。因此，健康教育是一项经常性的工作，要常抓不懈。

四、婴幼儿健康教育一体化

婴幼儿健康教育的重要作用在于提高婴幼儿的素质，通过健康教育向婴幼儿传授相关的健康知识，使其初步具备一些有利于自身健康的简单认识，从而直接或间接地影响他们的行为习惯，提高其自我保护能力。

（一）0～6岁年龄段健康教育一体化

随着我国教育事业的不断发展，教育在不断地向两极延伸。一方面，随着终身教育的理念越来越深入人心，受教育已经不再是婴幼儿、青少年的专利，越来越多的中老年人也开始走进课堂；另一方面，随着婴幼儿教育事业的发展，我国的早期教育迅速发展起来，针对0～3岁婴幼儿的早期教育机构越来越多，过去只招收3～6岁幼儿的托育机构将入园孩子的年龄不断提前。很多托育机构已经不再是单纯的托儿所（招收0～3岁婴幼儿）或幼儿园（招收3～6岁幼儿），而是将托、幼相结合，招收0～6岁儿童，尽管仍有一些托育机构将招收婴幼儿的年龄像过去那样划分得较为清楚，但是，0～6岁托幼一体化已经逐渐成为学前教育业内人士的共识，0～6岁一体化的办园模式也更有利于个体健康行为习惯的养成。如若孩子的早期教育机构、幼儿园是不同的，那么婴幼儿已经适应了早期教育机构的生活制度，形成了相关的健康行为习惯，到了幼儿园后，由于生活制度、各环节的卫生要求不同，必须重新适应新的环境和生活制度、重新修正自己的相关健康行为，从而出现种种不必要的麻烦和痛苦。从这一角度来说，0～6岁一体化的托育机构由于各项标准要求都是一致的，就会避免这种情况的发生。当然，如果所有的托育机构都能统一要求，也可以起到同样的作用。

（二）家庭、托育机构、社会健康教育一体化

家庭是婴幼儿早期最主要的生活、学习、活动场所。尽管家庭的健康教育不如托育机构正规、系统、有计划、有组织，但是，如果家长具有正确的认识、采取正确的方法

和措施，家庭的健康教育就会更具有感情色彩、更个性化，也更容易做到因材施教，从而取得良好的效果。做好家庭健康教育的关键在于家庭中的成员必须对健康具有正确的认识、良好的态度，并且自身具有自觉的意识、健康的行为习惯。同时，家庭方面的健康行为必须与托育机构的健康养成教育是一致的，否则将会事倍功半。

只有家庭、托育机构、社会三方实现健康教育一体化，才能取得良好的效果。因此，托育机构必须与家庭、社会密切配合。为此，托育机构应做到以下几点：

（1）定期向家长了解并且沟通婴幼儿的健康状况。

（2）发放健康卫生宣传单，有针对性地进行健康教育宣传；定期面向家长开展卫生与保健知识讲座。

（3）除保育人员在日常活动中的健康教育外，托育机构中的保健医生也要定期对婴幼儿进行卫生与保健知识教育。

（4）由托育机构、家长和社会共同组织一支具备专业知识的队伍，组织开展健康教育活动。例如，在组织“交通安全自护自教”活动时，交通警察向婴幼儿简单介绍一些交通法规，医务人员对婴幼儿进行心理分析和技术指导，保育人员组织婴幼儿讨论如何遵守交通规则和发生意外后如何紧急处理，通过讲解、示范、练习等各种形式，让婴幼儿较轻松地掌握常见的意外伤害和自救互救的基本方法。

（三）健康知识、态度与行为一体化

婴幼儿健康教育主要是通过开展与婴幼儿健康有关的学习活动及环境创设，使婴幼儿获取有益于健康的知识和能力，减少有害于健康的行为，并通过改善婴幼儿对健康的态度，培养良好的健康行为和习惯，促进婴幼儿的健康发展。

婴幼儿健康教育活动一定要根据婴幼儿生理解剖特点、生长发育规律及心理发展特点选择健康教育的内容和婴幼儿感兴趣、易于接受的方式方法。

总之，通过家庭、托育机构和社会的一致努力，实现 0 ～ 6 岁婴幼儿健康知识、态度与行为等方面健康教育的一体化，一定会有利于婴幼儿掌握最基本的健康知识，形成正确的健康意识和态度，养成良好的健康行为，使婴幼儿能够健康成长。

五、婴幼儿健康教育的内容与要求

（一）0 ～ 1 月龄婴儿健康教育的内容与要求

（1）让婴儿在空气清新、温度适宜、洁净温馨、安静的房间里自然睡眠。

（2）母乳喂养，按需哺乳，给婴儿哺乳时要面带微笑。

（3）保持婴儿皮肤的清洁和干燥，勤洗澡，及时换尿布、衣裤。

（4）按时测查婴儿的视听能力，经常观察其大小便，护理好脐带，防止感染。

（5）为婴儿提供适量的视觉刺激，如在距离婴儿 15 ～ 30cm 远处放置颜色鲜艳、会动的玩具或人脸图片，每隔 4 ～ 5 天轮流更换。

（6）经常抚摸和搂抱婴儿，关注、理解其哭声等信息，满足其需求，让其充分享受母爱。

（二）2 ～ 3 月龄婴儿健康教育的内容与要求

（1）睡前不过分逗引婴儿，自然形成有规律的哺乳、睡眠。

（2）及时给婴儿添加生长所需的营养素。

（3）天气良好时，带婴儿进行适量的户外活动，进行三浴（空气浴、阳光浴、水浴）锻炼，经常做被动健身操。

（4）提供便于抓握、带声响、颜色鲜艳、无毒、卫生、安全的玩具，引导婴儿练习俯卧抬头、目光追踪、抓握、蹬腿等动作。

（5）与婴儿交流时要亲切、柔和，经常抚摸、搂抱婴儿，培养母婴“安全型”依恋，使婴儿逐渐体验愉快情绪。

（三）4 ～ 6 月龄婴儿健康教育的内容与要求

（1）按月龄给婴儿添加辅食，每次添加 1 种，添加的量由少到多、由稀到稠、由细到粗，婴儿适应后再添加新的辅食。

（2）引导婴儿乐于接受洗脸、洗手、洗屁股等。

（3）引导婴儿主动伸手抓取颜色鲜艳、有趣的物品，鼓励婴儿练习双手自玩、双手换物等动作。

（4）经常和婴儿玩“躲猫猫”的游戏，使其观察、寻找物体，并体验亲子游戏的快乐。

（5）经常搂抱、抚摸婴儿，多抱婴儿走走、看看、听听，拓展其视野和活动范围。

（四）7 ～ 9 月龄婴儿健康教育的内容与要求

（1）继续培养婴儿定时睡觉、自然入睡的习惯。

（2）帮助婴儿学习坐、躺、爬等动作。

（3）训练婴儿拿起一个玩具、放下一个玩具，玩指拨玩具，练习食指动作。

（4）常带婴儿到户外感知周围环境和物体，学习指认、寻找周围物品。

（5）指导婴儿学习用杯子喝水。

（6）引导婴儿感知和体验高兴、喜欢、生气、痛苦等各种情绪情感。

（五）10～12月龄婴儿健康教育的内容与要求

（1）提供种类多样的适宜食物，让婴儿学习咀嚼、吞咽较软的固体食品，指导婴儿尝试用勺进食。

（2）逐步培养婴儿爱清洁的意识，让婴儿学习配合成人为其穿衣、剪指甲、理发和盥洗等活动。

（3）使婴儿逐渐养成一定的排便规律并在固定的地方排便，逐步学会有便意就向成人表示。

（4）经常让婴儿练习爬行、扶着行走，学做简单的模仿动作。

（5）提供各种安全的玩具，鼓励婴儿自由捏拿、摆弄、敲打等，满足其探索欲望。

（6）引导婴儿感知和分辨高兴、生气、痛苦、严肃等表情和不同情绪情感的语调。

（六）13～18月龄幼儿健康教育的内容与要求

（1）继续培养幼儿按时入睡与起床的习惯，使其醒后不哭闹，保持愉快的情绪。

（2）引导并帮助幼儿学习一手扶碗、一手拿勺自己进食，形成定时、定位、专心进餐，以及饭前洗手，饭后擦嘴、漱口的良好习惯。

（3）鼓励幼儿学习用动作或语言表示大小便的要求，养成在卫生间坐盆便溺的良好习惯。

（4）引导幼儿练习独立行走、转弯、下蹲，学习扶栏杆上、下楼梯。

（5）引导幼儿感知周围环境中的人和物，尝试用动作、表情、语言表达自己的情感，认知滚球、扔球的动作。

（七）19～24月龄幼儿健康教育的内容与要求

（1）让幼儿逐步养成睡眠、进餐、盥洗的好习惯，生活有规律。

（2）在盥洗时，帮助幼儿学习使用肥皂、毛巾，学习脱鞋、裤、袜和外衣。

（3）引导幼儿养成在用餐时吃一口、嚼一口、咽一口和在口渴时喝水的习惯。

（4）提供机会让幼儿练习自如地走、跑，进行举手扔球、叠高积木、穿大珠子等游戏，并让幼儿学着收放玩具。

（5）帮助幼儿学习穿脱衣裤、鞋袜等。

（6）提醒幼儿与人打招呼，引导幼儿与同伴玩耍、做游戏，学习遵守简单的规则。

（八）25～30月龄幼儿健康教育的内容与要求

（1）培养幼儿正确的睡眠姿势，巩固按时、自动入睡的习惯。

（2）引导幼儿学习自己进餐，饭后自己用毛巾或纸巾擦嘴。

（3）引导幼儿学习自己用水、肥皂洗手，知道用自己的毛巾擦干手和脸，培养主动要求大小便的习惯。

（4）引导幼儿模仿成人做事，尝试自己穿脱简单衣裤。

（5）引导幼儿继续练习走、跑、跳等动作，玩简单的运动器械，体验运动的乐趣，培养初步的环境适应能力。

（6）引导幼儿用积木搭火车、房子等简单物体，利用多种玩具材料发展幼儿的精细动作。

（7）引导、提醒幼儿与人打招呼，创设条件多让幼儿与同伴玩耍、做游戏，引导幼儿表达自己的情感。

（九）31～36月龄幼儿健康教育的内容与要求

（1）引导幼儿自己上床睡觉，醒后不影响别人，养成良好的睡眠习惯。

（2）引导幼儿吃各种食物，不挑食，主动喝水，养成良好的进餐习惯。

（3）引导幼儿自己用肥皂洗手、用毛巾擦脸，学会主动上厕所。

（4）继续指导、帮助幼儿学习穿脱衣裤、鞋袜。

（5）引导幼儿继续练习钻爬、上下楼梯，学走小斜坡、平衡道，促进走、跑、跳跃、投掷等基本动作的发展。

（6）引导幼儿操作摆弄积木、珠子、纸、橡皮泥等玩具，增强手指的灵活性和手眼协调能力。

（7）引导幼儿多与同伴玩耍、做游戏，学习礼让、同情、关心和安慰别人，对人有礼貌。

（十）3～6岁幼儿健康教育的内容与要求

3～6岁幼儿脑发育接近成人，动作发育协调，语言、思维、想象力日渐成熟，情绪开始符合社会规范，膳食结构接近成人。这一时期的健康教育内容和要求，以帮助幼儿建立健康科学的生活习惯和提高社会适应能力为主要方向。

（1）帮助幼儿建立良好的师生、同伴关系，让幼儿在集体生活中感到温暖，心情愉快，形成安全感、信赖感。

（2）根据幼儿的需要帮助幼儿建立科学的日常生活规律。培养幼儿良好的饮食、睡眠、盥洗、排泄等生活习惯，提高其生活自理能力。

（3）教育幼儿爱清洁、讲卫生，注意保持个人和生活场所的整洁和卫生。

（4）密切结合幼儿的生活进行安全、营养的保健教育，提高幼儿的自我保护意识和能力。

（5）引导幼儿参加丰富多彩的户外游戏和体育活动，培养幼儿参加体育活动的兴趣和习惯，增强体质，提高对环境的适应能力。

（6）用幼儿感兴趣的方式引导幼儿发展基本动作，增强动作的协调性、灵活性。

（7）在体育活动中，培养幼儿坚强、勇敢、不怕困难的意志品质和主动、乐观、合作的态度。

六、婴幼儿健康教育的途径与方法

婴幼儿期是人一生中身体和心理发展最为迅速的时期，在进行婴幼儿教养活动时必须遵循“以养为主、寓教于养、教养融合”的基本原则。其中，“教”包括促进婴幼儿语言、动作、情感等方面飞跃式发展的措施，“养”包括健康、安全及保育等，是一切教养活动的基础。而教与养的自然融合则强调“保中有教、教中有保，自然渗透、教养合一”的观点。

（一）婴幼儿健康教育的途径

1. 在日常生活的教养中渗透

婴幼儿健康教育的根本目的是提高婴幼儿的生活能力和生活质量。日常生活中处处都是健康教育的时机，例如：在饮水、如厕、睡眠、盥洗、进餐等生活活动中渗透健康教育理念，让健康教育生活化，使婴幼儿掌握健康知识，养成良好的生活卫生习惯。

2. 在专门的健康教学活动中渗透

由于婴幼儿年龄较小，在日常生活中不易理解健康知识，更不容易学习系统的健康行为技能，故有计划、有目的的健康教学活动是很有必要的。这样就保证了在一定的时间内可以系统地进行健康教育教学活动，使婴幼儿提高健康意识，养成良好的健康行为。

3. 在体育活动中渗透

体育活动可促进婴幼儿大脑的发育，还能促进其合群行为的发展。特别是感觉统合训练，对培养婴幼儿集体精神、合作能力和人际交往能力等良好的心理品质与道德品质有很好的效果。游戏除其本身的教育作用外，如果将心理健康教育融入其中，还能发挥增效作用。体育活动是培养婴幼儿合群性、社会性的良好手段。

（二）婴幼儿健康教育的方法

1. 观察法

在健康教育过程中，对健康知识的讲解和健康基本技能的训练均可以让婴幼儿观察相应的学习对象，使婴幼儿形成初步的感性认识。

2. 游戏法

在健康教育过程中，游戏法是最常用也是最符合婴幼儿年龄特点的一种方法。托育机构应通过各种游戏活动，引导和帮助婴幼儿理解健康的相关知识，掌握基本技能，形成健康行为。

3. 示范法

在健康基本技能的训练过程中，可以采用示范的方法，引导和帮助婴幼儿初步形成正确的基本概念，为进一步的技能训练打下良好的基础。

4. 提问法

为帮助婴幼儿巩固其所学的健康知识，可以通过提出相关的问题让他们回答的方式，加深他们对已经了解的健康知识的印象。

5. 练习法

家长和托育机构中的保育人员应有目的、有计划地在日常生活、游戏、教学活动、劳动等各项活动中引导和帮助婴幼儿练习有关的健康行为。

七、婴幼儿健康教育的评价

健康教育评价是健康教育管理的重要组成部分，更是保证婴幼儿健康教育质量的关键。婴幼儿健康教育评价是指依据一定的标准和程序，对健康教育实施过程及效果进行全面的审核和评价的过程。

（一）婴幼儿健康教育评价的内容

1. 婴幼儿知识、态度、行为状态的评价

对婴幼儿知识、态度、行为状态的评价，是指通过对婴幼儿的健康知识、健康态度和行为习惯的养成状况进行调查，评价健康教育的效果，进一步了解婴幼儿对健康的需求。具体来讲，主要包括以下 3 个方面：

（1）对健康知识的评价。对婴幼儿健康知识水平的评价，通常采用前后对照测试的方法。一般根据某项健康教育活动的内容对婴幼儿进行口头测试，了解其对健康知识的掌握情况。

（2）对健康态度的评价。对婴幼儿健康态度的评价，主要是指对婴幼儿执行和保持健康行为的态度所进行的评价。例如，婴幼儿对刷牙行为的保持率。

（3）对健康行为状态的评价。对婴幼儿健康行为状态的评价，主要是指对婴幼儿良好的生活、卫生、品德行为习惯的形成率进行的评价。

2. 婴幼儿生长发育与健康状况的评价

（1）生长发育形态指标。生长发育形态指标是指身体及其各部分在形态上可测出的各种量度（长、宽、围度及重量等），婴幼儿常用的生长发育形态指标有体重、身长（高）、头围、胸围等。

（2）生理功能指标。生理功能指标是指身体各系统、各器官在生理功能上可测出的各种量度，如肺活量（呼吸系统的基本指标）、脉搏和血压（心血管系统的基本指标）等，常用于评价婴幼儿身体各系统、器官的生理功能。婴幼儿常用的生理功能指标有脉搏、血压、肺活量等。此外，婴幼儿的生理功能指标还有视功能（包括视力、色觉、眼位等）、听力、实验室检查（包括红细胞计数、血红蛋白、血糖、肝功能等）等。

（3）动作发展评价。婴幼儿动作发展评价内容主要有两个方面，即大肌肉动作和小肌肉动作。大肌肉动作是由大肌肉群组成的随意动作，常伴有强有力的大肌肉收缩、全身运动神经的活动及肌肉活动的能量消耗。婴幼儿期比较常见的大肌肉动作有走、跑、跳跃、爬、钻等。小肌肉动作也称精细动作，是由小肌肉群组成的随意动作。婴幼儿的小肌肉动作主要是手的动作，包括指尖动作、手指屈伸及眼手协调等。

3. 身体疾病或缺陷的评价

身体疾病或缺陷的评价，是指根据婴幼儿患病率、发病率的变化，判断有无贫血、佝偻病、龋齿、斜视、弱视等常见疾病，有无脊柱弯曲异常、扁平足等常见的姿势缺陷等，了解婴幼儿健康教育的效果。其中，发病率是指在一定时间内，某群体或某地区每100人中新发的病例数，多用于病程短又可重复感染的疾病，如急性传染病、外伤等。

总之，婴幼儿一定要进行定期（每学期1次）或不定期（入园前、专题调查、患病后）的健康检查，将检查结果与正常标准相比较，可以对其生长发育达标情况进行全面评价，也可以对实施婴幼儿健康教育的前后检查结果进行比较，了解健康教育的效果。

4. 心理健康的评价

对心理健康的评价是指运用心理学的方法对婴幼儿的心理状态和行为表现进行评定。常见的心理健康评价方法有临床精神状态检查、心理行为症状的量表评定和智力发育筛查测验等。

（二）婴幼儿健康教育评价的方法

婴幼儿健康教育评价的实施，必须依据婴幼儿身心发展的特点和健康教育的内容，采用适宜的评价方法，方可得出较为客观的评价结果。婴幼儿健康教育评价常用的评价方法有问卷调查、自我报告、环境卫生实地调查、常见病和多发病的抽样调查等。

1. 问卷调查

问卷调查是指研究者将要研究的问题设计成问题表格的形式，分发给相关人员进行填写，以此收集资料的一种调查方法。在托育机构健康教育评价中，问卷调查的对象多数是家长、教师、婴幼儿等。

2. 自我报告

自我报告的内容是个人与托育机构中健康教育项目内容相关的认识、兴趣、态度及行为。自我报告大多用于了解婴幼儿进餐的次数、食物的喜好、饮食习惯等。

3. 环境卫生实地调查

环境卫生实地调查是指对家庭、托育机构、社区的活动室、寝室、厕所、饮用水和洗手水的设备及卫生、厨房用具的卫生等进行的实地调查。

4. 常见病和多发病的抽样调查

婴幼儿常见病、多发病的抽样调查主要是弱视、近视、龋齿的患病率调查，以及蛔虫、蛲虫、钩虫的感染率调查等。

影响婴幼儿健康教育效果的因素其实是多元化的。因此，婴幼儿健康教育评价常常采用多种方法进行综合评价，如定量评价和定性评价、自我评价和他人评价相结合等。

知识拓展

子能食食，教以右手。能言，男唯女俞。男鞶革，女鞶丝。六年，教之数与方名。七年，男女不同席，不共食。八年，出入门户及即席饮食，必后长者，始教之让。九年，教之数日。十年，出就外傅，居宿于外，学书计，衣不帛襦裤，礼帅初，朝夕学幼仪，请肄简谅。十有三年，学乐，诵诗，舞勺，成童舞象，学射御。

——《礼记·内则》

本章小结

本章对健康与婴幼儿健康、健康教育与婴幼儿健康教育进行了阐述，重点介绍了婴幼儿健康的标准、婴幼儿健康的影响因素、婴幼儿健康教育的原则、婴幼儿健康教育的内容与要求、婴幼儿健康教育的途径与方法、婴幼儿健康教育的评价等内容。在保证婴幼儿身体健康的基础之上，做好婴幼儿的健康教育，是婴幼儿身心健康发展的必然要求，更是人类社会发展进步的需要。

思考与练习

1. 简述婴幼儿健康的标准。
2. 简述婴幼儿健康教育的原则。
3. 简述婴幼儿健康教育的方法。
4. 为为，18 个月，女宝宝，妈妈请求帮助指导为为认知能力的发展。请你根据所学设计一个促进为为认知能力发展的游戏活动（写出活动的名称、材料、目的和方法）。

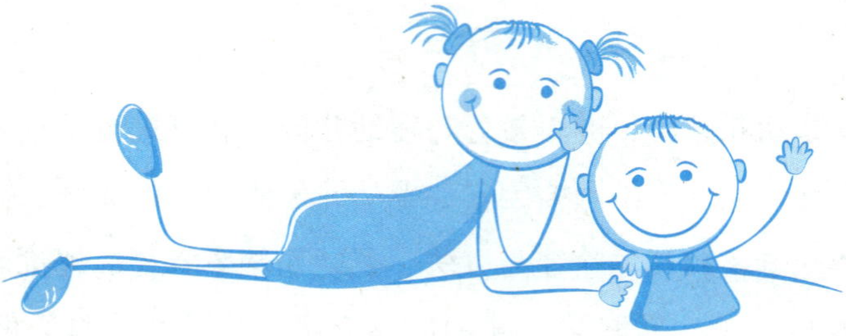

第九章　托育机构的卫生与保健工作

学习目标

1. 掌握托育机构设备与用具卫生的要求。

2. 熟悉托育机构的卫生与保健制度，意识到环境对婴幼儿身心发展的重要性。

3. 了解有关部门规定的托育机构环境卫生要求和标准。

学习重难点

掌握托育机构设备与用具卫生的要求，意识到环境对婴幼儿身心发展的重要性。

学习方法

1. 拓展资料法：利用互联网，查找有关部门规定的托育机构环境卫生要求和标准，认识环境对婴幼儿身心发展的影响。

2. 案例分析法：结合见习经历，了解托育机构班级各室配置以及设备与用具的卫生要求，做到理论与实践相结合，深入理解托育机构具体情况。

教学建议

1. 直观演示法：结合现代信息技术，呈现托育机构环境及设备与用具使用情况案例，分析讨论托育机构环境及设备与用具的卫生要求。

2. 任务驱动法：（1）关注新媒体的公众号，利用公众号的案例进行课堂讨论，增加学生兴趣，使其积极学习；（2）理论与实践相结合，利用互联网查找有地域特色的托育机构，根据所学对其环境进行评估，关注环境对婴幼儿身心发展的重要性。

本章导学

学习是婴幼儿与环境相互作用的结果，婴幼儿身心的健康发展离不开良好的外部环境。因此，重视环境的教育价值，创建舒适的物质环境与和谐的精神环境，会大大提升托育机构教养活动的实际效果。本章重点学习内容是托育机构设备与用具的卫生原则和要求，以及托育机构的卫生与保健制度。

教子工夫，第一在齐家，第二在择师。

——明·陆世仪《思辨录辑要·卷十》

托育机构卫生与保健工作的主要任务是贯彻预防为主、保教结合的方针，为婴幼儿创造良好的生活环境，预防控制传染病，降低常见病的发病率，培养婴幼儿健康的生活习惯，保障婴幼儿身心健康。2019 年 10 月 8 日，国务院卫生健康委印发了《托育机构设置标准（试行）》，该标准自发布之日起施行，对托育服务人员、服务场所、设备设施、卫生要求等提出了明确规定。除此之外，《托儿所、幼儿园建筑设计规范》也对托育机构的建筑硬件设计提出了明确的要求。未来，托儿所、幼儿园一体化是整体发展趋势，幼儿园中用于托育的“园中园”设计越来越普遍，这在外部形态上淡化了幼儿园和托儿所的区别。

本章仍使用“幼儿园”的名称，从托育机构的环境卫生、设备与用具卫生、卫生与保健制度三个方面进行讲述。

第一节　托育机构的环境卫生

幼儿园应设在居民区适中的地方，以利于广大婴幼儿就近入托，同时也方便家长接送。一般来说，托育机构的服务半径为 400 ～ 500m。

幼儿园的规模分为大、中、小三种基本类型。5 个班以下为小型，6 ～ 9 个班为中型，10 ～ 12 个班为大型。幼儿园班集体按照婴幼儿年龄阶段可分为托育班和幼儿班。托育班可设置：乳儿班（6 ～ 12 个月）≤ 10 人 / 班，托小班（12 ～ 24 个月）≤ 15 人 / 班，托大班（24 ～ 36 个月）≤ 20 人 / 班；幼儿班通常设置：小班（3 ～ 4 岁）20 ～ 25 人 / 班，中班（4 ～ 5 岁）26 ～ 30 人 / 班，大班（5 ～ 6 岁）31 ～ 35 人 / 班。

一、幼儿园选址要求

（1）幼儿园应具备良好的外部环境，园址应选在日照充分、空气清新、场地平坦干燥、用排水通畅、地势较高的地段。

（2）幼儿园周围应交通便利，方便家长接送。

（3）园址应远离城市主要干道、铁路、车站、码头、医院、机场、市场、工厂、池塘、河滨等场所，远离化学、生物、物理等污染源，不应与易燃易爆物品、农药等危险品仓库为邻，不应在架空高压线影响范围内。为保证婴幼儿安全，幼儿园园门不宜直接开向机动车流量超过 300 辆 / 时的道路，门前应留有一定缓冲地带。

二、幼儿园内布局要求

幼儿园内的布局主要由建筑用地、运动场地、绿化地带三部分组成。园内各种用房总面积不低于每人 5m^2，户外场地为每人 3 ～ 4m^2，其中活动场地为每人 1 ～ 1.2m^2，绿化为每人 1.5 ～ 2m^2，游戏设备场地为每人 0.5 ～ 0.8m^2 比较合适。

（一）建筑用地

建筑用地包括生活用房、服务用房与供应用房等主体建筑物和附属建筑物。要求以平房为佳，楼房以 2 ～ 3 层为宜，不宜采用高层建筑。日照要充足，幼儿园主体建筑与四周的建筑物应保持一定距离，在东、南两个方向，距离不得小于最高建筑物的 2 倍；在西、北两个方向，距离则不得小于最高建筑物的 1.5 倍。幼儿园园舍用地面积与建筑面积及其定额见表 9－1。

表 9－1　幼儿园园舍用地面积与建筑面积及其定额

规模	园舍用地面积（m^2）	用地面积定额（m^2/ 人）	园舍建筑面积（m^2）	建筑面积定额（m^2/ 人）
6 个班	2 700	15	2 700	15
9 个班	3 780	14	3 780	14
12 个班	4 680	13	4 680	13

注：表中每班人数均以 30 人计算。

生活用房是园内的主体建筑物，包括活动室、卧室、卫生间、音体活动室等。生活用房应朝南、日照充分、通风良好。生活用房在一、二级耐火等级的建筑中不应设在四层及四层以上，在三级耐火等级的建筑中不应设在三层及三层以上，在四级耐火等级的建筑中不应超过一层。

服务用房与供应用房是园内的附属建筑物。服务用房包括保健室、隔离室、晨检接待室以及教职工办公室、会议室、值班室、资料室、教职工厕所等；供应用房包括厨房、消毒室、洗衣用房及储藏室等。附属建筑物应与主体建筑物分开，但厨房与生活用房不宜距离太远，应有走廊连接，以便遮雨；厨房及隔离室应有单独的出入口。

楼梯应按照保障安全、便于行走和疏散的原则来设计，楼梯内应天然采光，不宜采用螺旋式楼梯。楼梯两侧应加儿童扶手，扶手高度不应高于 0.6m。楼梯宽度不应小于 1.2m，以 3 人能同时上下为宜，每一踏步的高度以 0.12 ～ 0.14m 为宜，不应大于 0.15m，台阶深度不应小于 0.26m。

（二）运动场地

幼儿园必须设置各班专用及全园公用的室外游戏场地，且应为弹性地面。每班的游戏场地面积不应小于 $60m^2$，园内一旦流行传染病，各游戏场地之间可以隔离。全园公用的室外游戏场地用于设置大型游戏器具、30m 跑道、沙坑、洗手池和储水深度不超过 0.3m 的戏水池等，以便婴幼儿进行户外活动。平屋顶可作为室外游戏场地，但要有防护措施。阳台及屋顶平台的护栏净高不应低于 1.2m，所采用的垂直线饰净空距离不应大于 0.11m。其最小面积可按下式计算：

室外公用游戏场地面积（m^2）$=160+20N$（N 为班数）

（三）绿化地带

绿化地带可改变局部小气候，对净化空气、减少尘埃、降低温度、增加湿度、减少噪声、美化环境都十分有利，同时可兼作自然科学园地。校园四周种植的树木以乔木和灌木为主，园内可以种植草坪、花，但主体建筑物旁不宜种植高大的树木，否则会影响室内自然采光和通风；园内严禁种植有毒、带刺的植物。幼儿园绿化地带面积的理想标准是达到全园总面积的 40% ～ 50%。

（四）环境设计

除了物质环境的卫生，环境设计对婴幼儿心理的影响也是不可忽视的一个方面。例如，鲜亮的色彩如红色、橙色，可以有效提高婴幼儿的敏感性和创造力，但是，如果长时间接触这种色彩，会使婴幼儿神经紧张，甚至产生暴力倾向；而蓝色等冷色调色彩可以使婴幼儿保持安静、平和的心态，但长时间接触可能会造成婴幼儿抑郁、内向的心理。在幼儿园建筑设计实践中，有些设计片面重视高亮、高纯度色，采用简单大面积高亮色涂抹的设计方法；还有些设计过于追求色彩的丰富，配色杂乱无章，甚至出现“色彩污染”的问题。这些大面积的饱和色和杂乱无章的配色容易对婴幼儿视觉造成刺激，导致视觉混乱，对婴幼儿心理的刺激作用也是消极的。

环境对幼儿成长会产生诸多方面的影响，有积极影响，也会有消极影响。通过科学的环境设计，可以趋利避害，使幼儿园环境更好地满足婴幼儿发展的需要，有效发挥环境在婴幼儿成长中的积极作用。

三、幼儿园内各室卫生要求

（一）各室配置原则

（1）幼儿园各班级都应有一套单独使用的房间，组成独立的单元，主要包括活动室、卧室、盥洗室、厕所、储藏室等。每个班级用房的配置一般应以活动室为主，单元内部各个室分别与之相互连接，活动室与卧室均应与盥洗室、厕所相通。

（2）每个班的房间都应有与园内相通的出入口，以便于必要时隔离班级，有效控制传染病的流行。

（3）注意用电安全。电线不宜用暴露在外的明线，应使用暗线；电器固定设备装置高度宜在 1.70m 以上，应有接地孔。

（4）室内墙角、窗台及各种用具如暖气罩、窗口竖边等必须做成小圆角，避免出现棱角；1.30m 以下的墙面宜采用光滑且易清洁的材料。

（5）门以开放式为佳，宽度为 1.2 ～ 1.5m，门把手高 1.2m，婴幼儿经常出入的门应在距地面 0.7m 处加设儿童专用把手。在距地 0.6 ～ 1.2m 高度内，不宜设置门槛和弹簧门及落地玻璃门，以免造成外伤。

（二）各室卫生要求

1. 活动室

活动室是婴幼儿生活和活动的主要场所，应每班一间，使用面积 $90m^2$，如果活动室与卧式分设，则活动室的使用面积不宜小于 $54m^2$。活动室的窗应向南，最好是双面采光。窗高（内地面至窗上缘距离）不低于 2.8m。为使婴幼儿能在室内向外远眺，窗台距地面的高度应为 50 ～ 60cm。楼层无室外阳台时应设护栏，距地面 1.3m 内不宜设平开窗。活动室净高不低于 3.3m，地面应铺木地板，以保温、防潮，便于打扫，且防止婴幼儿摔伤。室内噪声声级不应大于 50 分贝。

2. 卧室

寄宿制幼儿园或有条件的全日制幼儿园应设专门的婴幼儿卧室。每个婴幼儿应有单独的床及床上用品。为了避免婴幼儿卧床的紧密接触，减少飞沫感染的机会，方便保教人员和婴幼儿在床间行走，床头的间距应为 0.5m，两行床的间距应为 0.9m。卧室墙面宜用淡色，应有质地较厚的深色窗帘；地面宜铺木地板，室内注意防潮，经常开窗通风；被褥应经常清洗、暴晒。

3. 卫生间

每班一间卫生间，使用面积为 $15m^2$，人均 $0.5m^2$，内设大小便槽、盥洗池和淋浴池。厕所和盥洗池应分间或分隔且通风良好。卫生间内不设台阶，宜贴墙砖、铺地砖以便于清洁。沟槽式或坐便式便器应配备 1.2m 高的架空隔板，并设儿童扶手；每个厕位的平面尺寸为 $0.8 \times 0.7m$，沟槽式便器槽宽为 0.16 ～ 0.18m，坐便式便器高度为 0.25 ～ 0.30m。盥洗室宜位于厕所与活动室或卧室之间，设盥洗台 1 个，高度为 0.50 ～ 0.55m，宽度为 0.40 ～ 0.45m；设 6 ～ 8 个水龙头，其间距为 0.35 ～ 0.40m；设茶杯箱和毛巾架，每条毛巾间距应在 10cm 以上。全托应配置淋浴设施，设更衣准备室。热水洗浴设施宜集中设置，集体浴室的使用面积一般为 20 ～ $40m^2$。

4. 厨房

厨房是食品加工的主要场所，为避免油烟、气味和噪声，不应设置在主建筑内，应与生活用房分开单独设置，但又不宜距离过远。应有走廊与主建筑相通，便于雨雪天气送餐。厨房内应有各种必备的烹调设备，以及洗切食物、储存生熟食物和洗刷食具的设备，应有纱门、纱窗，有防蝇、防鼠、防蟑螂和防尘的卫生设备。

5. 保健室和隔离室

幼儿园应设保健室一间，其使用面积按幼儿园规模大小而定，一般为 14 ～ $18m^2$。室内通风良好，有流动水；墙面为白色，便于观察婴幼儿。保健室应有如下设备：

（1）常规医疗用品，主要是常规的医疗器械，如镊子、剪刀、听诊器、血压计、体温计、手电筒、压舌板、纱布、棉球、棉签、软皮尺等。

（2）常用药品，包括各类外用药、急救药以及常用的西药、中成药。

（3）消毒设备，包括高压消毒锅、紫外线灯、常用消毒液、测试纸、量杯等。

（4）体检设备，包括体重计、对数视力表和灯箱、身高计、坐高计等。

幼儿园应设隔离室，使用面积一般为 10 ～ 16m^2，内设隔离床 1 ～ 3 张，有专用的床上用品、盥洗用具和独立的厕所以及玩具、食具等，以供隔离传染病患儿及临时观察治疗患儿所用。隔离室的出入口要远离活动室。保健室和隔离室宜相邻设置，与婴幼儿生活用房有适当距离。

第二节　托育机构的设备与用具卫生

一、设备卫生

（一）桌椅

桌椅是婴幼儿在幼儿园游戏、学习、进餐、饮水时都要使用的家具，是婴幼儿使用最多的家具之一。合乎卫生要求的桌椅能培养婴幼儿良好的坐姿，控制脊柱弯曲异常及近视眼的发生，与婴幼儿身体的正常发育有着密切的关系。桌椅的卫生要求是：适合婴幼儿的身材，有利于形成良好坐姿，减轻疲劳，保护视力，不妨碍婴幼儿正常的生长发育；安全、坚固、美观、造价经济，不妨碍教室的清扫。

桌椅的尺寸应根据婴幼儿的身高及上、下肢的比例确定，主要包括以下几方面：

（1）椅高（或椅面高）。椅高是指椅面前缘最高点距地面的垂直距离，适宜的椅高应与小腿高相适应，等于腓骨头点高或再低 1cm，脚掌能平放在地板上，大小腿成 90°，腘窝下没有明显压力。椅面过高或过低都会使婴幼儿坐姿不稳定，容易疲劳。

（2）椅深。椅深是指椅面前后方位的有效尺寸，婴幼儿就座时大腿的后 1/3 ～ 2/3 应置于椅面上，小腿的后方应留有空隙。

（3）椅宽。椅宽是指椅面前缘的左右尺寸，应略等于臀宽，一般比婴幼儿骨盆宽 5 ～ 6cm。

（4）椅靠背。椅靠背最好具有与腰部外形相吻合的形式，靠背以向后倾斜 3° ～ 7°

为宜，上缘高达肩胛骨下角之下。婴幼儿不宜使用无靠背板凳。

（5）桌椅高差。桌椅高差是指桌近缘高与椅高之差。当椅高确定后，再加桌椅高差即为桌高。适宜的桌椅高差应为婴幼儿坐高的 1/3。在桌椅尺寸的配合关系中，桌椅高差是最重要的因素，对婴幼儿就座姿势的影响最大。

如果桌椅高差太大，眼睛与书本之间的距离必然缩短，两肩上提，或以单侧臂横架在桌面上，致使脊柱呈侧弯状态；如果桌椅高差太小，看书时必然上体前倾，或以单侧臂支持上体的重量，致使脊柱呈侧弯状态，或弯腰低头，使脊柱后凸。

（6）桌下净空。为保证婴幼儿就座时下肢能够在桌下自由移动，桌面下一般不设抽屉或横木，如设置抽屉，则大腿上面与屉箱底之间应留有空隙。一般来说，桌面至箱底的高度应不大于桌椅高差的 1/2，确保桌下有足够大的空间使婴幼儿的小腿和脚可以前后移动自如，不受阻碍。

（7）桌面。桌面有平面和斜面两大类。斜面桌有利于阅读和书写，但斜度不宜过大，以 10° ～ 12° 为宜，并在桌面远侧有大约 9cm 宽的水平部分。平面桌则可以兼顾学习、游戏与就餐。桌面的宽度不宜小于书写时两肘之间的距离。桌面的前后尺寸约等于前臂加手长，或不小于书本长度的 1.5 倍。

（8）桌椅距离。桌椅距离是指桌与椅之间的水平距离，包括椅座距离和椅背距离。椅座距离即椅面前缘与桌近缘向下所引垂线之间的水平距离。在椅深适宜的条件下，正距离和零距离都不能使婴幼儿保持良好的读写姿势，要求最好有 4cm 以内的负距离。椅背距离是指椅背与桌近缘之间的水平距离，就座婴幼儿的胸前应有 3 ～ 5cm 的自由距离，避免挤压胸部。

（二）婴幼儿床

寄宿制幼儿园和有条件的全日制幼儿园应给每位婴幼儿配备专用的小床和寝具。床的大小应适合婴幼儿的要求，床长应为身长加 15 ～ 25cm，一般为 150cm 左右，床宽应为婴幼儿肩宽的 2 ～ 2.5 倍，一般为 70cm，为了婴幼儿的安全以及便于婴幼儿自己整理被褥，床不宜过高，四周应有栏杆。

婴幼儿床必须坚固结实，还应注意床绷的透气性和软硬度。条形木板床既透气又有利于婴幼儿脊柱正直，最为适宜；棕绷、藤绷床长时间使用可能出现松弛，应及时修理；帆布床轻便、价廉，但必须扯紧帆布，否则使用时间过长易造成婴幼儿脊柱弯曲异常。在床的排列上要注意床间距不应太小，同时应避免床头对床头，以防传染疾病；床与床之间宜留有过道，以便保教人员照顾婴幼儿。婴幼儿不宜使用双层床。

（三）橱柜

幼儿园内可设置多种橱柜，如玩具柜、教具柜、碗橱和被褥橱等。婴幼儿用橱柜的高度应相当于婴幼儿的平均身高，一般为 100 ～ 115cm ；柜内隔板的宽度相当于前臂加手长，为 35 ～ 50cm。

橱柜可设置为落地式，既便于清扫，又稳固安全。橱柜里外应经常打扫、定期暴晒，防止蛀虫。为了给婴幼儿留有更大的活动空间，避免婴幼儿在活动时发生碰撞，室内的橱柜不可设置过多；橱柜和拉手不应有棱角，防止碰伤婴幼儿。

（四）体育设备

婴幼儿体育锻炼以发展动作为主，体育设备大多为平衡设备、攀登设备、跳跃设备及投掷设备。其中，大型体育器械有攀登架、平衡木、荡床、转椅、滑梯、秋千等；小型体育器械有木马、手推车、大小皮球、沙包、藤圈、哑铃、体操棒等。

体育设备要适合婴幼儿身心发展的特点，促进婴幼儿动作的平衡性、协调性及灵敏性的发展。各种体育器械应坚固、耐用、安全，便于修理和保养，应指定专人定期检查维修。大型体育器械一般安置在草坪上，并有专门的保护措施，如设有沙坑或软垫，以确保婴幼儿的安全。婴幼儿体育活动场地以草地或泥地为宜，必须清洁、平坦，不得留有玻璃、石块、碎砖、木桩等会给婴幼儿带来损伤的异物。在婴幼儿进行体育活动时，保教人员应在一旁指导和保护，防止发生意外事故。

二、用具卫生

（一）玩具卫生

玩具是幼儿园必备的物品。按照卫生要求选择玩具、管理玩具，是托育机构卫生保健的一项重要工作。

1. 无毒

托育机构在选用玩具时应考虑制作材料的无毒性。婴幼儿常将玩具放入口中，用有毒材料制作的玩具会对其健康造成伤害，如将含有未充分缩合的酚和醛的酚醛塑料、加入大量有毒增塑剂的聚氯乙烯塑料等用作玩具材料，有毒物质会被唾液溶出，所以不应选用这类材料制作的玩具。玩具所涂颜料含有的铅、汞、砷及其他有毒物质都必须低于有关卫生指标，在有色颜料的外层还应涂抹 2 ～ 3 层透明漆，以形成牢固的保护薄膜。颜料和透明漆都必须无臭无味，不溶于唾液、胃液和水。

2. 安全

托育机构选用的玩具应是安全的，容易对婴幼儿身体产生危害的玩具应禁用。玩具的表面应光滑，无尖刺、无裂缝、无棱角或锯齿；玩具的小零件如娃娃的眼睛、螺丝、钉子等应牢固，不易脱落；体积过小的串珠、拼板等玩具不宜选用，以免婴幼儿误吞或放入鼻中、耳中；有些玩具性能不适合婴幼儿，如玩具钢珠手枪、喷水手枪等，会对婴幼儿的眼睛直接造成威胁；有些玩具能产生噪声，损害婴幼儿的听觉，应避免选用。

3. 易于清洗和消毒

玩具因使用频率高而容易脏污，需要定期清洗和消毒。一般来说，聚乙烯塑料玩具最易清洗，经过太阳暴晒即可达到消毒目的，其他玩具可根据材料性质，用温水清洗、0.2% 的漂白粉溶液浸泡，或用湿布、湿巾或酒精棉擦拭以及蒸煮、暴晒等方法清洁消毒。

（二）教具卫生

1. 黑板

黑板表面应由耐磨材料制成，无眩光，书写流畅，容易擦拭，书写时不产生噪声。常用的黑绿色磨砂玻璃黑板及木制树脂涂面黑板使用效果较好，而普通木制黑板易膨胀造成表面凹凸不平，且易脱色、书写困难、字迹不清晰，不宜采用。书写时应尽量少用彩色粉笔，因其中多含有有毒物质。擦黑板适宜用湿布或吸粉尘的黑板擦。

2. 文具

供婴幼儿阅读的图书、图片，画面和文字印刷应清晰，字体大小适宜，色调柔和、色彩协调，避免给婴幼儿视觉造成过度刺激；文字、插图、符号等与纸张颜色之间要有鲜明的对比；书本大小适宜，厚薄和重量适中，纸质结实、质地致密，纸面平滑而不反光。图书容易磨损和受污染，要及时修补，定期消毒，可将图书放在太阳下翻晒 4 ～ 6 小时，太过破旧和肮脏的图书应及时废弃。

婴幼儿使用的油画棒、水彩笔、蜡笔、铅笔及绘画颜料等均不能含有有害色素或其他有毒物质。笔杆上所涂颜料应是不易脱落、不溶于水和唾液的透明漆膜，粗细适中，过粗或过细的笔杆会引起婴幼儿手腕部疲劳。婴幼儿书写和绘画时所用的纸张以白色或浅色为宜，质地结实、坚韧。

3. 背包

如为婴幼儿准备背包，不宜选择单肩背包，因长期使用单肩背包，会使一侧肩背部的肌肉过度紧张和痉挛，既是引发脊柱侧凸的原因之一，也不利于肩背部肌肉协调发育。双肩背包最为适宜，有利于婴幼儿正常发育且能减轻疲劳，可以使书包的重量平均分配在肩背部肌肉上。书包重量不宜超过婴幼儿体重的1/10。

第三节　托育机构的卫生与保健制度

2010年3月经卫生部部务会议审议通过，并经教育部同意，自2010年11月1日起施行的《托儿所幼儿园卫生保健管理办法》中明确规定，托育机构卫生与保健工作包括以下内容：

（1）根据儿童不同年龄特点，建立科学、合理的一日生活制度，培养儿童良好的卫生习惯。

（2）为儿童提供合理的营养膳食，科学制订食谱，保证膳食平衡。

（3）制订与儿童生理特点相适应的体格锻炼计划，根据儿童年龄特点开展游戏及体育活动，并保证儿童户外活动时间，增进儿童身心健康。

（4）建立健康检查制度，开展儿童定期健康检查工作，建立健康档案。坚持晨检及全日健康观察，做好常见病的预防，发现问题及时处理。

（5）严格执行卫生消毒制度，做好室内外环境及个人卫生。加强饮食卫生管理，保证食品安全。

（6）协助落实国家免疫规划，在儿童入托时应当查验其预防接种证，未按规定接种的儿童要告知其监护人，督促监护人带儿童到当地规定的接种单位补种。

（7）加强日常保育护理工作，对体弱儿进行专案管理。配合妇幼保健机构定期开展儿童眼、耳、口腔保健，开展儿童心理卫生与保健。

（8）建立卫生安全管理制度，落实各项卫生安全防护工作，预防伤害事故的发生。

（9）制订健康教育计划，对儿童及其家长开展多种形式的健康教育活动。

（10）做好各项卫生与保健工作信息的收集、汇总和报告工作。

幼儿园的各项卫生与保健制度是否健全，以及贯彻执行的情况是否良好，是衡量幼儿园卫生与保健工作好坏的重要依据，也直接决定了幼儿园能否有效防止和控制各种传染病在幼儿园发生和流行，保证婴幼儿身心健康成长。本节将着重介绍托育机构的传染病疫情报告制度、消毒制度、疾病防治和预防接种制度、健康检查制度和安全卫生检查制度。

一、传染病疫情报告制度

（一）疫情报告人的设置

幼儿园应设置疫情报告人职位，其他教职员工、婴幼儿若发现传染病疫情，均有义务向疫情报告人和园长提供情况。

（二）疫情报告人的职责

（1）在幼儿园园长的领导下，具体负责本单位传染病疫情和疑似传染病疫情等突发公共卫生事件报告工作。

（2）定期对幼儿园全体婴幼儿的出勤、健康情况进行巡查。

（3）负责指导幼儿园全体婴幼儿的晨检工作。

（三）疫情报告内容及时限

（1）在同一班级，1 天内有 3 例或者连续 3 天内有多名婴幼儿（5 例以上）患病，并有相似症状（如发热、皮疹、腹泻、呕吐、黄疸等）或者有共同用餐、饮水史时，疫情报告人应当在 24 小时内上报相关信息。

（2）当园中发现传染病或疑似传染病病人时，疫情报告人应当立即上报相关信息。

（3）个别婴幼儿出现不明原因的高热、呼吸急促或剧烈呕吐、腹泻等症状时，疫情报告人应当在 24 小时内上报相关信息。

（4）发生群体性不明原因疾病或者其他突发公共卫生事件时，疫情报告人应当在 24 小时内上报相关信息。

（四）报告方式

当出现符合制度规定的报告情况时，疫情报告人应当以最方便的通信方式向主管部门和疾控部门报告。

（五）疫情监测报告制度

建立婴幼儿晨检、因病缺勤病因追查与登记制度。教师发现婴幼儿有传染病早期症状、疑似传染病病人以及因病缺勤等情况时，应及时报告给疫情报告人。疫情报告人应及时进行排查，并记录排查情况。

（1）晨检应由保健教师对早晨到园的每位婴幼儿进行观察、询问，了解婴幼儿出勤、健康状况，并将晨检结果记录在晨间检查记录表上。如发现婴幼儿有传染病早期症状（如发热、皮疹、腹泻、呕吐、黄疸等）以及疑似传染病病人时，应当及时告知疫情报告人，疫情报告人要进一步进行排查，以确保做到对传染病病人的早发现、早报告。

（2）班主任及配班教师应当密切关注本班婴幼儿的出勤情况，对于因病缺勤的婴幼儿，应当了解其患病情况和可能的病因，如有怀疑，要及时报告给疫情报告人。疫情报告人接到报告后应及时追查婴幼儿的患病情况和可能的病因，以做到对传染病病人的早发现、早报告。

（六）报告处置流程

报告处置流程如图 9－1 所示。

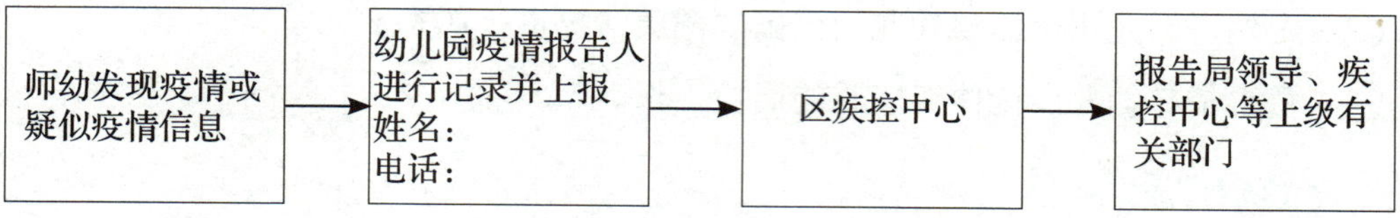

图 9－1　报告处置流程

二、消毒制度

托育机构应落实常规消毒工作，定期对餐具、玩具、空气等进行消毒。

（一）餐具消毒

每班配备消毒柜，对婴幼儿餐具如餐巾、勺子、筷子、水杯和餐盘等进行常规消毒。盛牛奶或豆浆的水壶每天由保育人员清洗后送至厨房大型消毒柜消毒。

（二）玩具消毒

每周先用次氯酸钠消毒液（按 1∶10 浓度配制）浸泡 10 分钟，再用清水冲洗后晒干（遇阴雨天则用消毒灯消毒）。

（三）空气消毒

每班配备足量的紫外线灯和臭氧消毒灯。消毒灯使用不当会对人体造成不同程度的伤害，因此，规定每班只在每周五晚上待婴幼儿全部离园后才使用。消毒时须关闭所有门窗，将紫外线灯和臭氧消毒灯同时打开，消毒一小时后由值班人员负责关闭和检查。

班级一旦出现传染病病例或疑似传染病病例，应立即进行隔离检疫，直至期满，并须用紫外线灯和臭氧消毒灯连续消毒一周。如果出现第二例传染病病例，则用同样的方法连续消毒一周，直到无病例出现为止。

三、疾病防治和预防接种制度

托育机构应在上级卫生部门的指导下，做好集体婴幼儿的疾病防治和预防接种工作。

（一）加强传染病防治

通过晨间检查和全日健康检查等形式，及时了解全机构婴幼儿的患病情况，做到早预防、早发现、早隔离、早治疗，尽快消除传染源，切断传播途径，保护易感婴幼儿。

（二）做好预防接种

托育机构应与当地防疫部门保持密切联系，及时了解疫情动态。按照婴幼儿年龄、季节，适时、全程、足量、规范化地为婴幼儿实施预防接种，以提高整体人群的免疫水平，各种预防接种率要求达 95% 以上。

（三）做好消毒和医学检疫

对已发现的传染病患儿或可疑者，应立即送隔离室观察，或通知家长带其到医院去诊治；对患儿所在班级要进行彻底的消毒；与患儿有密切接触的人群应进行医学检疫，按医嘱使用药物进行预防。

（四）加强婴幼儿常见疾病的防治

通过采取综合性措施（营养、锻炼、疾病预防、科学护理等）来降低发病率。注意做好体弱婴幼儿（呼吸道、消化道感染反复发作的婴幼儿；佝偻病、营养不良、哮喘病、先天性心脏病患儿；早产儿、小样儿等）的专案管理，加强个体重点保健。

（五）开展健康教育

运用多种形式宣传卫生知识，传授传染病的防治常识，增进婴幼儿教养人员对卫生科学的了解，提高卫生育儿水平；加强家园联系，争取家长的理解和支持，共同促进婴幼儿身心健康，减少疾病的发生。

四、健康检查制度

托育机构应建立、健全健康检查制度。健康检查的对象应包括新入机构的婴幼儿、已在机构中的婴幼儿及全体工作人员。

（一）婴幼儿的健康检查

托育机构必须对婴幼儿进行定期和不定期的健康检查，了解每名婴幼儿的生长发育情况和健康状况，并采取相应的措施，更好地促进婴幼儿健康成长。

1. 入园前的健康检查

即将进入幼儿园生活和学习的婴幼儿，必须先进行全面的健康检查，以鉴定其是否能适应集体生活，并预防将某些传染病带入园中；同时，入园前的健康检查还能为机构更好地了解和掌握每名婴幼儿生长发育的特点及健康状况提供重要的资料。

入园前的健康检查通常在当地的妇幼保健院（所）进行。目前，许多城市都有统一的婴幼儿入园前健康检查项目。

2. 入园后的定期健康检查

婴幼儿入园后应定期进行健康检查。一般来说，1 岁以内的婴儿，应每 3 个月体检一次；1 ～ 3 岁的幼儿，应每半年体检一次，每 3 个月测量体重一次；3 ～ 6 岁的幼儿，应每年体检一次，每半年测量身高、视力一次，每 3 个月测量体重一次。

托育机构应为每名婴幼儿建立健康档案，以便全面了解和判断每名婴幼儿生长发育的情况。每次健康检查以后，医务保健人员都应对婴幼儿个人及集体进行健康分析、评价，以及疾病统计，并提出促进婴幼儿健康成长的相应措施。

3. 每日健康观察

医务保健人员和保育人员应该每日对婴幼儿进行健康观察，及时发现患病婴幼儿并及早进行隔离和治疗，以防止疾病加重或在园内传播。婴幼儿每日健康观察主要包括入园晨检和全日观察。

（1）入园晨检。晨检是托育机构卫生与保健工作的一个重要环节。通过这一环节，不但可以及早发现婴幼儿患病，而且可以及时处理一些不安全的因素，同时还能了解婴幼儿在家庭中的生活情况，有利于保育人员更好地开展当日工作、密切家园联系。晨检中如果发现婴幼儿有身体不适或患病迹象，应请保健医生进一步检查，以确定婴幼儿是否能进入班级。

（2）全日观察。全日观察的内容包括婴幼儿的精神状况、食欲、大小便、睡眠、体温等。平时活泼好动的婴幼儿突然变得没精打采、不爱活动、不爱说话，吃饭时没有食欲，甚至出现呕吐等现象，小便量少、颜色加深，大便次数增多或稀清等，这些都说明婴幼儿出现了异常情况，应进一步进行检查，以确定婴幼儿是否患病。

（二）工作人员的健康检查

为了保证婴幼儿的健康，托育机构的工作人员都必须进行严格的健康检查，体检合格者方能进入园内工作。

（1）工作人员上岗前必须进行健康检查，同时要接受每年一次的定期检查。

（2）工作人员必须到当地医疗机构进行体检，并由体检单位按规定填写健康检查表。

（3）工作人员体检合格，由体检单位签发健康证明书后方能上岗工作。

（4）患有国家法定传染病，乙肝表面抗原阳性，滴虫性、霉菌性阴道炎，化脓性皮肤病，精神病等的人，以及肢体残疾者不得从事保育员和炊事员工作。

（5）在工作中发现患有急慢性传染病（包括疑似患者及病原携带者），或者有碍婴幼儿身心健康的疾病，要及时隔离和调离，待治愈后持医疗机构的健康证明方可恢复工作。

（6）保育人员健康检查包括身体检查、实验室检查和医技检查等项目。

五、安全卫生检查制度

安全卫生检查是预防安全事故、保障师生健康的重要手段。

（一）主要内容

（1）每学期开学前及结束前后，安全卫生领导小组要对园内教学、生活及活动场所、设备等认真进行安全卫生检查，发现问题及时整改，安全卫生工作不落实，不能进行教学、生活和活动。

（2）安全卫生领导小组工作人员每周一对全园进行安全卫生大检查，发现问题及时整改。

（3）教师和工作人员每日要对自己所在工作岗位进行安全卫生检查，发现安全隐患当即向主管部门或领导报告，凡出现安全卫生问题，由发现隐患不报告者承担责任。主管领导或主管部门负责人员要及时解决问题或提出解决问题的意见、方案；如不能及时解决安全卫生隐患问题，出现问题由责任人或主管部门领导承担责任。

（4）幼儿园园长要经常巡视幼儿园；各部门负责人每日要对自己所管理的责任区进行一至二次检查；教研组长要经常性地对组内所辖责任区进行检查，防止婴幼儿出现安全、健康问题；班主任、保育员要密切观察、了解婴幼儿不安全动向，特别是婴幼儿出勤情况、情绪状态和异常表现。

（5）幼儿园安全卫生检查重点有以下几点：

1）查人：婴幼儿是否有不安全、不卫生行为。

2）查物：设备和设施是否有安全隐患。

3）查管理：有关教师及工作人员是否有足够的责任心，婴幼儿管理和教育是否存在问题。

检查的关键是分析问题、解决问题。要及时将检查中发现的问题、隐患向主管领导汇报，主管领导要随时处理安全卫生问题，形成快速反应和快速纠错机制。

（6）检查时发现重大问题要有记录、有分析、有处理结果，一般问题要及时上报主管部门。

（二）常用安全检查表

安全检查表（safety check list）是进行安全检查，发现潜在危险，督促各项安全法规、制度、标准贯彻落实的一个较为有效的工具，它是安全系统中最基本、最初步的一种形式。幼儿园可根据本园特点制作各种检查表格，如安全检查月表（见表 9 - 2）、安全检查周表（见表 9 - 3）、设备检查维修登记表（见表 9 - 4）、早值安全检查记录表、晚值安全检查记录表、值班交接事项表、午睡巡查记录表、幼儿每日健康状况记录表（见表 9 - 5）、食物留样记录表以及幼儿事故伤害记录通报表（见表 9 - 6）等。

表 9 - 2　安全检查月表

检查日期：

检查人员：
检查过程：
主要安全隐患：
整改建议：
整改人：

表 9－3　安全检查周表

第____周　　　　____年____月____日

项目	检查要点	检查结果	落实情况
园舍安全	园舍墙壁是否有裂缝、倾斜		
	户外围墙、围栏是否鼓胀倾斜，是否松动		
	窗扇是否掉扇，玻璃是否有破损、裂纹		
	走廊是否有杂物，紧急疏散通道是否通畅		
	用电线路接头、开关是否有破损、裸露		
	灯、展板、悬挂物品等是否牢靠		
	照明是否正常		
	卫生间设施是否牢固，地面是否干燥防滑		
	大型玩具是否牢固、无破损，玩教具是否无尖角、无破损		
卫生安全	是否坚持每日晨检，杜绝传染病进园		
	师幼个人卫生情况是否良好		
	室内外环境是否干净整洁		
	园所班级是否定期向婴幼儿及家长宣传卫生与保健知识		
门卫管理	园所是否封闭管理		
	是否有固定人员值班，是否坚持每日定时巡视		
	家长接送是否凭卡入内		
	外来人员来访是否坚持登记落实		
消防安全	是否有紧急疏散标志，应急照明装置是否能正常使用		
	灭火器是否在有效期内，是否能正常使用		
	是否全园教职工都会使用消防器材		
	是否定期进行消防安全教育及演练		
其他安全隐患排查记录			

检查人签名：

表 9－4　设备检查维修登记表

报修日期	维修项目	损坏情况	地点	报修人	建议完成时间	完成日期	维修责任人

表 9－5 幼儿每日健康状况记录表

班级：________　　　　日期：____年____月____日

幼儿姓名	每日体温	整体评价	身体状况	个人卫生	处理情况	备注	托育员签名
		食欲 / 用餐 □棒 □适中 □欠佳 精神状况 □佳 □适中 □加强 活动力 □佳 □适中 □加强 情绪 □快乐□稳定 □哭闹	1. 发热；2. 皮肤红肿；3. 皮肤发疹；4. 腹泻；5. 便秘；6. 少尿；7. 呕吐；8. 身体有瘀青外伤；9. 身体有异样；10. 咳嗽；11. 流鼻涕；12. 鼻塞；13. 尿布疹；14. 蚊叮；15. 其他	指甲、头发、脸部、衣服、鞋袜清洁 □是 □否	□给药 □联络家长 □其他：	□事假 □病假	
		食欲 / 用餐 □棒 □适中 □欠佳 精神状况 □佳 □适中 □加强 活动力 □佳 □适中 □加强 情绪 □快乐□稳定 □哭闹	1. 发热；2. 皮肤红肿；3. 皮肤发疹；4. 腹泻；5. 便秘；6. 少尿；7. 呕吐；8. 身体有瘀青外伤；9. 身体有异样；10. 咳嗽；11. 流鼻涕；12. 鼻塞；13. 尿布疹；14. 蚊叮；15. 其他	指甲、头发、脸部、衣服、鞋袜清洁 □是 □否	□给药 □联络家长 □其他：	□事假 □病假	
		食欲 / 用餐 □棒 □适中 □欠佳 精神状况 □佳 □适中 □加强 活动力 □佳 □适中 □加强 情绪 □快乐□稳定 □哭闹	1. 发热；2. 皮肤红肿；3. 皮肤发疹；4. 腹泻；5. 便秘；6. 少尿；7. 呕吐；8. 身体有瘀青外伤；9. 身体有异样；10. 咳嗽；11. 流鼻涕；12. 鼻塞；13. 尿布疹；14. 蚊叮；15. 其他	指甲、头发、脸部、衣服、鞋袜清洁 □是 □否	□给药 □联络家长 □其他：	□事假 □病假	
		食欲 / 用餐 □棒 □适中 □欠佳 精神状况 □佳 □适中 □加强 活动力 □佳 □适中 □加强 情绪 □快乐□稳定 □哭闹	1. 发热；2. 皮肤红肿；3. 皮肤发疹；4. 腹泻；5. 便秘；6. 少尿；7. 呕吐；8. 身体有瘀青外伤；9. 身体有异样；10. 咳嗽；11. 流鼻涕；12. 鼻塞；13. 尿布疹；14. 蚊叮；15. 其他	指甲、头发、脸部、衣服、鞋袜清洁 □是 □否	□给药 □联络家长 □其他：	□事假 □病假	

续表

幼儿姓名	每日体温	整体评价	身体状况	个人卫生	处理情况	备注	托育员签名
		食欲 / 用餐 □棒 □适中 □欠佳 精神状况 □佳 □适中 □加强 活动力 □佳 □适中 □加强 情绪 □快乐□稳定 □哭闹	1. 发热；2. 皮肤红肿；3. 皮肤发疹；4. 腹泻；5. 便秘；6. 少尿；7. 呕吐；8. 身体有瘀青外伤；9. 身体有异样；10. 咳嗽；11. 流鼻涕；12. 鼻塞；13. 尿布疹；14. 蚊叮；15. 其他	指甲、头发、脸部、衣服、鞋袜清洁 □是 □否	□给药 □联络家长 □其他：	□事假 □病假	
		食欲 / 用餐 □棒 □适中 □欠佳 精神状况 □佳 □适中 □加强 活动力 □佳 □适中 □加强 情绪 □快乐□稳定 □哭闹	1. 发热；2. 皮肤红肿；3. 皮肤发疹；4. 腹泻；5. 便秘；6. 少尿；7. 呕吐；8. 身体有瘀青外伤；9. 身体有异样；10. 咳嗽；11. 流鼻涕；12. 鼻塞；13. 尿布疹；14. 蚊叮；15. 其他	指甲、头发、脸部、衣服、鞋袜清洁 □是 □否	□给药 □联络家长 □其他：	□事假 □病假	
		食欲 / 用餐 □棒 □适中 □欠佳 精神状况 □佳 □适中 □加强 活动力 □佳 □适中 □加强 情绪 □快乐□稳定 □哭闹	1. 发热；2. 皮肤红肿；3. 皮肤发疹；4. 腹泻；5. 便秘；6. 少尿；7. 呕吐；8. 身体有瘀青外伤；9. 身体有异样；10. 咳嗽；11. 流鼻涕；12. 鼻塞；13. 尿布疹；14. 蚊叮；15. 其他	指甲、头发、脸部、衣服、鞋袜清洁 □是 □否	□给药 □联络家长 □其他：	□事假 □病假	

表 9－6　幼儿事故伤害记录通报表

日期：____年____月____日

<table>
<tr><td>幼儿姓名</td><td></td><td>年龄</td><td></td><td>年级</td><td></td><td>班级</td><td></td><td>班级教师</td><td></td></tr>
<tr><td colspan="10">事故发生时间：　年　月　日　□上午　□下午　时　分</td></tr>
<tr><td colspan="2">事故发生地点</td><td colspan="8"></td></tr>
<tr><td colspan="4">事故发生实况：</td><td colspan="6"></td></tr>
<tr><td colspan="4">受伤情形：
□撞伤 □割伤 □跌伤 □刺伤 □扭伤 □咬伤 □抓伤 □夹伤 □脱臼 □骨折 □用药异状 □头部撞击 □休克 □中毒 □异物入○鼻 ○眼 ○耳 ○喉 □触电 □烫伤 □其他：</td><td colspan="6">受伤部位：
□头部 □脸部 □眼部 □鼻部 □口部 □耳部
□背部 □腹部 □手部 □胸部 □腕部 □手指
□小腿 □大腿 □膝部 □足踝 □肘部 □其他</td></tr>
<tr><td colspan="4">事故类属：
□自己故意 □自己意外
□他人故意 □他人意外</td><td colspan="6">处理情形：
□未做处理 □机构人员自行处理
□送医处理 □其他：</td></tr>
<tr><td colspan="4">送医：
送医记录：　医院（诊所）</td><td colspan="6"></td></tr>
<tr><td colspan="4">□急诊后出院
□急诊后住院　天
□其他：</td><td colspan="6" rowspan="2">紧急措施：
急救者：
送医者：
通知相关人员者：
联络家长者：
其他：</td></tr>
<tr><td colspan="4">通知家长时间及家长反应：</td></tr>
<tr><td colspan="10">后续追踪：</td></tr>
</table>

负责人：　　填表人：

(三) 常用卫生检查表

常用卫生检查表有卫生检查周表（见表9－7）、班级消毒记录表（见表9－8）等。

表9－7　卫生检查周表

检查时间：____年____月____日　　　　　　　　　检查人：

内容	评分标准	总分	爬爬班	学步班	幼儿班	学前班
门窗	清洁明亮、无浮灰、纱窗无灰尘	10				
地面	清洁干爽、无灰尘杂物	10				
桌椅	清洁、无油腻灰尘	10				
玩具柜	整洁、不凌乱、无灰尘	5				
茶杯箱	无灰尘、清洁、标记清楚	5				
茶水桶	清洁、无灰尘、无锈漆	2				
电视机	无灰尘、电源安全	2				
电扇、空调	无灰尘、电源安全	2				
班级	无教师个人用品	5				
幼儿床	清洁、整齐、无灰尘	2				
窗帘	清洁、定期清洗	2				
便池	无异味、无黄垢、安全、便池通畅	5				
卫生间地面	干燥防滑、清洁平整	5				
拖把	有干湿拖把、清洁、无异味	5				
洗手池	清洁无异味、排水通畅、无黄垢	2				
水龙头	清洁、无黄垢	2				
消毒柜	无黄垢、无积水、清洁	2				
抹布	清洁、无油腻	2				
餐巾	清洁、无污垢，每餐清洗消毒	5				
擦手巾	清洁、无污垢，每天清洗消毒	5				
水杯	清洁、无垢	2				
包干区	清洁、无灰尘、不凌乱	5				
工作台	清洁、整齐、不凌乱	5				
总分		100				
需反馈的问题：						

表 9－8　班级消毒记录表

____年____月　　班级：____

项目	消毒方法	时间	第一周	负责人	检查人	第二周	负责人	检查人	第三周	负责人	检查人	第四周	负责人	检查人	第五周	负责人	检查人
餐具	消毒柜消毒	12:00															
脸巾	太阳暴晒	12:30															
	蒸汽消毒	12:30															
口杯	消毒柜消毒	8:00															
		12:00															
桌子	1：100消毒液湿抹二清一消	早点															
		午餐															
		午点															
保温桶	湿抹	7:45															
用品	紫外线消毒	流行病季节每日一次															
空气	开窗通风、紫外线消毒																

续表

项目	消毒方法	时间	第一周				负责人	检查人	第二周				负责人	检查人	第三周				负责人	检查人	第四周				负责人	检查人	第五周				负责人	检查人
玩具	1：200消毒液浸泡	流行病季节每日一次																														
马桶		每周一次																														
厕所／地面	消毒液清洗	8:00																														

知识拓展

宋京畿各郡门有激赏库，郡有慈幼局，遇盗发，郡守开库募士，故盗不旋踵擒获。贫家子多，辄厌之，故不育。乃许其抱至局，书生年月日时，局有乳媪鞠育之。他人家或无子女，却来取于局。岁祲，子女多入慈幼局，故道无抛弃子女。信乎其恩泽之周也。积雨雪亦有钞。虽小惠，然无甚贫者，亦此之由。

——元·赵元佑《遂昌杂录》

本章小结

本章从托育机构的环境卫生、设备与用具卫生以及卫生保健制度等方面来探讨托育机构的卫生与保健工作。幼儿园的各项卫生与保健制度是否健全，以及贯彻执行情况是否良好，是衡量幼儿园卫生与保健工作好坏的重要依据，也直接决定了幼儿园能否有效防止和控制各种传染病在幼儿园发生和流行，保证婴幼儿身心健康。

思考与练习

1. 某县城有一条河流绕城经过，现选其下游西岸的空地新建一所幼儿园，占地面积 1 000m^2，旁边规划建一所小学。该地正处于开发期，旁边还有高铁站、大型集贸市场等规划。根据以上信息分析该地址是否适合建一所幼儿园。

2. 简述如何选择幼儿园玩教具。

3. 简述如何为婴幼儿选择合适的桌椅。

主要参考文献

[1] 张兰香，潘秀萍．学前儿童卫生与保健［M］．2版．北京：北京师范大学出版社，2016．

[2] 高红梅，张琳琪．实用专科护士丛书：儿科分册［M］．长沙：湖南科学技术出版社，2014．

[3] 葛坚．眼科学［M］．2版．北京：人民卫生出版社，2010．

[4] 毛萌，李廷玉．儿童保健学［M］．3版．北京：人民卫生出版社，2014．

[5] 陈卫国，邓冬梅．眼耳鼻咽喉口腔护理学［M］．郑州：郑州大学出版社，2011．

[6] 孙葆忱．低视力学［M］．北京：人民卫生出版社，2004．

[7] 张玉兰．儿科护理学［M］．3版．北京：人民卫生出版社，2013．

[8] 林崇德．发展心理学［M］．2版．北京：人民教育出版社，2009．

[9] 沈晓明，王卫平．儿科学［M］．7版．北京：人民卫生出版社，2008．

[10] 中国保健协会，等．健康管理与促进理论及实践［M］．北京：人民卫生出版社，2017．

[11] 王卫平．儿科学［M］．8版．北京：人民卫生出版社，2013．

[12] 郭兰婷，郑毅．儿童少年精神病学［M］．2版．北京：人民卫生出版社，2016．

[13] 李红．幼儿心理学［M］．北京：人民教育出版社，2007．

[14] 米凯拉·格洛克勒，沃尔夫冈·戈贝尔．儿童健康指南［M］．林玉珠，等译．石家庄：河北教育出版社，2012．

[15] 赵洪．学前儿童心理健康教育［M］．武汉：华中师范大学出版社，2016．

[16] 育宁心理．儿童心理咨询治疗师［M］．北京：清华大学出版社，2015．

[17] 斯蒂文·谢尔弗．美国儿科学会育儿百科［M］．2版．陈铭宇，等译．北京：北京科学技术出版社，2018．

［18］韦小明，王丽莉．学前儿童卫生学［M］．南京：南京大学出版社，2017．

［19］中国营养学会．中国居民膳食指南：2022［M］．北京：人民卫生出版社，2022．

［20］黄子杰．预防医学（二）［M］．上海：上海科学技术出版社，2001．

［21］石海兰，訾辉勇．公共卫生学基础［M］．2版．西安：第四军医大学出版社，2014．

［22］姚春鹏．黄帝内经［M］．北京：中华书局，2010．

［23］刘湘云，陈荣华，赵正言．儿童保健学［M］．4版．南京：江苏科学技术出版社，2011．

［24］尹红，张秀英．助产学［M］．北京：人民卫生出版社，2010．

［25］谢幸，孔北华，段涛．妇产科学［M］．9版．北京：人民卫生出版社，2018．

［26］王卫平，孙锟，常立文．儿科学［M］．9版．北京：人民卫生出版社，2018．

［27］陈玲．托育机构运营管理实务手册［M］．上海：复旦大学出版社，2020．

［28］沈晓明，王卫平．儿科学［M］．7版．北京：人民卫生出版社，2008．

［29］吉喆，姜玉华，李海秋．幼儿卫生学［M］．长沙：湖南师范大学出版社，2020．

［30］马洁，韩玙，姬静璐．学前儿童卫生与保育［M］．北京：北京师范大学出版社，2017．

［31］李秀云，汪辉．临床护理常规［M］．北京：人民军医出版社，2012．

［32］孟亭含．婴幼儿卫生与保健［M］．上海：同济大学出版社，2018．

［33］黄敬亨．健康教育学［M］．北京：科学出版社，2000．

［34］武留信，曾强．中华健康管理学［M］．北京：人民卫生出版社，2016．

［35］石小毛．儿科护理手册［M］．北京：人民卫生出版社，2016．

［36］叶圣军，王笑梅，熊伟．婴幼儿健康管理基础［M］．北京：中国人民大学出版社，2021．

［37］滕巍，魏文君，彭美春．幼儿保健与护理［M］．北京：中国人民大学出版社，2020．

［38］美国心脏协会．基础生命支持实施人员手册［M］．杭州：浙江大学出版社，2021．

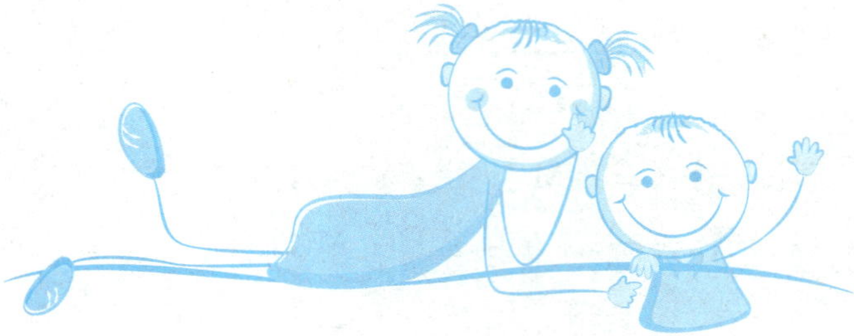

附　录

附录一：

常用食品及水果营养成分表

（以食部 100g 计算）

食物名称	食部（%）	水分（g）	蛋白质（g）	脂肪（g）	碳水化合物（g）	热量（kcal）	钙（mg）	磷（mg）	铁（mg）	胡萝卜素（mg）	硫胺素（mg）	核黄素（mg）	抗坏血酸（mg）
米	100	13.0	8.2	1.8	75.5	351	10	221	2.4	0	0.22	0.06	0
糯米	100	12.8	8.2	1.7	75.7	351	17	179	2.6	0	0.21	0.15	0
富强粉	100	13.0	9.4	1.4	75.0	350	25	162	2.6	0	0.24	0.07	0
标准粉	100	12.0	9.9	1.8	74.5	354	38	268	4.2	0	0.46	0.06	0
面条	100	33.0	7.4	1.4	56.4	268	60	203	4.0	0	0.35	0.04	0
青稞	100	9.6	12.0	2.7	72.1	361	56	344	7.0	0	0.47	0.12	0
燕麦片	100	7.9	14.0	7.0	68.0	391	69	392	3.8	0	0.60	0.14	0
小米	100	11.1	9.7	3.5	72.8	362	29	240	4.7	0.19	0.57	0.12	0
玉蜀黍	100	15.8	10.5	0.9	70.7	333							0
高粱米	100	11.4	8.4	27.0	75.6	360	7	188	4.1		0.26	0.09	0
芝麻	100	2.5	21.9	61.7	4.3	660	564	368	50.0				0
黄豆	100	10.2	36.3	18.4	25.3	412	367	571	11.0	0.40	0.79	0.25	0

续表

食物名称	食部（%）	水分（g）	蛋白质（g）	脂肪（g）	碳水化合物（g）	热量（kcal）	钙（mg）	磷（mg）	铁（mg）	胡萝卜素（mg）	硫胺素（mg）	核黄素（mg）	抗坏血酸（mg）
红豆	100	9.0	21.7	0.8	60.7	337	76	386	4.5		0.43	0.16	0
黑豆	100	7.8	49.8	12.1	18.9	384	250	450	10.5	0.40	0.51	0.19	0
绿豆	100	9.5	23.8	0.5	58.8	335	80	360	6.8	0.22	0.53	0.12	0
豇豆	100	13.0	22.0	2.0	55.5	328	100	456	7.6		0.33	0.11	0
豆浆	100		5.2	2.5	3.7	58	57	88	1.7	0.05	0.12	0.04	0
蚕豆	100	13.0	28.2	0.8	48.6	314	71	340	7.0		0.39	0.27	0
豌豆	100	10.0	24.6	1.0	57.0	335	84	400	5.7	0.04	1.02	0.12	0
西瓜子（炒）	100	3.7	31.8	39.1	19.1	556	237	751	8.3	0.18	0.03	0.14	
南瓜子（炒）	100	3.1	35.1	31.8	23.3	520	235	670	6.7	0.47	0.15	0.15	
葵瓜子（炒）	100	2.2	24.6	54.4	9.9	628	45	354	4.3	0.10	0.88	0.20	
豆腐	100	90.0	4.7	1.3	2.8	60	240	64	1.4		0.06	0.03	0
黄豆芽	100	77.0	11.5	2.0	7.1	92	68	102	1.8	0.03	0.17	0.11	4
绿豆芽	100	91.9	3.2	0.1	3.7	29	23	51	0.9	0.04	0.07	0.06	6
毛豆	42	69.8	13.6	5.7	7.1	134	100	219	6.4	0.28	0.33	0.16	25
四季豆	95	92.0	1.7	0.5	3.8	27	61	43	2.6	0.26		0.10	6
甘薯	87	67.1	1.8	0.2	29.5	127	18	20	0.4	1.31	0.12	0.04	30
马铃薯	88	79.9	2.3	0.1	16.6	77	11	64	1.2	0.01	0.10	0.03	16
山药	95	82.6	1.5	0.0	14.4	64	14	42	0.3	0.02	0.08	0.02	4
芋头	85	78.8	2.2	0.1	17.5	80	19	51	0.6	0.02	0.06	0.03	4
胡萝卜	79	89.3	0.6	0.3	8.3	38	19	29	0.7	1.35	0.04	0.04	12
白萝卜	78	91.7	0.6	0.0	5.7	25	49	34	0.5	0.02	0.02	0.04	30
春笋	30	92.0	2.1	0.1	4.4	27	11	57	0.5				
冬笋	39	88.1	4.1	0.1	5.7	40	22	56	0.1	0.08	0.08	0.08	1
粉藕	100	10.2	0.8	0.5	87.5	358	4	8	0.8				
大白菜	89	96.0	0.9	0.1	1.7	11	45	29	0.6		0.01	0.04	46
油菜	100	95.2	1.2	0.2	1.6	13	181	40	7.0				

续表

食物名称	食部（%）	水分（g）	蛋白质（g）	脂肪（g）	碳水化合物（g）	热量（kcal）	钙（mg）	磷（mg）	铁（mg）	胡萝卜素（mg）	硫胺素（mg）	核黄素（mg）	抗坏血酸（mg）
苋菜	46	92.2	1.8	0.3	3.3	23	200	46	4.8	1.87	0.04	0.13	38
菠菜	89	91.8	2.4	0.5	3.1	27	72	53	1.8	3.87	0.04	0.13	39
茭白	45	92.1	1.5	0.1	4.6	25	4	43	0.3	微量	0.04	0.05	3
菜花	53	92.6	2.4	0.4	3.0	25	18	53	0.7	0.08	0.06	0.08	88
南瓜	81	97.8	0.3	0	1.3	6	11	9	0.1	2.40	0.05	0.06	4
冬瓜	76	96.5	0.4	0	2.4	11	19	12	0.3	0.01	0.01	0.02	16
黄瓜	86	96.3	0.9	0.2	1.6	12	15	33	0.4	0.13	0.04	0.04	9
茄子	96	93.2	2.3	0.1	3.1	23	22	31	0.4	0.04	0.03	0.04	3
番茄	97	95.9	0.8	0.3	2.2	15	8	24	0.8	0.37	0.03	0.02	8
黄岩蜜橘	80	88.3	0.7	0.1	10.0	44	41	14	0.8				
苹果	81	84.6	0.4	0.5	13.0	58	11	9	0.3	0.08	0.01	0.01	微量
京白梨	76	83.6								0.01	0.02	0.01	3
香蕉	56	77.1	1.2	0.6	19.5	88	9	31	0.6	0.25	0.02	0.05	6
花生仁	90	8.0	26.2	39.2	22.1	546	67	378	1.9	0.04	1.07	0.11	0
猪肉	100	29.3	9.5	59.8	0.9	580	6	101	1.4		0.53	0.12	
猪血	100	79.1	18.9	0.4	0.6	82							
牛肉	100	68.6	20.1	10.2	0	172	7	170	0.9	0	0.07	0.15	
羊肉	100	58.7	11.1	28.8	0.8	307				0	0.07	0.13	0
人乳	100	87.6	1.5	3.7	6.9	67	34	15	0.1	250	0.01	0.04	6
牛乳	100	87.0	3.3	4.0	5.0	69	120	93	0.2	140	0.04	0.13	1
羊乳	100	86.9	3.8	4.1	4.3	69	140	106	0.1	80	0.05	0.13	
马乳	100	90.6	2.1	1.1	5.8	42							
乳酪	100	31.6	28.8	35.9	0.3	440	590	393	0.6	1 280	0.08	0.50	
黄油	100	14.0	0.5	82.5	0	745	15	15	0.2	2 700	0	0.01	0
代乳糕“5410”	100	5.0	18.8	13.6	58.1	430	661	419	5.6	0.35	0.09	0.66	0
淡味糕	100		8.9	1.6	73.9	346	602	483	2.5		0.34	0.79	0
糕干粉	100	7.6	5.6	5.1	79.0	386	508	540	1.7	0.12	0.15	0.06	0

续表

食物名称	食部（%）	水分（g）	蛋白质（g）	脂肪（g）	碳水化合物（g）	热量（kcal）	钙（mg）	磷（mg）	铁（mg）	胡萝卜素（mg）	硫胺素（mg）	核黄素（mg）	抗坏血酸（mg）
淮山米粉	100		6.3	1.0	81.1	358	17	132	0.4	微量	0.16	0.05	0
鸡	34	74.2	21.5	2.5	0.7	111	11	190	1.5		0.03	0.09	
鸭	24	74.6	16.5	7.5	0.5	136					0.07	0.15	
鸡蛋	85	71.0	14.7	11.6	1.6	170	55	210	2.7	1 440	0.16	0.31	
鸡蛋黄	100	53.5	13.6	30.0	1.3	330	134	532	7.0	3 500	0.27	0.35	0
鸭蛋	87	70.0	8.7	9.8	10.3	164	71	210	3.2	1 380	0.15	0.37	
小黄鱼	63	79.2	16.7	3.6		99	43	127	1.2		0.01	0.14	
带鱼	72	74.1	18.1	7.4		139	24	160	1.1		0.01	0.09	
鲤鱼	62	77.4	17.3	5.1	0	115	25	175	1.6		微量	0.10	
鲫鱼	40	85.0	13.0	1.1	0.1	62	54	203	2.5		0.06	0.07	
墨鱼	73	84.0	13.0	0.7	1.4	64	14	150	0.6		0.01	0.06	
巧克力	100		5.5	27.4	65.9	532	95	192	3.4	85	0.03	0.13	0
猪油	100	1.0	0	99.0	0	891	0	0	0	0	0	0.01	0
植物油	100	0	0	100.0	0	900	0	0	0	0.03	0	0.04	0

附录二：

国家卫生健康委
关于印发托育机构设置标准（试行）
和托育机构管理规范（试行）的通知

国卫人口发〔2019〕58号

扫码阅览